Stimmen über Power-Quest

Jürgen Reis imponiert mir von Jahr zu Jahr mehr. Mit seinen Büchern wächst sein Wissen, genau wie sein Körper. Somit profitiert natürlich auch der Körper des Lesers, der von dieser Fundgrube Nutzen zieht. Es ist äußerst interessant festzustellen, wie man über ihn Kontrolle erreichen kann. Schade, dass dieses Know-How zu meiner aktiven Zeit noch nicht vorhanden war.

Marc Girardelli, 5-facher Gesamtweltcupsieger – WWW.MARCGIRARDELLI.COM

Ich sage nur: »State of the Art« für jeden ambitionierten Kraftsportler. Endlich ein Hardcorebuch auch am deutschsprachigen Markt. Jürgen Reis schreibt unverblümt, was im Hochleistungssport Sache ist. Setzen Sie auch als Nichtprofi auf Power-Quest, werden und bleiben Sie bärenstark und entwickeln Sie Ihren athletischen Traumkörper!

Valentin Tschebrukow, Weltcup-Sieger im Ringen und Kettlebell-Experte
WWW.BODYFIT-SCHULE.COM

Die Zeit für Power-Quest war mehr als reif, nun ist es endlich da: Durch konsequente Kommunikation mit seinen Lesern gelingt Jürgen Reis ein Buch, das kaum mehr Fragen offen lässt – mit einer Praxisnähe von absolutem Seltenheitswert. Detailliert und glaubhaft werden hier die am häufigsten gestellten Fragen aus den bisher veröffentlichten Bänden beantwortet – eine wahre »Schatztruhe« für Insider, die Quintessenz aus *Peak-Prinzip*, *Peak Power* und *Peak-Time*. Eine Pflichtlektüre für alle Fans des High-Intensity-Trainings!

Andreas Bindhammer, Weltcupsieger Sportklettern
WWW.ANDREAS-BINDHAMMER.DE

Mit seinem vierten Buch liefert Jürgen Reis die perfekte Ergänzung zu den drei Peak-Vorgängern. Vermittelten diese einen umfassenden Einblick in seine erfolgreiche Trainingsstrategie samt dazu passender Ernährung, so beantwortet Power-Quest in Form eines FAQs auch die letzten offenen Fragen, die ein ambitionierter Sportler vielleicht noch hatte. Power-Quest aber nur als Fragen- und Antworte-Wegweiser zu sehen, würde diesem Buch nicht gerecht, bietet es doch auch für Peak-Neueinsteiger quasi ein privates Seminar mit Jürgen Reis, bei dem er alle Informationen für den erfolgreichen Weg zur Bestform vermittelt, doch gleichzeitig auch die Fallstricke aufzeigt und mit so manchem Mythos schonungslos aufräumt. Abgerundet wird dies mit den passenden Plänen für Training und Ernährung. Ein Buch, das ich in einem Stück durchgelesen habe, was ich wirklich nicht von vielen behaupten kann.

Erik Dreesen Bodybuilding-Autor und international erfolgreicher Trainer
WWW.BAMBAMSCORNER.COM

Fragen und Antworten zum Thema Krafttraining? Jürgen Reis bietet auf 230 Seiten pures, ausgetüfteltes Leistungssportwissen. Meines Wissens erst- und einmalig auf dem deutschen Buchmarkt sind die 1:1-Trainingspläne direkt aus dem Kraftsport-Profitum. Natürlich ist diese »Trainings-Kost« wieder nichts für alle, die nach dem leichten – in meinen Augen auch nicht existierenden – Weg suchen. Dafür gibt es zahllose Hardcore-Strategien für Insider, die es mit neuen Methoden angehen wollen, oder »Studiolegenden«, die glauben, der nächste Level sei nicht mehr möglich. Power-Quest bedeutet trainieren und dranbleiben auf allen Ebenen. Eine Pflichtlektüre für jeden ambitionierten Kraftsportler.
Armin Malojer, Freier Sportjournalist

Power-Quest ist die konsequente Weiterentwicklung seines Peak-Systems. Ständig erweitert Jürgen sein Wissen und gibt es an seine Leser weiter. Nicht Auswertungen von wissenschaftlichen Ergebnissen, sondern persönliche Erfahrung und Berichte seiner »Coachies«. Was das Buch für mich so lesenswert macht, sind gerade die persönlichen Geschichten und Tipps für die Praxis. Keine Ausreden mehr! Jürgen zeigt, dass es auch geht, wenn man viel zu tun hat. Man muss es nur wollen.
Andreas Scholz, Diplom Oecotrophologe, Buchautor und
Präsident der Gesellschaft für Ernährungsforschung – WWW.GFE-EV.DE

Kraftsportler trainieren, meinen Recherchen nach und mittlerweile auch aus eigener Erfahrung, nach völlig unterschiedlichen Systemen. Die Peak-Trilogie brachte hier stimmige Ansätze. Doch die Krönung, was die Veröffentlichung von unterschiedlichen Trainingssystemen direkt von der Front des Hochleistungssports angeht: Dieses Buch ist alles, was Sie benötigen!
Dominik Feischl, Sportredakteur OÖNachrichten und Strongman-Experte
WWW.NACHRICHTEN.AT

Auch sein neuestes Buch ist ein begeisternder und ansteckender Volltreffer. Hier macht es einem Jürgen Reis sogar ein bisschen bequem: Übersichtliche tabellarische Wochenpläne, Fragen und Antworten, die auch für Normalsterbliche sofort verständlich sind. Und das Schönste daran, auch für mich als Marathonläufer lässt sich das meiste erfolgreich umsetzen. HIT und HIIT Einheiten gibt es ebenso beim Laufen, genau wie die »höllischen Wochen« aus den letzten Büchern. Power-Quest ist die Essenz aus der Peak-Reihe und kann der erste Schritt in ein neues Leben sein. Aus eigener Erfahrung darf ich bestätigen: Sowohl für die fesselnden Seminare, als auch für die knallharten Bücher von Jürgen Reis gilt Love it or leave it!
Wolfgang Wölfle, Fachgruppengeschäftsführer, Hobbyläufer

Mit Power-Quest legt Jürgen Reis seinen effektiven Trainingsstil in Buchform um. Anhand von Antworten auf konkrete Fragen werden die Essenzen der Peak-Trilogie so deutlich wie nur möglich formuliert. So kann jeder Sportler aus einem Minimum an Lektüre ein Maximum an Wissen für sein Training herausholen – ein perfektes Nachschlagewerk für Kraftsportler.
Mag. Ulrike Elisabeth Breit, Redakteurin bei Oberösterreichs Neue in Linz

Jürgen Reis hat es wieder geschafft, seine Leser zu verblüffen und deren Interesse durch das ganze Buch hindurch erneut zu erhalten. Völlig klar und strukturiert gibt er Tipps aus dem Leistungssport. Für den Hochleistungsathleten genau so, wie für die ambitionierten Hobbysportler. Die Frage, ob »gängige Lehrmeinungen« oder aber knallharte Strategien und Techniken aus dem Profisport zum Zug kommen, beantwortet sich für den Leser wohl bereits auf den ersten Seiten. Power-Quest ist härter denn je – ob bei Training oder Ernährung. Selbst vor provokant-kritischen Bemerkungen gegenüber »üblichen Praktiken« schreckt der Autor nicht zurück.
Wolfram Waibel, 2-facher Olympiamedaillengewinner Atlanta 1996 (Schießen)

Power-Quest ist für jeden Sportinteressierten ein absolut lesenswertes Buch, das neben der körperlichen auch die mentale Fitness in umfassender Weise behandelt und durchaus ein umsetzbarer Leitfaden für die Erreichung besserer Leistungsgrenzen darstellt.
Die für Jürgen Reis charakteristische Konsequenz, seine ständige Bewegung am »Peak« und die gründliche Aufarbeitung aller Felder einer Leistungsoptimierung, verbunden mit seiner eigenen, mittlerweile langjährigen Erfahrung lassen das Buch zu einer grundlegenden Lektüre der Fitnesswelt werden.
Dr. Robert Spiegel, Dipl. Sportarzt

Power-Quest ist eines der wenigen Werke, welches sowohl für den motivierten Einsteiger, wie auch für den ambitionierten Leistungssportler geeignet ist. In diesem Buch wird ein intelligentes und innovatives Training als Leitfaden angeboten. Zielorientiert wird man Schritt für Schritt durch Fragen und Antworten direkt aus der Kraftsportpraxis zum Erfolg geführt. Beim Lesen spürt man, wie der Autor nicht nur das Training lebt, sondern dies auch kompetent in Worte gefasst hat.
Erwin Marz, Trainer für Sport- und Wettkampfklettern,
Betreuer der Deutschen Kletternationalmannschaft

Jürgen Reis ist einer der motiviertesten und sachkundigsten Weltklasse-Athleten, die ich kenne. Nutzen Sie sein Wissen und profitieren Sie 100%ig davon.
Clarence Bass, Autor der *Ripped*-Reihe, *Lean For Life*, *Challenge Yourself* und *Great Expectations* – 1. Platz Mr. Past 40 USA – Most muscular Man award
WWW.CBASS.COM

Jürgens Schreibstil ist genau so konsequent und zielstrebig, wie er selbst in seinem Sport. Für mich ist es wieder einmal mehr die Bestätigung dafür, dass, wenn jemand an seinen Erfolg glaubt und weiß, was ihm wichtig ist, dann wird er es auch erreichen. Ich denke, dass mit diesem umfassenden Ratgeber viele Sportbegeisterte die Antworten auf vielleicht viele ihrer Fragen bekommen, um in einem gut trainierten und gesunden Körper zu leben. Das richtige Know-How, gepaart mit der optimalen mentalen Einstellung konsequent und vernünftig angewendet, sind Erfolgsgaranten! Ein Sprichwort sagt: »Wirf deinen Hut immer ein paar Schritte weiter voraus, als du gerade bist, so wirst du dein Ziel sicher erreichen.« Ich wünsche den Lesern dieses Buches, dass sie jeweils die richtige Rezeptur für ihr individuelles Ziel finden und dass sie auch beherzigen können, was genetische Veranlagungen sind und ihren Körper und ihre Psyche in diesem Sinne verantwortungsvoll optimieren können, sowie viel Erfolg für ihre Karrierepläne.
Fredy Anwander, Int. anerkannter NLP-Lehrtrainer (nach DVNLP)
Mentalcoach von Jürgen Reis seit 2003 – FREDYANWANDER.WORDPRESS.COM

Jürgen Reis gelingt es mit seinen Büchern immer wieder, neue Fakten auf dem Gebiet der Trainingsmethodik aufzugreifen, in der Praxis zu erproben und als Erfahrung an andere weiterzugeben. Viele seiner Anregungen können eine wertvolle Hilfe bei Problemen in der individuellen Entwicklung der sportlichen Leistung sein und letztlich den Knoten lösen, der oft durch eine zu enge Sichtweise der eigenen Tätigkeit entsteht. Die Weiterentwicklung im Sport beruht zu einem großen Teil auf dem ständigen Austausch von Erfahrungen zwischen Sportlern und Trainern, abgestimmt mit den gängigen theoretischen Modellen der Sportwissenschaft.
Mag. Werner Kandolf, Abteilungsvorstand an der Bundessportakademie in Innsbruck

Jürgen Reis ist ein herausragender Athlet, unermüdlich auf der Suche nach Spitzenleistungen. Er ist für mich mittlerweile ein »Meistercoachie« der High-End-Kämpfer-Sporternährung, durch die Leistung und Regeneration optimiert werden.
Ori Hofmekler, Bestsellerautor und Warrior Diet Erfinder
US-Ernährungscoach von Jürgen Reis
Defense Nutrition – WWW.WARRIORDIET.COM

Jürgen Reis

POWER-QUEST

stark · athletisch · messerscharf definiert

Praxis-Fragen und Antworten
Körperfett effektiv abspecken
Form optimieren
Pure Kraft und Qualitätsmuskulatur aufpacken

consolution.at publishing

juergenreis.com

POWER-QUEST.cc

Erste Auflage, April 2008
Zweite Auflage, Juli 2008

ISBN13 978-3-9502135-5-4
ISBN10 3-9502135-5-4
printed in Austria
hofledruck

Verlag consolution.at publishing
Steggasse 2
A–6850 Dornbirn
Telefon +43 5572 20 38 29
Fax +43 664 167 53 45
info@consolution.at
WWW.CONSOLUTION.AT

Im Team der jürgenreis.com waren neben dem Autor an der Recherche und Ausarbeitung der Inhalte von *Power-Quest* beteiligt: Dipl. Päd. BA IS&T Niels Karwen, Eva Pinkelnig, Dominic Arbogast, Dipl. FH Sonja Walper, Dominik Feischl, Stefan Streich, Mag. FH Sebastian Nagel, Christian Ruppert, Carolin Albrecht, Christina Reis, Cand. Med. Julius Benkö

Niels Karwen ist freiberuflicher Autor, der in Kiel, Deutschland, lebt. Er ist spezialisiert auf Sport, Internet und ganzheitlichen Lifestyle.

Lektorat: Maria Luise Graziadei, Silke Fleps, Carolin Albrecht
Gestaltung & Satz: Sebastian Nagel · WWW.GESTALTUNGSSACHE.AT

Fotoverzeichnis: Sebastian Nagel, Jürgen Christmann, Mag. Georg Schantl, Ing. Thomas Moosbrugger, Markus Österle PT, Xandi Kreuzeder, Erwin Reis, Archiv Clarence Bass, Mag. Konrad Buchauer, Archiv Stefan Streich, Torsten Wenzler (WWW.AUGENBLICKE.TV), Don Pitlik, Derek Brighamm, Heiko Wilhelm, Archiv Erwin Reis, Eva Pinkelnig, Georg Ferner, Archiv Prof. Dr. Jürgen Zulley

Alle Abbildungen: Jürgen Reis, außer Seite 7, 23, 38, 50, 76, 122, 154, 190, 210

Danke für die freundliche Unterstützung

Danke!

Dieses Zugabebuch widme ich allen begeisterten Lesern und Coachies der *Peak-Trilogie*. Seit meinem allerersten Buch seid *ihr* es gewesen, die mich mit Fragen, E-Mails und neuen Herausforderungen immer wieder aufs Neue motiviert habt. Tolle Ideen, meine kühnsten Träume und letztlich auch ein völlig neues Leben voller spannender Herausforderungen, wurden auch dank euch zur Wirklichkeit!

Trainiert auch weiterhin knallhart, aber intelligent. Und vor allem: Steht weiterhin 100 % zu eurem Erfolg und haltet bitte so auch mich auf Trab ☺

Jürgen Reis

Liebe Leserinnen, liebe Leser!

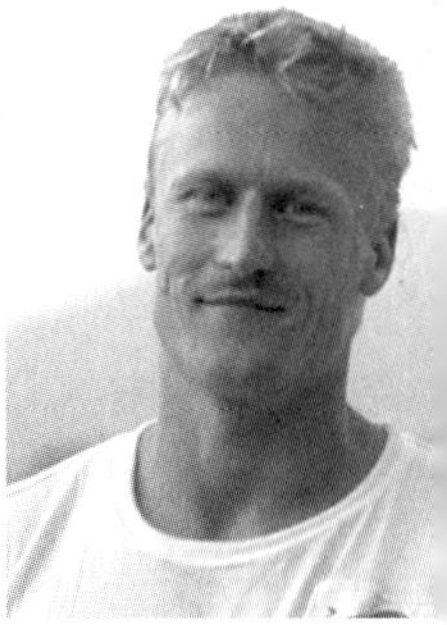

Sie halten *das* Buch in Händen, das es Ihnen ermöglicht, Ihre persönlichen Ziele, die sie schon immer erreichen wollten, zu verwirklichen. Der logische Aufbau gestattet es Ihnen, gezielt Antworten auf Ihre Fragen zu erhalten – *Antworten,* auf die sie vielleicht schon lange warten!

Jürgen Reis ist es ein weiteres Mal gelungen, den Leser in seinen Bann zu ziehen. Wenn man einmal mit dem Lesen begonnen hat, will man gar nicht mehr aufhören. Ich habe mich sogar dabei ertappt, wie ich die Bänder der *Peak-Trilogie* mehrfach erneut zur Hand nahm, um nachzulesen.

Noch ein Tipp: Werden und bleiben Sie auch *stark*, wenn es darum geht, Jürgen Reis weiterhin mit Fragen zu bombardieren. Er braucht diese Herausforderung um sein Bestes zu geben – sowohl in der Wand, als auch als Autor.

Mike Arnold, Trainer am Olympiazentrum Dornbirn
mikearnold@gmx.at

Symbolerklärung

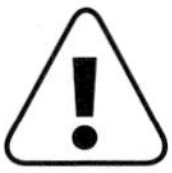

Das ist wichtig

Elementare Grundregeln, die unbedingt zu beachten sind!

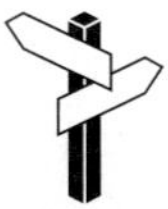

Wählen Sie Ihren Weg

Finden Sie Ihren individuellen Weg zum Erfolg!

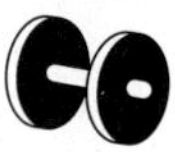

Jürgens Profi-Tipp

Praxistipps aus Training und Lifestyle von Jürgen Reis aus dem Leistungssport. Meist speziell für fortgeschrittene Leser und »Insider«.

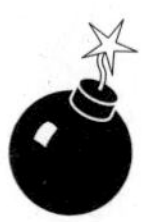

Achtung Falle

Warnung vor häufig gemachten Fehlern und »Kraftsportmärchen«

Tagebuch

Anhand von unzensurierten Tagebuchauszügen begleiten Sie Jürgen Reis hautnah durch besondere Tage während seiner Peak- und Wettkampf-Phasen.

Rahmen
Zentrale Auflistungen und Inhalte sind zur Übersicht hervorgehoben.

Highlight-Box
Besonders wichtige Inhalte habe ich in diesem Buch in gekürzter Form wiederholt und ebenfalls hervorgehoben. Dies erleichtert Ihnen die Lesbarkeit und auch das rasche Wiederfinden wertvoller Textpassagen!

Der Smiley ☺
Diesen habe ich mir in *Power-Quest* des öfteren einfach gegönnt, wenn mir Antworten oder Textpassagen die Mundwinkel nach oben zucken ließen. Ein wenig Humor darf sein. Sogar in einem Insider-Kraftsportbuch!

Liebe Leserinnen, werte Wissenschaftler!

Zur leichteren Lesbarkeit und besseren Verständlichkeit habe ich in allen Büchern meiner Peak-Reihe und so auch in *Power-Quest* auf »In« und »Innen« zu Gunsten einer geschlechtsneutralen Schreibweise verzichtet.
Weiters habe ich auch auf die wissenschaftliche Form des Zitierens verzichtet. Quellenangaben finden Sie am Ende des Buches auf Seite 224.

Wichtiger Hinweis / Warnung

Power-Quest enthält, ebenso wie die *Peak-Trilogie*, Techniken und Methoden direkt aus dem Hochleistungssport. Mein Ziel war es, Ihnen »unzensurierte«, klare Informationen zu liefern. Diese nachvollziehbaren Strategien bedeuten im Einzelfall auch für fortgeschrittene Athleten: Fragen Sie Ihren Arzt oder Sportarzt! Jede Anwendung der auf den folgenden Seiten beschriebenen Empfehlungen erfolgt auf eigenes Risiko. Alle Informationen in diesem Buch richten sich an Personen mit guter körperlicher Verfassung. Sollten Sie gesundheitliche Probleme haben – egal welcher Art – lassen Sie sich auf jeden Fall von Ihrem Arzt beraten, *bevor* Sie mit dem Trainingsprogramm und / oder einer neuen Ernährungsform beginnen. Auch wenn Sie aktuell keine Beschwerden haben, empfehle ich *generell* einen Arztbesuch, bevor Sie irgendwelche größeren Umstellungen ihres Lifestyles vornehmen. Eine Haftung des Autors, des Verlags sowie aller Beteiligten, die an diesem Buch mitgewirkt haben, ist für Personen-, Sach- oder Vermögensschäden ausgeschlossen.

In *Power-Quest* verwendete Abkürzungen

max. = maximal
min. = minimal
Min. = Minuten
kg = Kilogramm
g = Gramm
ml = Milliliter
Carbs = Kohlenhydrate
kcal = Kilokalorien

INHALT

KAPITEL 1

Das »Best of ...« aus Muskelauf- und Fettabbaustrategien

Kapitel 2

Wie gestalte ich meine individuelle, perfekte Kämpfer-Diät

Kapitel 3

Was, wie oft und wie hart soll trainiert werden?

KAPITEL 4

Kämpfer-Diät Spezialstrategien – 100 % High-End-Peak-Ernährung

KAPITEL 9

Mentale NLP-Detailfragen, Passion, Motivation und lebenslanger Flow

ANHANG

Zum Buch ... Fragen und Antworten

Wann ist *jetzt* in Power-Quest?

ASAP (as soon as possible) kürzen es die Amerikaner ab. SSWIM (so schnell wie irgend möglich) übersetzte dies ein deutscher Erfolgscoach. Für Sie ist eine Anweisung bzw. eine meiner Antworten in *Power-Quest*, wenn Sie *fühlen*, dass diese Teil Ihres Weges ist, immer dringend *und* wichtig. Handeln Sie *SSWIM*, wenn eine neue Trainings-, Ernährungs- oder Mentalstrategie Sie beim Lesen absolut fesselt – Ihnen quasi direkt unter die Haut fährt! Warum erfahren Sie noch ... Doch ich schließe mich selbst ein: *SSWIM* führt zum sicheren Erfolg. Machen Sie bereits die ersten Nägel mit Köpfen, während andere noch nachdenken, konzeptionieren, planen und ... Sie kennen den Rest der »Leider-nur-fast-Erfolgsgeschichten«.

Doch eine weitere Frage wurde mir von Coachies, die dieses Buch »Test-zu-lesen« hatten, sofort gestellt: Wann ist »jetzt«, also auf welchen Zeitpunkt bezieht sich eine Antwort zu den entsprechenden Fragen?
Wenn Sie also in *Power-Quest* ab Seite 145 einen »Weihnachts-Peak-2007« erleben. Was bedeutet dies? Ganz einfach: Natürlich ist diese hoch wirksame Strategie nicht nur in der Adventszeit optimal, um Ihre Topform zu erreichen. Genau so wenig, wie das Jahr der Entstehung dieses Buches etwas damit zu tun hat. Ich erreiche mit den exakten Wochen- und Datumsangaben in Ihrem *Unterbewusstsein* jedoch eines ganz gewiss: Sie folgen nicht nur Plänen. *Peak-Time-Kenner* wissen es bereits: Sie setzen Strategien um, welche ich 1:1 teilweise alleine, teilweise gemeinsam mit Peak-Athleten als »zusätzliche Testpiloten« mit großem Erfolg praktizierte. Sowohl, was die Trainingsinhalte *als auch*, was den zeitlichen Horizont betrifft.

Das Fazit: Anders als die *Peak-Trilogie*, entstand *Power-Quest* anhand eines »*Best of* ...« an Fragen von Coachies, die über mehrere Jahre verteilt, bei mir eingingen. Somit ist natürlich kein kalendarischer Ablauf und schon gar kein »Real-Time-Drehbuch«, wie in *Peak-Time* vorhanden. Wenn ich mich also in einer meiner Antworten auf »heute morgen« beziehe, lassen Sie sich nicht verwirren: Dies kann somit gestern, aber auch vor mehreren Monaten gewesen sein. Doch immer vor Augen halten: *Jetzt* bedeutet für Sie ... Startschuss!

Für immer fit und stark – die zusätzliche Dimension

Dieses Buch ist nicht nur für diejenigen unter Ihnen, die Profi-Bodybuilder werden, oder sogar als Berufsathleten deren High-End-Wissensschatz den entscheidenden Feinschliff verpassen wollen ein idealer Begleiter. Ja, *Power-Quest* schrieb ich wirklich für *alle*, die einfach mehr wissen und lernen wollen zu einem brandheißen Thema: Ihren Körper und Ihren Geist zu stärken, zu formen und zu *kontrollieren*.

Power-Quest ist keine Bettlektüre. Im Gegenteil: Ich empfehle Ihnen, sich anfangs nur *genau das* herauszupicken, was auf Sie zutrifft und den Rest zurückzustellen. Die Fragen und Antworten wurden aufgrund ihrer breiten Anwendungsmöglichkeiten ausgewählt. Sie sind darauf ausgelegt, diejenigen unter Ihnen anzuleiten, die ultimative Techniken im Kraft- und Muskelaufbau suchen. Genauso ideal sind diese jedoch auch für alle, die »nur« ein paar Kilo Körperfett verlieren und für immer los werden wollen.
Die Vorteile fit, stark und mit dem eigenen Körper rundum zufrieden zu sein? Nun, ich bin sicher: Sollten Sie nicht bereits schon jetzt davon überzeugt sein, nach dem ersten Kapitel sind Sie es sicher ☺. Doch auch psychologisch bringe ich Sie in *Power-Quest* auf den Erfolgs-Highway. Sie werden sich nicht nur besser fühlen, wenn Sie topfit sind. Sie haben ganz einfach mehr Energie und zwar auf *jeder* Ebene! Tag für Tag. Ob für Ihre eigenen Ziele, oder Ihr Umfeld. Sie werden rasch eine entscheidende Extraportion an Selbstachtung, Konzentrationsfähigkeit, aber auch mehr Souveränität im Alltag und letztlich ein berechtigtes *mehr* an Selbstvertrauen verbuchen. Sie haben die Kontrolle über Ihren Körper, Ihr Leben und werden mit Stress generell besser fertig. Sie fühlen sich physisch *und* emotional besser. Einfach gesagt: Es lohnt sich für Sie, alles dafür zu geben, für immer fit und stark zu sein – in jeder Hinsicht!

Immer vor Augen halten: *Jetzt* bedeutet für Sie ... *Startschuss*!

Darum Power-Quest

Die *Peak-Trilogie* war mit *Peak-Time* im Sommer 2007 abgeschlossen. Was hat mich nun, quasi direkt im Anschluss daran motiviert, *Power-Quest* zu schreiben? Lassen Sie es mich anhand der Grafik erklären: Eine Verletzung gab mir die Gelegenheit, 2003 mein erstes Buch zu schreiben. Ich vergleiche es mit einem Pendel, das sich in Bewegung setzte, den ersten Teil der Geschichte des *Peak-Prinzips* »zeichnete« und wieder im Zenith zur Ruhe kam. Zufriedener Jürgen, Bestseller Nr. 1 – soweit so gut. Kurz darauf meldeten sich jedoch Leser und Coachies, die noch alles andere als zufrieden waren: Praxisfragen zu allen Bereichen, das Leben außerhalb der *Peak-Phasen*, etc. – das Pendel bewegte sich wieder. Als nach Abschluss der *Peak-Trilogie* der Zenith erreicht war, passierte das Unglaubliche ...

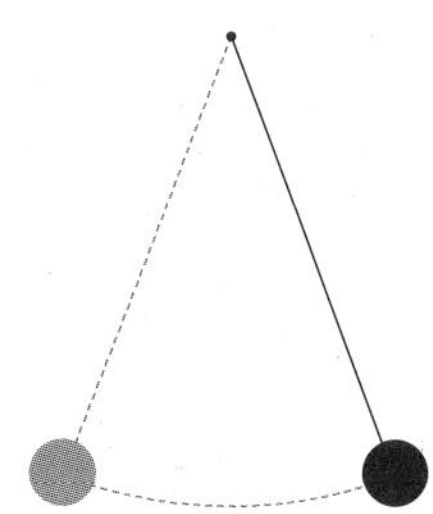

Die *Peak-Trilogie*

Ja, natürlich will auch ich nach wie vor, sogar unbedingt, stärker denn je werden, um in den nächsten Jahren aktiv im wieder – wie in jeder Wettkampfsaison – noch härteren Weltcupfeld zu bestehen. Weitere Detailcoachings, noch ausgefeiltere Trainingspläne und mancher Feinschliff am Rande, hielten mich bereits im Herbst

2007, angetrieben durch die Praxiserfolge, 100 %ig schreibmotiviert. Doch auch von Seiten der Leser erreichten unsere Redaktion immer wieder dieselben Kernfragen:

1. Wie passe ich die in der *Peak-Trilogie* beschriebenen Prinzipien und Techniken perfekt auf **meine Sportart, meine Ziele und letztlich an mein Leben** an?
2. Wie sieht denn bei Ihnen, Jürgen Reis, die **exakte Trainings- Mahlzeiten- und Tagesplanung** im Detail aus?
3. Ich bin toll in Form – aber ich will ... **das Quäntchen mehr!**

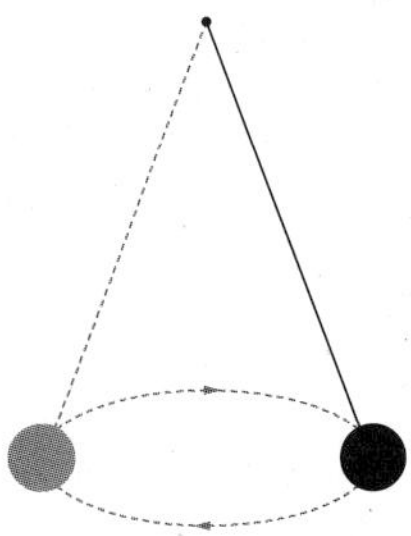

Power-Quest: Die neue Dimension

Mit der dritten Frage schloss sich der Kreis. Schlagartig stand fest: Dieses Mal setzten die Leser *und* ich *gemeinsam* das Pendel wieder in Bewegung. Zweifelsohne der stärkste »Pendelausschlag«, der mich in meiner Autorenlaufbahn bisher zum Handeln anspornte. Ein Weg, ein Trainingskonzept ... *Ein* einmaliges Buch. Etwas nie zuvor Dagewesenes, das zuerst mich und dann Sie als Leser alles bisher Erreichte einfach übertreffen lassen sollte – das war »es«! Der Start in eine völlig neue *Dimension*! Es war definitiv *der* Auftakt von *Power-Quest*.

Über vier Jahre und verteilt auf drei Bücher entstanden unzählige, regelmäßige Kolumnen- und Newsletterbeiträge auf verschiedensten, namhaften Internetportalen und in Fachmagazinen ... *Peak-Wissen* pur. Ja, schreiben war und ist mir eine Ehre und motivierte mich auch selbst, noch ausgefeilter zu planen, zu trainieren und so *stärker* zu *werden*. Ich habe seit meinem ersten Buch durch zu Recht (hinter)fragende Leser und Coachies immer wieder aufs Neue spannende Themenbereiche entdeckt und beschrieben. Die Kernthemen standen fest: Zielführendes Krafttraining, das in Kombination mit Kardio und dem perfekten Lifestyle zu einem stärkeren, gesünderen und schlankeren Körper führt. Das Spektrum hinter diesem Fokus ist jedoch breit. Ein Rückblick auf die hunderten Seiten, die ich seit dem *Peak-Prinzip* über dieses Thema verfasst habe, hat mich überzeugt, die wertvollsten und spannendsten in *Power-Quest* zusammenzufassen. Zugegeben: Die Auswahl war oft nicht einfach. Mein hohes Ziel war ein *»Best of ...«* all dieser Artikel und Newsletter ... Das Ergebnis halten Sie nun in Ihren Händen. Lesen Sie weiter und werden auch Sie für immer fit und stark!

Der Direktstart mit Power-Quest

Also: Legen Sie los! Ich garantiere: Mit diesem Buch kommen Sie an Wissen aus erster Hand. Insider-Informationen, welche bislang nur meinen Coachies vorbehalten waren. Richtig: Sie *sind* ab sofort ein durch *Power-Quest* gecoachter Peak-Athlet. Doch fixieren Sie dies so rasch wie möglich *schriftlich*. Wie?

1. **Lesen** Sie erst in aller Ruhe weiter. Einfach so lange, bis die ersten Strategien voller SSWIM-Motivation Sie nicht mehr still sitzen lassen.
2. **Stopp:** Bevor Sie in die Laufschuhe oder direkt ins GYM stürmen: Seite 222 kopieren und *schreiben*. Ja, Ihr **persönliches Zielbriefing-Formular** – Ihr Profivertrag mit Ihnen selbst. Ein kurzer, selbsterklärender Check, wie ernst es Ihnen wirklich ist. Und logisch: *Unterschreiben* Sie dieses wertvolle Dokument und dann ...
3. **Attacke!** Es geht los! SSWIM und auf zum ersten *Training zum Erfolg*. Sie sind ab sofort Peak-Athlet unter Vertrag. Also denken und handeln Sie entsprechend. 24 Stunden pro Tag!

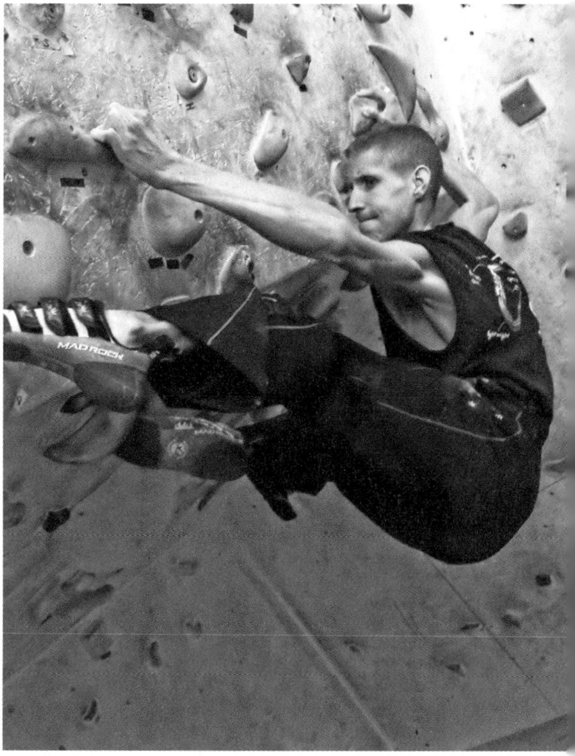

Die Effektivität der *Power-Quest*-Strategien am eigengen Körper bewiesen: 3,2% Körperfett während der *Off-Season*, bei gleichzeitigem Kraft- und Muskelaufbau, am 28. November 2007

KAPITEL 1

DAS »BEST OF« AUS MUSKELAUF- UND FETTABBAU-STRATEGIEN – ALLES GEHT – SOGAR GLEICHZEITIG!

Mit Praxis-Grundlagen und Sofortstartmaßnahmen auf den Königsweg

Kapitel 1 bietet Ihnen direkt eine Zusammenfassung – quasi ein *»Best of ...«* – heißer Trainings-, Ernährungs- und Lifestylestrategien. Dieses Wissen können Sie in den anschließend beantworteten Fragen in diesem Buch noch ergänzen. Doch für alle Leser, die sofort starten wollen: Die folgenden Seiten sind garantiert die Basis für einen idealen *Direkteinstieg* in *Power-Quest*!

Genug der Einleitung! Ich gebe hiermit den Ball direkt an einen »Power-Quest-Coachie« ab. Vorhang auf ... Die allererste Frage ...

Bestimmt kennen Sie die berühmten »Vorher – Nachher« Bilder aus der »Regenbogenpresse«. Nein! Ich meine nicht die Fotomontagen ... sondern die echten Athleten, die bei Wettkämpfen in allen Disziplinen wirklich auch optisch absolut top dastehen! Wie werde ich zum »optischen Weltklasseathleten«?

... und freilich meine Antwort – so ist Power-Quest aufgebaut! Anschnallen, festhalten – es geht los! Viel Spass mit Power-Quest!

Immer wieder kommen Coachies auf mich zu und wollen »fit« werden. Frage ich nach, was ich denn konkret darunter verstehen darf, lautet das erste Stichwort »körperfettfreier Muskelaufbau«. Meist folgen dann E-Mails mit »Zieldefinitionsbildern«: Wettkampfbodybuilder, wohlgemerkt jedoch keine Profiathleten, sondern meist Leichtgewichte aus den Amateurklassen, Turner, Ruderer oder Leichtathleten in »Action«, Bilder von mir in *Peak-Phasen* und anderen Athleten unterschiedlichster Kraft- oder Kraftausdauersportdisziplinen auf Weltklasseniveau. Sogar Lance Armstrong im Jahr 2007, als durchtrainierter Marathonläufer mit absolut »Muscle & Fitness Cover« tauglichem Oberkörper war kürzlich dabei. Auch Sie wollen, genau wie diese Sportler, »nur« das Aussehen eines Top-Athleten? Ohne gleich im Turn- oder gar Kletterweltcup anzutreten? Die gute Nachricht: Ja, es geht!

Wirklich? Was macht denn nun den Unterschied aus?

Schauen Sie doch einmal genau hin ... Kommt Ihnen langsam aber sicher eine Idee, worauf ich hinaus will? Was Visualisieren bedeutet? Auch für alle, nicht mit »*Peak-*

Time-NLP« vorbelasteten Neueinsteiger: Etwas lebhafte Vorstellungskraft und Phantasie ist gefragt! Ein kleiner Test gefällig? Stellen Sie sich folgenden Körper vor: Männlich, 30 Jahre alt, 171 cm groß und ... 54,7 kg schwer. Was bzw. *wen* haben Sie da vor sich? Dünn? Untrainiert? Kleiner, blasser Computerfreak, der des Öfteren die Welt um sich herum und somit auch das Essen zwischen Bits und Bytes komplett vergisst? Klappen Sie kurz das Buch zu und betrachten Sie die Titelbilder auf dem Cover. Ja, das war *ich* bei einem der Fotoshootings zu *Power-Quest* im Sommer 2007. Spätestens wenn Bilder von mir, mit Bodybuilding oder »Massephase« in Verbindung gebracht werden, ist der Fall wohl klar. Ich bin zweifelsohne durchtrainiert. Aber muskulös? Mein Bizepsumfang lag im Juli 2007 genau bei 31 Zentimeter. Und natürlich: *Nein!* Auch das Coverbild ist *keine* Fotomontage! Es ist die messerscharfe *Definition*, die diesen »Qualitätsoberarm« auf den Fotos zur Geltung kommen lässt und nichts anderes! Die »Kraftqualität«, die in den speziell auf intramuskuläre Koordination trainierten »Klettermuskeln« steckt, ist nicht sichtbar. Dies bedeutet, einfach ausgedrückt, die Kraft ist *im Inneren* der schlanken Muskelfasern. Diese Stärke macht sich nicht in Form von »echter Masse« auf einem Maßband bemerkbar. Für austrainierte, wahre *Stärke* reicht meist relativ wenig »Quantität«!

»Echte Masse« ist also meist nichts anderes als pures Körperfett?

Alles der Reihe nach ... Doch Sie sind auf dem richtigen Weg. Also weiter zur spannenden *Lösung* des Kraftsporträtsels: Was haben all die soeben genannten Top-Athleten denn nun gemeinsam? Was macht den fitten, perfekt athletischen »Strandbad-Körper« letztlich aus?

Ist es die überdimensionale Muskelmasse? Eben nicht! Glauben Sie mir: Ich bin Profisportler und das Gewicht der meisten Athleten, nicht nur in meinem Sport, wird generell überschätzt. Sogar in schwergewichtigeren Disziplinen wie dem Bodybuilding oder dem Zehnkampf sind im Amateurbereich (also dopingfrei) Wettkampfabwaagen von »normalen« 80 kg bei Männern und knapp über 50 kg bei Frauen an der Tagesordnung! Es ist der *Körperfettanteil,* der die Optik dieser Athleten ausmacht. Austrainierte 140 kg? Haben Sie das schon einmal bei einem ohne Steroide »arbeitenden« Kraftsportler gesehen? Wohl kaum! Ja ich weiß: In den Fitnessmagazinen sehen Sie monatlich die aktuellen Bilder samt Zahlen und Fakten der Profibewerbe. Doch Halt! An dieser »Front« wird, wie eben angedeutet, mit anderen Mitteln gekämpft. Selbst bei optimaler Veranlagung sind solche Dimensionen dopingfrei wohl fern jeder Realität.

Sie wollen sofort harte Fakten? Blättern Sie doch einmal vor auf Seite 146 zu meiner Beschreibung zum *FFMI* und denken Sie in aller Ruhe über Ihr Körpergewicht nach ... Alles klar? Wir sind auch in *Power-Quest* nach wie vor auf dem »Natural

Way« unterwegs. Kraft und Muskeln ja – aber Sie sollen bitte auch langfristig gesund sein und bleiben!

> Das tatsächliche Körpergewicht der meisten Athleten, nicht nur in meinem Sport, wird generell zu hoch eingeschätzt.

Der Trainer in meinem GYM sagt aber oft: »Kein Körperfett – keine Substanz für umfangreiche Workouts«. Ihre Sportklettereinheiten dauern, wie ich speziell in Peak Power und Peak-Time erfahren habe, oft mehrere Stunden. Was halten also Sie von diesem »starken Argument«?

Das Wort »Substanz« löst in mir, speziell seit *Peak-Time*, »Alarmstufe Rot« aus. Was genau darunter zu verstehen ist? »Hey Jürgen meine Trainings sind *so* hart. Ich klettere nicht »nur« eine Weltcuptour mit acht oder zehn Minuten Belastung! Mein *Power-Workout* ... und dann das HIIT-Kardio ... ich brauche *Substanz*!« Aha! Frage ich weiter, ist interessanterweise gerade bei diesen Zeitgenossen auch eine gewisse Liebe zu ausgedehnten »All-you-can-eat«-Abenteuern oder sonstigen körperfettfördernden Aktivitäten zu erkennen. Auch versteckt sich der Waschbrettbauch hartnäckig – aber Hauptsache zufrieden mit der »guten Substanz«.

Die Wahrheit ist: Neben meiner eigenen »Beweisführung« – die Details finden Sie auch in den Tagebucheintragungen in *Power-Quest* – gibt es unzählige Profisportler in allen Disziplinen, die klar vorführen: Worauf es ankommt, ist ein hervorragend trainierter *Fettstoffwechsel*. *Peak-Prinzip-Leser* kennen sicherlich noch die eindrucksvolle Anekdote von Frank Shorter: Er rannte 1972 mit 2 % Körperfett nicht gegen die, nicht nur bei Marathonläufern gefürchtete »Wand«, sondern zum Olympiasieg! Was ist mit den in den ersten Zeilen dieses Kapitels erwähnten Athleten? Beispielsweise ist Lance Armstrong sicher vielen von Ihnen noch als »Mr. No Fat« bei seiner Rückkehr nach der Krankheit, als Sieger der Tour de France ein Begriff. In seinen Berichten während der Vorbereitungsmonate auf die »Höllentour« betonte er immer wieder, wie sein extrem niederer Körperfettanteil und das reduzierte Körpergewicht, *den* Unterschied zu den ebenfalls bereits erfolgreichen Profi-Jahren davor ausmachten. Er war stärker und schneller denn je. Speziell auf den entscheidenden Bergetappen. Seine sehr lesenswerten Bücher finden Sie übrigens im Anhang auf Seite 224.

> Es ist ein perfekt trainierter Fettstoffwechsel, der für eine konstante Energiebereitstellung sorgt!

Soll ich Ihnen Trainingssubstanz in »mathematischer Präzision« als Formel definieren? Wohl nicht wirklich möglich, doch mein Vorschlag ist folgender:
Substanz = Konditionierung + optimale Energiebereitstellung + Regeneration + Motivation
Wie Sie sehen: Die Variable *Körperfett* fehlt in meiner Darstellung. Halten Sie es genauso und streichen Sie dieses Kraftsportmärchen ein für alle mal aus Ihrer »Ausredenliste«.

Von der Tour de France zu den starken Männern
Was in Kraftsportarten los ist, ist wohl ohnehin klar. Mit über 6 % Körperfettanteil ist beim derzeitigen Niveau wohl nicht nur auf der Bodybuildingbühne schon im Amateurbereich kein Blumentopf mehr zu gewinnen. Ob sich auch Clarence Bass bei unter 3 % Körperfettanteil am wohlsten fühlt? *»Ich habe mehr Energie beim Training, benötige weniger Schlaf, sogar beim Spazieren laufe ich automatisch schneller – absolut geschmeidig und topfit!«*, war bereits nach mehreren Peak-Phasen quasi seine klare »Standard-Aussage«. Ich kann all diese Phänomene nur bestätigen.

Also: Bevor Sie das nächste Mal, aufgrund mangelnder »Substanz«, den »armen schwarzen Kater« spielen, denken Sie in Ruhe über die eben angeführten Beispiele nach. Was ist wohl härter? Eine Bergetappe des *gnadenlosesten* Profiradrennens der Welt, oder Ihr Power-Workout samt Kardio? Natürlich gibt es einen Blutzuckerspiegel und auch die »Leptinrevolte«. Ein soeben erreichter niederer Körperfettanteil ist für Ihren Organismus erst einmal ein ungewohnter Zustand. Doch auch hier folgen auf Seite 52 noch hilfreiche Strategien für Ihren Erfolg.

»Ich habe mehr Energie beim Training, benötige weniger Schlaf, sogar beim Spazieren laufe ich automatisch schneller – absolut geschmeidig und topfit!« — **Clarence Bass, Mr. Past 40 USA**

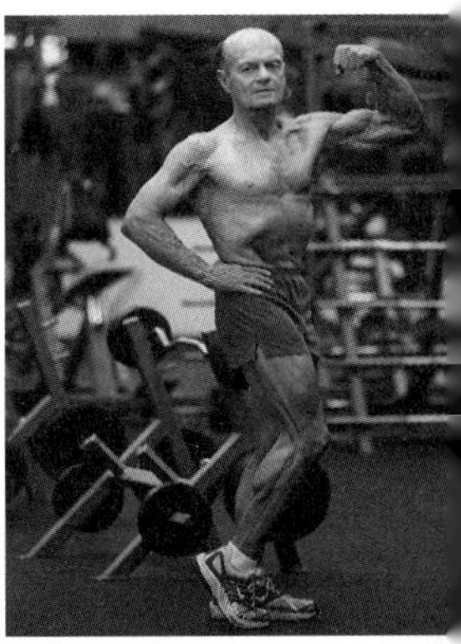

Clarence Bass peakt mit 70!

Sie sind der Meister Ihres Körpers und Ihrer »Substanz« und nicht umgekehrt!

Ja, Sie haben mich wohl ertappt. Das »zu viel« an Körperfett ist sicherlich auch bei mir ein Thema. Doch die Lösungsstrategien ... Was hilft mir denn nun am effektivsten?

Wohl eine der häufigsten Fragen, die mir in den vergangenen Jahren gestellt wurde. Was ist nun *meine* Lösung? Wozu überhaupt in *anderen* Disziplinen und Sportarten forschen? Sie kennen meine eigenen Körperfettverläufe? Werfen Sie doch einfach einen Blick auf die zweitletzte Seite von *Power-Quest*. Ja! Muskeln aufbauen und *gleichzeitig* Körperfett verlieren ist angesagt. Direkt aus dem Hochleistungssport und aus erster Hand: Profitieren Sie, ebenso wie zahlreiche meiner Coachies, auch als »Nicht-Weltcupkletterer« so optimal von beiden Welten, mit meinen *eigenen*, inzwischen jahrelang bewährten »Körper-Umwandlungs-Strategien« in diesem Buch.

Also legen wir los! Ich stehe oft bis zu 10 Stunden pro Tag im Beruf. Sie sehen: Weder Zeit für noch Lust auf lange Kardioeinheiten. Wie und mit welchem Workout starte ich?

Was ist nun die Geheimwaffe schlechthin? In meinen Augen immer noch schweres *Krafttraining*, welches ich deshalb gleich im nächsten Unterkapitel beschreibe. Dass mehr Muskelmasse den Kalorienumsatz sogar in Ruhephasen steigert, ist klar. Doch allein schon die Nachbrennphase macht Krafttraining zum unentbehrlichen *Fundament* jedes Peak-Athleten.
Als Zugabe für mich jedoch inzwischen unentbehrlich: HIIT-Einheiten! Nicht nur ich bewegte mich sicher auch dank dieser *gezielten, für meine Kraftsportziele optimierten Kardioform* an den untersten Level meiner Körperfett-Kurve. Wie zahlreiche meiner Coachies, *halte* ich mich inzwischen auch seit über eineinhalb Jahren dort. Im Verlauf dieses Buches lernen Sie natürlich noch viele Details dazu kennen. Doch warum ich die nun folgenden Basics sogar vor Ihren eigentlichen HIT-Einheiten in *Power-Quest* beschreibe? Zeitmanagement lautet das Zauberwort! Wie zahlreiche Peak-Athleten sind Sie kein Vollzeitprofi.
Doch die Lösung ist nahe: Auch ich selbst verbringe, dank HIIT, keine Minute mehr als unbedingt notwendig beim Kardio. Also wenn es Ihnen ernst ist mit der Reduzierung Ihres Körperfettanteils: Reservieren Sie bereits *jetzt*, zusätzlich zu zwei Krafttrainingseinheiten à 45 Minuten pro Woche, ca. 30 kostbare Minuten für HIIT. Am besten jeweils sofort im Anschluss an Ihr Workout am Eisen.

> Allein schon die positiven Aspekte der *Nachbrennphase* machen Krafttraining zum unentbehrlichen *Fundament* jedes Peak-Athleten. Doch HIIT-Einheiten bilden die Zugabe: Gelangen auch Sie, wie ich, an den untersten Level Ihrer Körperfett-Kurve und *halten* Sie sich dort. Reservieren Sie bereits *jetzt*, unbedingt zusätzlich zu zwei Krafttrainingseinheiten à 45 Minuten pro Woche, ca. 30 kostbare Minuten für HIIT.

***H**och**i**ntensives **I**ntervall**t**raining (HIIT)* bedeutet: Drei bis maximal fünf Intervalle pro Einheit. Ideal ist dabei für Kraftsportler eine Form des Kardiotrainings, welche auch den *Oberkörper* mit einschließt.

Ihre HIIT-Einheit

Starten Sie mit 3 Intervallen pro Einheit und zwei Einheiten pro Woche. In der folgenden Woche ergänzen Sie die Einheit jeweils um einen zusätzlichen Intervall. Somit sind Sie in Woche 3 bei 5 Intervallen angelangt. Dies macht nicht nur den Ein-

stieg einfacher. Sie lassen »Luft« nach oben und Ihre Fettverbrennungsmaschine wird noch effektiver in Schwung kommen – Sie werden sehen. *Training zum Erfolg* gilt auch bei intensivem Kardio!
Die maximale Dauer meiner HIIT-Kardioeinheit ist, wie aus meinen Anweisungen hervorgeht, nicht länger als 30 Minuten – inklusive Auf- und Abwärmen.

Ein konkretes Beispiel: Training am Rudererergometer
1 Tag / Woche: Intervalltraining Concept 2 (5 × 45 Sek.), *Alternative: Cross-Stepper*
1 Tag / Woche: Intervalltraining Concept 2 (5 × 90 Sek.), *Alternative: Cross-Stepper*

Die Intervalle? Sie gehen für 45 oder eben 90 Sekunden ans *absolute Maximum*!
Die Pausen zwischen den Intervallen? Hier halte ich nach wie vor den Feinschliff meines Betreuers Julius Benkö für ideal:
Vollständige Pausen bedeuten: So lange »locker bleiben«, bis Sie sich wieder fit für die nächste Attacke fühlen. Erfahrungsgemäß sind 3–4 Minuten bei den 45 Sekunden-Intervallen und ca. 5–6 Minuten zwischen den 90 Sekunden-Intervallen ideal.
Unvollständige Pausen bedeuten: Nur genau so lange »piano«, wie der Intervall war. Also z. B. 45 Sekunden Pause in der 45 Sekunden-Einheit.
Mein Tipp: Wechseln Sie von Einheit zu Einheit auch das Pausenschema. So bleibt Ihr HIIT motivierend und hoch effektiv! Mehr zu dieser Trainingsmethode folgt auf Seite 164.
Zur Periodisierung des HIIT: Eine einfache Faustregel zum Erfolg ist das Integrieren dieses Programms mit dem »vollen« Zyklus für maximal sechs Wochen. Darüber hinaus riskieren Sie vor allem, dass der »innere Biss« leidet. Lieber dreimal pro Jahr über 6 bis 8 Wochen zwei intensive Sessions wöchentlich und diese dafür mit *Feuer*, statt ständig »Pseudo-HIIT«. Dies ist nun einmal der Hauptunterschied zu »normalem« Kardio: Die *Qualität* zählt. Es bieten sich dafür primär die hochintensiven und somit ohnehin entsprechend fokussierten Aufbau- und Peak-Phasen, welche ich in *Power-Quest* noch ausführlich beschreibe, an.

Hart, aber zeitökonomisch: Die maximale Dauer meiner HIIT-Kardioeinheit ist nicht länger als 30 Minuten – *inklusive* Auf- und Abwärmen!

Existieren neben Tanita-, Calipermessung & Co. auch praktische, jederzeit anwendbare Fettmessmethoden? Ich möchte speziell unter tags oft am liebsten sofort wissen, ob sich etwas zum Positiven ändert. Geht das?

Zu Recht denke ich, Sie verdienen *alles*, was ich bislang zu diesem Thema lernen und selbst erfolgreich anwenden durfte ... Bühne frei für eine Gastexpertin, die uns noch an mehreren Stellen dieses Buches begegnen wird:

Rollende Fettkügelchen – ein einfacher »Fettverbrennungs-Check«

Direkt von Dr. Martina Herget ein wirklich brandheißer Tipp aus der Wettkampfvorbereitung von Bodybuildern: *»Greifen Sie in das Fettgewebe an Ihrer Problemzone, z. B. dem Bauch. Fühlen Sie »Kügelchen« bzw. einzelne Segmente, die sich zwischen Ihren Fingern bewegen lassen? Gratulation! Ihr Körper mobilisiert das Fett und Ihr Training sowie Ihre Ernährung zeigen grünes Licht für »Fit werden und bleiben«. Ist dagegen nur ein konstanter, zusammenhängender »Fettfilm« unter der Haut ertastbar: Nein! Das ist kein zu viel an Wasser. Dieses Argument lasse ich bei meinen Wettkämpfern nicht gelten. Optimieren Sie weiterhin Ihr Training und Ihre Kalorienbilanz!«* Ich kann dem absolut zustimmen. In Peak-Phasen habe ich dieses Phänomen schon oft beobachtet: Kügelchen unter der Haut bringen tatsächlich die Fettverbrennungslawine ins Rollen!

Wow! Das waren wirklich konkrete Tipps, mit denen ich starten kann. Doch nun zum Thema Peak-Training. Im Peak-Prinzip schrieben Sie von HIT, in Peak Power vorwiegend von Workouts mit dem eigenen Körpergewicht. In Peak-Time ist sogar eine Form des Volumentrainings mit von der Partie! So viele Pläne und Ansätze – geht's nicht noch komplizierter? Wozu die ganze Strategie?

Power-Quest startete deshalb mit einigen handfesten Low-Body-Fat-Tipps, da ich ebenso wie mein US-Coach Clarence Bass von *einem* absolut überzeugt bin: Weg mit dem Körperfett und auf diesem optimalen Niveau magere, reine Muskelmasse aufbauen funktioniert am besten. Doch nun zum Wichtigsten überhaupt: Ihrem *Krafttraining. »Solange Sie nicht richtig trainieren, ist es sinnlos, über Ernährung, Supplemente und mentale Stärke nachzudenken.«*, so einer *der* Grundsätze aus dem *Peak-Prinzip*, hinter dem ich nach wie vor 100%ig stehen kann.

Es stimmt. Ich habe Ihnen in der gesamten *Peak-Trilogie* Vorzüge und Nachteile verschiedenster Trainings- und Periodisierungsmodelle dargestellt. Der Grund: Ich möchte, dass Sie aus Ihrem *»Power-Quest-Buffet«* in diesem Buch, also der reichhaltigen Auswahl unterschiedlichster Möglichkeiten, für sich, Ihren Körper und letztlich auch für Ihren Tagesablauf das Optimum wählen können. Doch starten wir gleich *konkret* mit Ihrem Fall.

Danke. Tja, nun bin ich wohl der typische, hoch motivierte, aber bislang leider nur mäßig erfolgreiche Kraftsportler. Ich möchte mehr Muskelmasse und weniger Fett um den Bauch und die Hüften. Denn speziell dort nehme ich sehr schnell zu. Mein Körperfettanteil liegt bei »stattlichen« 22 Prozent. Wo soll ich anfangen?

Zuerst ist es wichtig, Training und Lifestyle – dazu gehört bei mir auch die Ernährung – zu trennen. Knallhartes HIT auf der einen Seite zum optimalen Muskelaufbau – ein bewegter, gesunder Lifestyle auf der anderen. Das sind die Garanten für dauerhaften Erfolg. Lassen Sie sich von *niemandem* einreden, Muskelaufbau bei gleichzeitigem Fettverlust sei eine Illusion. Ich behaupte vielmehr: Es ist der *einzig mögliche Weg*!

Dass »Massephasen« primär müde machen und zu mehr Körperfett führen, dürfte inzwischen klar sein. Ansonsten lesen Sie in aller Ruhe *Power-Quest* zu Ende. Ja, Sie halten gerade das richtige Buch in Ihren Händen ☺! Doch andererseits: Auch das Phänomen, während einer leichten Diät bzw. einem leichten Kaloriendefizit fitter und leistungsfähiger zu sein, kennen wohl viele Athleten. Optimale Leistungsbereitschaft ist wiederum der Schlüssel zu effektiven HIT-Einheiten. Geht Ihnen bereits ein Licht auf? Ich empfehle Ihnen zwei voll erholte HIT-Workouts pro Woche – idealerweise mit mindestens zwei Ruhetagen dazwischen: z.B. Samstag und Mittwoch oder Sonntag und Donnerstag wären optimal.

Klingt toll – Mein Zeitplan ist berufsbedingt ohnehin leider oft dicht gedrängt. Sind zwei HIT-Tage mit 30 bis 45 Minuten pro Woche also genug?

Nein. Eine US-Studie dazu werde ich auf Seite 54 noch zitieren. Doch selbst wenn es garantiert nicht der ideale Weg ist: In Ihrem Fall ist dieser für den Anfang in meinen Augen der einfachste und zugleich effektivste. Nur zu! Wie Sie diese solide HIT-Basis Schritt für Schritt erweitern können, erfahren Sie noch in den weiteren Kapiteln. Ja, *phasenweise* ist das »HIT-Minimal-Programm« sicherlich sinnvoller als ein halbherziges »eh-keine-Zeit-fürs-Training«-Dasein. Also, wenn der Terminplan wirklich nicht mehr zulässt: Absolvieren Sie an zwei Tagen pro Woche drei- bis vier Grundübungen, die möglichst *viele* Körperpartien beanspruchen. Allerdings nicht dieselben in beiden Workouts. Ein Beispiel gefällig?

Tag A

Übung	**Beanspruchte Muskulatur**
Kniebeugen	Beine, ganzer Körper wird aufgewärmt und trainiert
Latziehen mit Parallelgriff	Rücken / Latissimus
Latziehen zur Brust mit Frontalgriff an der Stange	Rücken / Latissimus
Kurzhantelcurls oder Hammercurls	Bizeps
Beinheben oder Crunches (Bauchdrücken)	Bauch

Tag B

Übung	**Beanspruchte Muskulatur**
Kreuzheben	Ganzer Körper, vor allem unterer Rücken und Beine
Bankdrücken	Ganzer Körper, besonders Brust und Trizeps
Rudern aufrecht / vorgebeugt mit der Langhantel	Gesamter Schultergürtel, Rücken
Schrägbankdrücken mit Kurzhanteln	Schultern, Brust
Seitheben	Schultern
Hyperextensions	Rückenstrecker

Ich habe es mir zur Gewohnheit gemacht, die 15 Minuten zum GYM oder zum Trainingszentrum zu joggen. Die Schönwetteralternative: Auf einem »freiwilligen Umweg« per zwanzigminütiger, flotter Bikerunde »anzugreifen«. Aufwärmen auf Stepper oder Ergobike? Nein, danke! Außer es regnet wirklich in Strömen! Nach einem weiteren ca. fünfminütigen, zusätzlichen, spezifischen Warmup mit leichter Gymnastik und »simulierter Ausführung« der ersten Übungen (z. B. Kreuzheben oder Kniebeugen ohne Gewicht) wird's ernst! Absolvieren Sie vor allem die schweren Grundübungen am Anfang des Programms nach folgendem Schema:

- 10 bis 15 Wiederholungen mit sehr leichtem Aufwärmgewicht.
- 30 Sekunden Pause.
- 5 Wiederholungen mit 70 bis 80 Prozent des Arbeitsgewichtes.
- ca. 1 Minute Pause.
- 3 Wiederholungen als »Anfühlsatz« mit dem Arbeitsgewicht

Anschließend folgen nach einer weiteren Minute Pause ein bis zwei *Arbeitssätze.*

Halt, nicht so schnell! Wie wichtig ist das Aufwärmen denn wirklich? Mike Mentzer rät in seinen Büchern beispielsweise sogar fast zum vollständigen Verzicht, um nicht unnötige Energie zu verschwenden.

Wenn Sie nicht zu den Athleten gehören möchten, die mit zunehmender Trainingserfahrung bestenfalls die Anzahl Ihrer Verletzungen und *Probleme* steigern, dann lesen Sie die mitgelieferten Trainingspläne für diesen Abschnitt noch einmal gewissenhaft durch. Habe ich etwas vergessen? Ja! Ich habe vergessen, Sie daran zu erinnern, dass es wohl selbstverständlich ist, sogar dann *absolut gewissenhaft* das Warmup, das Cooldown und das Stretching auszuführen, wenn Sie Ihre Fitness nur erhalten wollen. Sie wollen an Ihre Grenzen und diese natürlich auch erweitern. Sie lesen das richtige Kapitel: Der Himmel ist die Grenze! Doch zuerst: *Aufwärmen*!

Training bleibt Training

Glauben Sie mir: Es ist einer der Kardinalsfehler von Sportlern, die in eine gute Form gekommen sind, sich durch die dazugewonnene Stärke und Fitness als *unbreakable* zu empfinden! Diese Superhelden (*O-Ton Fitnesszentrum: »Was denn? Wegen dieser Babyrassel soll ich mich warm machen? Ich schaff locker das Doppelte!« – »Ähm, hat jemand den Eis-Spray dabei?«)* reden gerne von Pech und Ironie des Schicksals, wenn sie regelmäßig wegen einer Schulterzerrung ausfallen. Ich nenne das *Dummheit.*

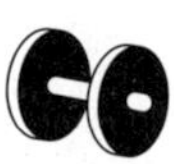

Echte Sieger und Hochleistungssportler aller Kraftsportdisziplinen fallen mir, auch oft durch eines auf: So gut wie nie verletzt und *gewissenhaft*, gerade an dieser, oft unterschätzten, »Nebenfront«.

Zuerst: *Aufwärmen*! Möchtegern-Superhelden reden gerne von Pech und Ironie des Schicksals, wenn sie regelmäßig wegen einer Zerrung ausfallen. Ich nenne das *Dummheit*. Echte Sieger und Hochleistungssportler fallen oft auch durch *eines* auf: So gut wie nie verletzt und sehr gewissenhaft, gerade an dieser, oft unterschätzten »Nebenfront«.

Gut, überzeugt! Doch ist nur ein Arbeitssatz pro Übung wirklich genug?

Das hängt ganz von Ihnen ab! Genauer, von Ihrer Trainingserfahrung und dem Maß an Konzentration, die Sie für *einen einzigen Satz* aufbringen können. *Power-Quest* bietet Ihnen auch hier mehrere Wege, die zum Erfolg führen. Wenn wenig *Zeit* fürs Krafttraining jedoch Ihr momentaner »Hauptgegner« ist: Nur zu! Effizienter und schneller geht's nicht, sofern Sie sich 100 %ig konzentrieren! Auch ich selbst durfte phasenweise immer wieder davon profitieren. Nicht umsonst stand dieses System auch im Kernfokus meines allerersten Buches.

Die meisten Einsteiger, aber auch mäßig fortgeschrittene Kraftsportler, die mit den harten HIT-Einheiten noch nicht ausreichend vertraut sind, werden jedoch mehrere Sätze für perfekte Resultate benötigen. Wenn Sie nicht sicher sind: Riskieren Sie auf jeden Fall auch einen Blick vor auf Seite 84. Zugegeben: Power-Workouts sind umfangreicher, aber für die allermeisten Peak-Athleten, die nach einem sicheren Sprungbrett für den Start suchen, optimal. Das Volumen reduzieren und die Intensität zu steigern ist dann der nächste Schritt, der Sie nach und nach »HIT-Fit« macht. Je länger Sie dann jedoch nach den HIT-Prinzipien trainieren, desto größer wird Ihre Fähigkeit, beim ersten Satz bereits *alles* zu geben. Entscheidend ist bei diesem System letztlich immer *ein* wirklicher *HIT-Satz*. Ihr *Gefühl* wird Ihnen vermitteln, ob Sie alles gegeben haben oder ob Sie doch ein wenig abgelenkt waren. Konnten Sie sich nicht vollkommen fokussieren, empfehle ich Ihnen in jedem Fall zumindest einen weiteren, zweiten Satz.

Wozu dienen dann noch die Strip-, Drop- und Intensivsätze? Wie baue ich diese in mein HIT-Workout ein?

Als Fortgeschrittener, d. h. wenn Sie wirklich mit einem Satz Ihr *Limit* erreichen, ist ein Satz normalerweise sicher *genug*. Sie haben den Wachstumsreiz gesetzt – also regenerieren Sie und lassen Sie Ihren Körper nun in aller Ruhe wachsen und stärker werden! Natürlich spreche ich von einem echten 100 %-HIT-Satz inklusive der obligatorischen Aufwärm- und Vorbereitungssätze. Die Reduktions- und Intensivsätze sehe ich jedoch ganz klar nur als »Krönung« für wirklich superfitte Tage.

Mein Praxistipp: Am besten nur alle zwei Wochen in je ein A- oder B-Workout integrieren. Intensivtechniken konfrontieren den Organismus mit einer Menge an *zusätzlichen* Reizen. Fazit: Solche total vernichtende »Killer-Workouts«, die meist zu ultralangen Regenerationszeiten führen, sind *auf Dauer* nicht effektiv. Lieber früher wieder den nächsten frischen HIT-Tag, an Stelle des »Leerpumpens bis gar nichts mehr geht«.

> Reduktions- und Intensivsätze sind die »Krönung« für wirklich superfitte Tage. »Killer-Workouts«, die meist zu ultralangen Regenerationszeiten führen, sind *auf Dauer* nicht effektiv. Lieber früher wieder den nächsten fitten Tag, an Stelle der »Totalvernichtung«.

Das Ziel: Stärker werden!
Sehr wichtig an dieser Stelle: *Training zum Erfolg* in von HIT-Einheiten dominierten Trainingsphasen bedeutet: Das Ziel besteht bei jeder Übung zumindest im Erreichen, besser noch im Übertreffen der Leistung eines vergleichbaren Trainingstages.

Sie sehen: Der Kreis zum eben von mir Beschriebenen, bzw. auch der Ihrer Frage nach der Sinnhaftigkeit von Intensivtechniken schließt sich. Sorgen Sie für *Reproduzierbarkeit*! Alles andere ist bei HIT tabu und unprofessionell.

Wenn Sie allerdings einmal unter Ihren Erwartungen bleiben, obwohl Sie wirklich all Ihre Kräfte mobilisiert haben, sollten Sie nicht mehr als *einen* zusätzlichen Satz ausführen, um den »Rückstand« aufzuholen.

Ein höherer Umfang kann mangelnde Intensität also niemals kompensieren?

Klares *Nein*.

> Das Wichtigste: Der **Wiederholungsbereich** für den optimalen Kraftaufbau via HIT sollte bei ca. **5 bis 7** technisch sauberen und *langsam* ausgeführten Wiederholungen liegen. Positives Muskelversagen genügt für einen optimalen Trainingsreiz.
> Ich weiß: Im *Peak-Prinzip* habe ich noch weitere Wiederholungs-Spektren angeführt. Doch für den Zweck, den HIT in meinen Augen am besten ausbildet, nämlich die Rohkraft ... Simplify – halten Sie Ihr Training *einfach hart*.
> Wie viel **Pause** zwischen den Übungen? Die **Qualität zählt**: Trainieren Sie nicht gegen die Uhr, aber trödeln Sie auch nicht. Sobald Sie sich wieder fit fühlen geht's weiter!

Bei den letzten Übungen können Sie das soeben beschriebene »Aufwärm- und Anfühlprocedere« auch kürzen oder ganz streichen. Solange Sie sich sicher fühlen und keine Verletzung droht: Je mehr Energie für Ihre Arbeitssätze da ist, desto effektiver wird das Workout. Insgesamt sollten Sie mit den oben vorgeschlagenen Programmen jedoch immer unter 45 Minuten Trainingszeit bleiben. Ideal, auch hormonell gesehen.

Sofortregeneration nach dem Training

Ein kleiner *After-Workout-Snack* und das gemütliche Jogging, die Bikerunde oder sogar nur ein verlängerter, halbstündiger Spaziergang nach Hause? Auch Sie sollten sich diese Rituale zur Gewohnheit machen. Diese sorgen auch bei mir schon seit Jahren immer wieder für verblüffend kurze Regenerationszeiten und verbrennen ganz nebenbei eine Menge Kalorien zusätzlich zur eigentlichen HIT-Einheit.

Wenn ich nun wirklich einmal sogar Zeit für einen dritten Trainingstag finde ... Ich bin gerade sehr motiviert – ehrlich! Wie sorge ich für Abwechslung in meiner Trainingswoche, ohne meine HIT-Reize zu gefährden? Die in Peak Power beschriebenen Übungen mit dem eigenen Körpergewicht lassen sich doch so gut wie überall durchführen?

Genau! Wenn Zeit und Motivation sogar zu mehr reichen, empfehle ich freilich ein drittes Workout mit einem »Kreativprogramm«. Wie wäre es mit einem Zirkeltraining im Gym? Kurze Pausen – viele Wiederholungen und hohe Herzfrequenz? Oder mal in einem neuen Umfeld? Mit anderen Trainingsgeräten, z. B. mit Kettlebells? Laufen im Fitnessparcours, freilich kombiniert zum »vollwertigen Krafttraining«, durch Übungen mit dem eigenen Körpergewicht? Echtes Suchtpotenzial ist garantiert. Auch für mich seit Jahrzehnten immer wieder ein perfekter, zusätzlicher Trainingsreiz und Frischluft-Fit-Macher!

Rocky IV erwähnten Sie in Peak-Time. Kann ein solches »Russenworkout« nicht als Notprogramm für Wochen ohne regelmäßiges Training dienen?

In meinen Augen ist diese Trainingsform weit mehr als ein »Notnagel«. Doch alles der Reihe nach: Also nicht nur der Kämpferwille, auch der Körper von Sylvester Stallone ist gefragt? Zugegeben: Rocky habe ich vor allem in den Mentalkapiteln der *Peak-Trilogie* zitiert. Doch natürlich: was nützt Ihnen die hellste »Mental- & NLP-optimierte-100 %-Birne«, wenn kein Strom zum Fließen kommt? Damit Ihr Gehirn in allen Situationen ausreichend mit Sauerstoff versorgt bleibt, benötigen Sie einen stabilen Kreislauf, eine kontrollierte Atmung und belastbare Organe. Diese Eigenschaften entwickeln sich beim Fernsehen nur bedingt prächtig. Also raus aus der Winter-Lethargie und ab in die Sportklamotten!

Jürgens Rocky-4-Workout & Kreativtrainingstag an der frischen Luft

Für den Anfang stelle ich Ihnen meine Rocky-4 Kombination vor, welche Sie natürlich spielend durch weitere Ihrer soeben erwähnten in *Peak Power* vorgestellten Übungen ergänzen können:

Klimmzüge im Untergriff (evtl. 1armig) 4 Sätze à x Wiederholungen (90 %!)
Klimmzüge im Frontalgriff 4 Sätze à x Wiederholungen (90 %!)
Liegestütze (evtl. 1armige Ausführung) 5 Sätze à x Wiederholungen (90 %!)
Squats bzw. Kniebeugen (evtl. 1beinig) 5 Sätze à x Wiederholungen (90 %!)
Bauchaufzüge 4 Sätze à x Wiederholungen (90 %!)
Bauchrollen (mit Variationen) 3 Sätze à x Sekunden statische Haltezeit (90 %!)

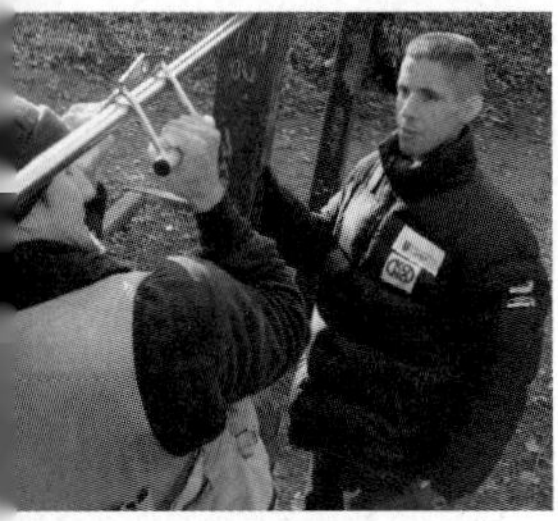

Trainingspartner und Gewichtsweste für optimale Intensitätsregulierung bei Krafttraining mit dem eigenen Körpergewicht. Podcast-Macher Dominik Feischl (POWER-QUEST.CC) und ich im Fitnessparcours Dornbirn.

Hier gilt als Faustregel: 6 bis 8 technisch saubere und *langsam* ausgeführte Wiederholungen bei den Klimmzügen und den Liegestützen. 10 bis 12 Wiederholungen bei Bauchaufzügen, den Squats und dieselben Werte *statisch* gehalten bei der »Bauchrollenzugabe« führen Sie zum Erfolg. Das x, sowie die 90 % stehen dabei für *fast positives Muskelversagen*. Also eine Wiederholung »Reserve« darf sein. Zur exakten Steuerung der Intensität empfehle ich, speziell im Freien: Gewichtsweste, Entlastungsbänder, und natürlich auch den *Trainingspartner*, der unterstützend oder als »(un)menschliches Zusatzgewicht« das Workout perfekt macht. Auch Teilwiederholungen sind eine Möglichkeit, bei (zu) schweren Übungen, dennoch die perfekte, technische Form beizubehalten.

Bleibt noch meine derzeit wohl mehr als suboptimale Körperfettverbrennung, trotz meiner mehr als ausgiebigen Kardio-Sessions. Können Sie mir bitte auch hier gleich im ersten »Schnelleinstieg-Kapitel« noch einige Grundsätze an die Hand geben?

Gerne möchte ich an dieser Stelle die Antwort eines in meinem zweiten Buch interviewten deutschen Topathleten und Gewinner des Sportkletter-Weltcups aufgreifen. Auf die Frage »Absolvierst du Kardio-Einheiten oder ein Krafttraining für deine Fettverbrennung?« antwortete Andreas Bindhammer in Peak Power: »Mir geht es primär nicht um Fettverbrennung. Mein Training konzentriert sich auf die kontinuierliche Steigerung meiner Kraft! Deswegen gilt mein Interesse eher dem Krafttraining, aber wie gesagt nicht wegen der Reduzierung meines Körperfettanteils. Der optimale Fettanteil eines Kletterers hat mehr mit der bewussten Ernährung zu tun, als mit Kardio- oder Kraft-Einheiten. Natürlich gibt es verschiedene Möglichkeiten der Fettverbrennung, mich wird deswegen jedoch keiner auf einem Ausdauergerät antreffen! Ich selbst mache sogar am Ruhetag immer etwas. Dadurch habe ich schon einen viel höheren Grundumsatz. Ruhetag bedeutet für mich lediglich kein spezifisches Training, aber auch kein »Still-Sitzen«. Ich brauche die Bewegung und, wenn möglich, auch frische Luft.«
Der langjährige Teamarzt des deutschen Kletternationalteams, Dr. Volker Schöffl, veröffentlichte bereits Anfang 1998 eine Studie mit klaren Zahlen: Leistungssport-

kletterer im damaligen A-Kader wiesen einen Körperfettanteil von durchschnittlich nur 4,9 % auf. In den Recherchen für *Power-Quest* zog der Arzt in einer E-Mail zwar klare Grenzen: »Mittlerweile distanziere ich mich, speziell bei Nicht-Hochleistungssportlern, ohne entsprechenden sportmedizinischen Background von Körperfettwerten unter 6 %. Je nach Genetik kann dies zu schweren hormonellen Problemen führen.« Dies war auch meine Meinung in *Peak-Time*. Wenn Sie jedoch nicht mit dem »Problem« eines zu niederen Körperfettanteils konfrontiert sind ...

Die Grundsätze sind klar: Was Weltcupsieger Andreas Bindhammer und auch ich von stundenlangem Kardiotraining halten, wissen nun *auch Sie aus dem* Interviewauszug von soeben: Die Antwort in aller Kürze lautet »Gar nichts!« Der Weg zum Athletenkörper kennt also bessere Strategien als reinen Ausdauersport.

> Dr. Volker Schöffl, Teamarzt des deutschen Kletternationalteams veröffentlichte bereits vor mehreren Jahren eine Studie mit klaren Zahlen: Leistungssportkletterer im damaligen A-Kader wiesen einen Körperfettanteil von durchschnittlich 4,9 % auf.

Hätte ich mir doch fast so gedacht! Somit wären wir also bei den Ernährungsgrundlagen gelandet, richtig? Wie kann ich nun, mit möglichst geringem Aufwand und ohne Diätstress meinen Körperfettanteil langsam, aber sicher, reduzieren und vor allem auf dem Tiefstniveau halten?

Dauerhaft weg mit dem Fett – das Ziel ist klar. Sie erwarten nun von mir als »*Peak-Trilogie-Hardliner*« einen Soforteinspruch gegen den in Ihrer Frage erwähnten »leichten Weg«? Ausnahmsweise: Kein Grund zur Sorge. Auch *Power-Quest* bietet in manchen Kapiteln eine gehörige Scheibe »Zuckerbrot«. So auch hier. Ich weiß: Bereits im *Peak-Prinzip* beschrieb ich Ihnen die Summe an Kalorien, die mit »nur« 1,5 Stunden an flotten Walks pro Tag in einem Jahr vernichtet werden kann: Genau 12 Kilo Körperfett. Doch es geht mit meiner neuen Strategie sogar noch bequemer!

12 kg reines Körperfett für einen Walk und ein Glas Milch!

Ihren Körper um ein ganzes Kilo Fettgewebe zu erleichtern ... vermutlich auch für Sie als Peak-Athlet eine tolle Vorstellung. Kurz noch einmal die mathematische Seite: »Nur« rund 7.000 kcal einzusparen entsprechen dem Energiewert des passiven »Zusatzgewichts« in Form eines ganzen Kilos an reinem Körperfett. Warum eigentlich nicht 9.300 kcal, wie bei den Lebensmitteln? Ganz einfach: Fettgewebe in Ihrem Körper besteht nicht zu 100 % aus Fett. Also ein ordentlicher »Motivationsbonus« für Sie! Bei einem »Energie-Minus« von nicht einmal 250 kcal täglich bedeutet dies somit ca. 1 Kilo »Fettverlust« pro Monat. Wie wäre es nun mit folgender Strategie?

1. *Ein* zusätzlicher, flotter Spaziergang pro Tag von ca. 45 Minuten. Ergibt durchschnittlich 150 kcal. Mein Tipp: Idealerweise direkt vor dem Kämpfer-Dinner.
2. *Eine* tägliche »Einschränkung« Ihrer Kalorienzufuhr in der Größenordnung eines Hühnereis *mit* Eigelb oder einem Glas Milch.

Klingt zu schön um wahr zu sein. Doch diese zwei kleinen Änderungen entsprechen den 250 kcal und bewirken innerhalb eines Jahres wahre Wunder.

Also 1 kg Körperfett weg pro Monat? Noch dazu ganz ohne die Gefahr des Muskelverlusts durch Radikaldiät oder Kardiowahn?

Es kommt sogar noch besser: Sie werden nach dem Walk durch den appetitregulierenden Effekt sogar »automatisch« etwas weniger hungrig sein. Schritt eins ebnet somit quasi schon den Weg für Schritt zwei.

> Pro Jahr 12 kg Fett weniger! Noch dazu ohne die Gefahr eines Muskelverlusts durch Radikaldiät oder Kardiowahn? Das Leben »belohnt« Sie auf lange Sicht tatsächlich für jeden einzelnen Schritt mit einem fitteren Körper.

Wenn ich auf einen Weltcup hin wirklich noch ein Kilo leichter sein will, dann bitte in Form von *purem Körperfett*! Ich wähle dabei nichts anderes als die eben genannte Strategie. So kann ich natürlich weiterhin hoch intensiv trainieren. Weder Diät noch zusätzliches, umfangreicheres Training belasten dabei meinen Körper. Will ich übrigens an Muskelmasse zulegen, gehe ich den umgekehrten Weg. *Eine Spur* weniger Bewegung und ein kleines »Extra« ab und zu ... schon zeigt die Waage, langsam aber sicher nach oben. Bei entsprechendem *Peak-Training* natürlich in Form von reiner, fettfreier Muskelmasse.

Kalorien- und Bewegungsmanagement. Also quasi ein schlauer Weg für »Ökonomen«, die mehr zu tun haben, als den ganzen Tag zu trainieren?

In meinen Augen langfristig sogar der einzig mögliche! Mit den entsprechenden Feinschliffen und etwas Geduld haben Sie so mit chirurgischer Präzision Einfluss auf Ihre Körperzusammensetzung. Das Wichtigste: Kein Gramm wertvoller Muskulatur geht verloren!

Ich denke, Sie sind meiner Meinung: Sogar auf Reisen oder an sehr »beschäftigten« Tagen dürfte eine dreiviertel Stunde an der frischen Luft realistisch sein – oder? Schließlich sind Sie *Power-Quest-Profi*! Im Zweifelsfall werfen Sie einfach einen Blick auf Ihr *Primary Goal Formular*. Ich bin sicher, das »keine-Zeit«-Argument wird sich schnell relativieren und ein »Opfer« als nette Begleitung für den Walk meist nicht weit sein. Das Leben »bezahlt« Sie auf lange Sicht tatsächlich für jeden einzelnen Schritt mit einem fitteren Körper.

Aktiv bleiben ist immer wieder in der Peak-Trilogie zu lesen. Doch was mache ich im Büro? Haben Sie nicht auch für die Arbeitszeit einen kleinen Bewegungs-Tipp?

Allerdings! Auch wenn Sintflutwetter oder der gedrängte Terminkalender Ihrem bewegten Peak-Lifestyle mit schwerem Geschütz auf den Pelz rücken: Ein bisschen mehr an *Aktivität* geht immer! »*Stehe,* wenn andere sitzen!« ... Kommt ausnahmsweise nicht vom immer aktiven, fast schon lästigen Jürgen Reis, sondern ...? Erraten: Von einem meiner US-Coaches und zugleich einem Bodybuilder, der, über Jahrzehnte, hauptberuflich als Anwalt tätig, schlaue Wege fand: Clarence Bass. Doch erst die immer konsequentere Realisierung dieses Leitsatzes brachte mich bereits vor Jahren wohl in den nächsten Level des »Low-Body-Fat« Lifestyles.
Auf einer Messe im Herbst 2006 war ich als Referent für einen Vorarlberger Büroausstatter aktiv. »Wann arbeitest du freier und kreativer, Jürgen? Wenn du bequem in einem Bürosessel hängst, oder du *aktiv stehst?*«, fragte der Geschäftsführer des Unternehmens beiläufig. Auf diese provokanten Fragen kam für mich natürlich nur *eine* Antwort in Frage: »*Aktiv* sein und bleiben!« – also eben *bewegen*, wenn andere passiv sind. Gerade bei Schreibtisch- und Computerarbeit für möglichst viel *Aktivität* und so immer wieder für neue geistige Klarheit und Energie sorgen. Natürlich – das *ist* Peak-Lifestyle pur! Doch wie lässt sich das im Büroalltag umsetzen? Ganz einfach: Per Knopfdruck! So mancher Coachie oder Gast staunt seither nicht schlecht über den neuen »Stolz meines Hauptquartiers«. Der gesamte Besprechungstisch kann bis auf Brusthöhe »geliftet« werden und ermöglicht so aktivere und somit auch kreativere Meetings! Die Stabilität ist übrigens auch im voll ausgefahrenen Zustand zu 100 % gewährleistet. Vielleicht auch eine tolle, bewegte Idee für Ihren Besprechungsraum?

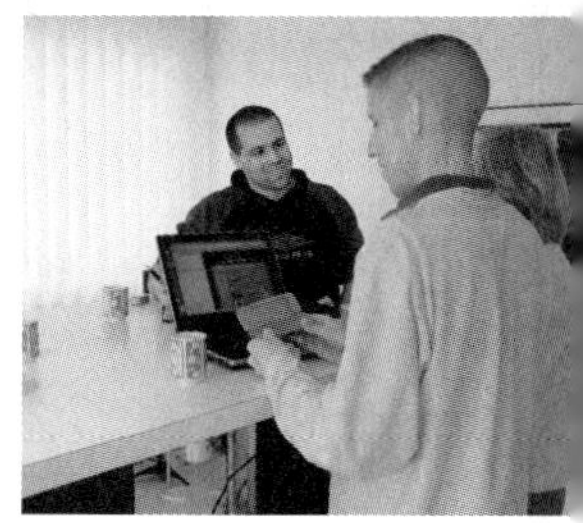

Aktiv im Büro: Mit dem höhenvestellbaren Tisch ist *Bewegung* auch beim Meeting angesagt!

Ich trainiere oft monatelang mit denselben Workouts bzw. mit demselben Intensitäts- und Umfangschema. Kann dies ein Grund meines Stagnierens sein? Ist das Schlüsselwort zum Erfolg also »Reizdiversität«? Unterschiedliche Belastungen machen den Körper stark?

Genau! Zur kontinuierlichen Stimulation von Anpassungsprozessen ist stets ein Zustand für den Körper erforderlich, der sich von den bisherigen Anforderungen *unterscheidet*. Nur so verhindern Sie, dass sich Ihr Organismus an ein Gewicht, eine Übung oder eine Wiederholungszahl gewöhnt und anstelle der Anpassung durch Muskelwachstum in eine Effizienzanpassung übergeht. Im *Klartext* heißt dies: Der Körper soll durch möglichst *wechselnde* Beanspruchungen immer wieder aufs Neue gefordert werden. Diese Variationen sollen, freilich entsprechend getimt, zwischen den unterschiedlichsten Trainings- und Ernährungsfaktoren stattfinden, um ein Maximum an physiologischer Anpassung und somit Wachstum und Fortschritt zu bewirken.

Und die optimale Periodisierung ist schließlich der letzte Schlüssel zum Erfolg?

Erinnern Sie sich an den Kreislauf mit dem Pendel, über den ich in der Einleitung geschrieben habe? Trainingszufriedenheit resultiert aus kontinuierlichen *Fortschritten*! Letztlich ist es diese Zufriedenheit, die Sie motiviert weiterzumachen – und weiter fortzuschreiten. Die, wohl auch für Ihren Körper immer wieder ungewohnten Strategien in diesem Buch haben *ein* Ziel: Genau diesen Kreislauf am Laufen zu halten. Fazit: *Stärker* werden und *wachsen*. Viel Spaß bei Ihren *Peak-Workouts* zum Erfolg und am *Leben*!

Fünf plus eins – Erfolgsformel für Power-Quest-Periodisierung und Wechsel

Sechs Wochen sind seit dem *Peak-Prinzip* immer wieder die entscheidende Dauer. Ein Zufall? Dieses »Z-Wort« existiert weder in meinem Wortschatz, noch in meinen Büchern. Eineinhalb Monate ein Trainingssystem durchzuziehen macht in den allermeisten Fällen absolut Sinn. Nicht nur aus sportphysiologischer Sicht, sondern auch, was Ihre *mentale Frische* betrifft. Warum fünf plus eins? Eine lockere Woche der strategischen Dekonditionierung pro sechs Wochen ist ebenfalls ein Grundsatz, den nicht nur ich selbst seit Jahren mit Erfolg durchziehe. Nur so ersparen Sie sich längere »Zwangsauszeiten«. Mehr zu diesen aktiven Erholungstagen folgt noch an mehreren Stellen in *Power-Quest*.
Natürlich gibt es Ausnahmen, wie der zweite Aufbauzyklus im *Peak-Prinzip* oder auch bei einer Variante des *»Mehrere-Einheiten-pro-Tag-Systems«* in diesem Buch. Doch auch im »normalen Hochleistungssport« sind die sechs Wochen meist gang und gäbe. Warum nicht 10 Wochen Aufbau? Ganz einfach: Längerfristig können selbst Profis meist nicht planen. Wettkämpfe, Urlaube, eine Zahnoperation, etc. – kommt Ihnen das bekannt vor? Also: Mein Praxistipp für eine mehrmonatige, zielführende Trainingsplanung ist ...

Periodisierung per Peak-Lifestyle

Wenn Sie nach folgenden, klar beschriebenen Punkten in dieser Tabelle vorgehen, wird es Ihnen ebenfalls leicht fallen, den sehr unterschiedlichen Konzepten in diesem Buch zur richtigen Stelle Ihres Jahres die passenden *Fünf-plus-eine-Woche-Periode* einzuräumen.

Power-Quest-Trainings-System	Belastung	Wann ideal?	Ideale Periode davor	Ideale Periode danach
HIT	Hoch	In Phasen von hohem beruflichem Zeitaufwand	lockere Hells-Week- oder Peak-Variante wie auf Seite 149 beschrieben	Peak-Phase, *Power-Quest-Hells-Weeks*
Rocky-4-Workout mit dem eigenen Körpergewicht	Gering bis moderat	Ergänzend zum HIT-System oder im Urlaub im Freien, als Teil strategischer Dekonditionierung für fortgeschrittene Peak-Athleten.	Separat ausgeführt ein ideales Basistraining. Ein Start ist somit jederzeit möglich.	mit HIT-Einheiten ergänzen oder *peaken*!

Power-Quest-Trainings-System	Belastung	Wann ideal?	Ideale Periode davor	Ideale Periode danach
Power-Quest-Hells-Weeks	Hoch oder moderat je nach Intensität der Tage 6 und 7	Trainingszeit und Wochenplanung fix. Das Programm lässt sich aufgrund der wenigen, umfangreichen Trainingstage leicht in eine normale 5-Tage-Arbeitswoche integrieren.	Start für trainierte Peak-Athleten jederzeit möglich. Ideal für Einsteiger: Entweder die auf Seite 82 beschriebene »HIIT-freie« Phase I, oder fünf *80 %-Hells-Weeks* (Seite 149) plus eine lockere Woche	*Peak!*
Peak-Phase	Sehr hoch	Fokus und klares Ziel am Ende der Periode: Bestform!	Start mit dem auf Seite 26 beschriebenen Aufbausystem jederzeit. Ideal davor: HIT oder *Power-Quest-Hells-Weeks*	1 Woche strategische Dekonditionierung mit Strand und Fotosession ☺
Mehrere-Einheiten-pro-Tag	Hoch bis sehr hoch je nach Intensität u. Umfang	Nur für Peak-Athleten mit Wettkampfambitionen oder weitgehend freier Tages- und Wochenplanung ideal.	*Power-Quest-Hells-Weeks*	Ideal: Fünf *80 %-Hells-Weeks* (S. 149) plus eine lockere Woche
strategische Dekonditionierung	(Zu) gering. Motto: *»Hilfe! Ich bin Peak-Athlet auf Trainings-Entzug ☺«*	Sollte aus meiner Sicht für Peak-Athleten nur als Zwangspause erfolgen (Urlaub, Krankheit, ...), sowie nach der Peak-Phase (dann jedoch max. eine Woche).	*Peak- oder Wettkampfperiode, Mehrere-Einheiten-pro-Tag*	zwei moderate Wochen, dann HIT, ergänzt durch *Rocky-4-Workouts* mit dem eigenen Körpergewicht

Meine Praxis-Tipps für Ihre Jahresplanung. Die am besten kontrollierten Fortschritte machen Sie, indem Sie die nächsten 12 Monate mit folgenden Trainings-Inhalten abstecken:

- **Zwei** hoch intensive Aufbau-Phasen: Ideal ist es hierfür, zwei qualitative Trainingssysteme dieses Buches (in der Tabelle von soeben mit hoher Belastung gekennzeichnet) »direkt zwei mal im *5+1-System* aneinanderzuhängen. Jede dieser Aufbau-Phasen dauert somit insgesamt 12 Wochen, inklusive der zwei lockeren »Auftankphasen«.
- **Zwei** Topformhöhepunkte à la *Peak-Phasen* mit 6 Peak-Wochen nach entsprechender Vorbereitung, durch den vorangegangenen Aufbau.
- *5+1-System* mit **zwei moderaten**, aber ebenfalls diszipliniert geplanten und durchgeführten Aufbau-Phasen pro Jahr. »Luft nach oben« ist hier jedoch das Motto, sowohl, was die Intensität, als auch das Volumen der Workouts angeht. Ideal: *80%-Power-Quest-Hells-Weeks* (Seite 149) oder sogar das *»Mehrere-Einheiten-pro-Tag«-System* mit entsprechend reduzierter Intensität.
- Mit *Rocky-4-Workouts*, wenn möglich auch Urlaube als **kontrollierte Erhaltungswochen** einplanen.
- Den Rest des Jahres ...? Sie haben es erraten: Geben Sie 100 % und richten Sie sich nach Ihrem *Leben*!

Dass harte HIT- und Power-Workouts durch die nachhaltig angekurbelte Stoffwechselsituation als die ultimativen Fettverbrennungs-Geheimwaffen gelten, ist mir klar. Doch die Kombination von Kraft- und Ausdauertraining zielen, gemeinsam mit der strategischen Peak-Ernährung und dem Lifestyle, mit der Supplementierung noch auf eine zusätzlich optimierte Stoffwechselaktivierung ab. Was steckt hinter diesem »Zauberwort«?

Sie haben es erkannt: Hartes, intensives Krafttraining bedeutet weit mehr als Muskelaufbau und stärker werden! Es bildet *die* Basis aller meiner Trainingspläne – auch in diesem Buch. Doch jedes Training ist meines Erachtens so etwas wie ein *Aufrüsten* oder ein *Vorbereiten* Ihres Körpers auf neue Anforderungen. Diese Mobilmachung betrifft das komplizierte, hormonelle System in seiner vollen Bandbreite. Genau dieses werden Sie sich zunutze machen, in dem *Sie selbst* z. B. die Ausschüttung von Insulin, Stress- und Wachstumshormonen in Ihrem eigenen Körper durch gezieltes Training und strategisch getimter Ernährung entsprechend steuern. Bedenken Sie, dass Ihre gesamte Lebensführung, mit *allen* geistigen und seelischen Aspekten, starken Einfluss auf Ihren Stoffwechsel hat. Schritt für Schritt werde ich Sie in den entsprechenden Unterkapiteln in diese High-End-Geheimnisse auf dem Weg zum austrainierten Traumkörper einweihen. Oberstes Ziel Ihres Peak-Trainings soll es jedoch als »Nebenwirkung« auch sein, einen so starken Stoffwechsel zu haben, dass Ihnen ein kurzfristiger Kalorienmangel oder Überschuss nicht schadet. Klingt das nicht gut?

Sehr gut sogar! Doch da Sie soeben das Thema Hormone, Lifestyle und das Athletenleben »in allen Facetten« angeschnitten haben. Schlank und fit im Schlaf – so lese ich es immer wieder in diversen »Fachzeitungen«? Welche Schlafdauer ist optimal?

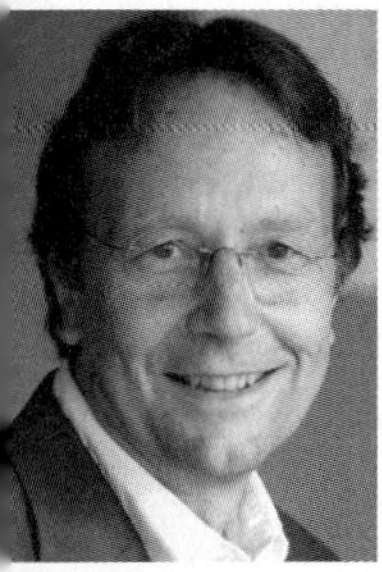

Schlaf-Forscher und Autor Prof. Dr. Jürgen Zulley

Ich habe mir an dieser Stelle von *Power-Quest* erlaubt, einen der führenden Experten in der modernen Schlafforschung hinzuzuziehen. In einem ausführlichen Telefon-Coaching durfte ich ihn zu Ihrer soeben genannten Frage und auch einigen vertiefenden Themen »interviewen«. Jürgen Zulley ist deutscher Psychologe und Schlafforscher. Er ist weiters Professor für biologische Psychologie an der Universität Regensburg, Leiter des Schlafmedizinischen Zentrums und leitender Psychologe am Universitäts- und Bezirksklinikum Regensburg, sowie Fachautor. Einen heißen Buchtipp finden Sie im Quellenverzeichnis auf Seite 224.

Wie Sie in Ihrem Umfeld vielleicht schon beobachtet haben, gibt es Kurz- und Langschläfer. Beide Schlaftypen haben ihre Berechtigung! Die benötigte Schlafzeit ist durch unsere Gene, das Alter und die Jahreszeit individuell verschieden. *Wichtig* ist: Der Erholungswert der nächtlichen Ruhephase definiert sich nicht über die Dauer, sondern über ihre *Qualität*.

Berichte von Top-Athleten stimmen also mit meinen eigenen Erfahrungen überein: Lance Armstrong und Jay Cutler berichten von bis zu zehn Stunden Schlaf, den sie tagtäglich benötigen. Wie sehen Sie das?

Genau so! Deshalb empfehle ich den allermeisten Peak-Athleten: Durchschnittlich *neun* Stunden Schlaf. Seit Beginn meiner Profikarriere schlafe auch ich fast immer meine neun Stunden pro Nacht. Und das ist definitiv nicht zu viel, denn mein Körper soll ja auch Höchstleistungen vollbringen. Sie sollten natürlich für sich persönlich herausfinden, wie viel Ihr Körper an Nachtruhe benötigt. In meinen Augen macht dies absolut Sinn. Schrecken sie aber nicht davor zurück, deutlich *mehr* zu schlafen als 99 % Ihres Umfeldes. Sie sind Peak-Athlet, ein Profi unter Vertrag und leben auch dementsprechend gesund!

Gibt es eine Verbindung zwischen Fettleibigkeit und Schlafmangel? Werde ich dicker, wenn ich zu wenig schlafe?

Nicht zwangsläufig. Die Gefahr dafür ist aber sehr wohl erhöht. Was viele übersehen: Während des Schlafes finden beispielsweise sehr wichtige *Verdauungsprozesse* statt, die durch eine zu kurze Schlafdauer gestört werden. So wird während des Schlafes unter anderem das Hormon »Leptin« ausgeschüttet, das dafür sorgt, dass Sie sich satt und zufrieden fühlen. Schlafen Sie nicht oder zu wenig, wird der Gegenspieler, das »Ghrelin«, aktiv und Sie hungrig. Somit ist natürlich langfristig die künstlich erhöhte Kalorienaufnahme sehr wohl ein Problem für Ihren topdefinierten Peak-Athleten-Körper. Der richtige, tiefe Schlaf ist also sogar in Bezug auf die Verdauung und den Fettgehalt im Körper essenziell wichtig.

Wann sollte ein Peak Athlet die letzte große Mahlzeit, bzw. das Kämpfer-Dinner vor der Nachtruhe zu sich nehmen?

»Im Idealfall vier Stunden vor dem Einschlafen! In dieser Zeit findet die Vorverdauung (digestive Aktivität) statt, die die Endverdauung unterdrückt.«, so Dr. Zulley. Dies bedeutet für alle, denen das späte Essen zu schaffen macht natürlich: Kämpfer-Dinner möglichst früh am Abend, dann Ruhe und evtl. noch ein Nachtsnack vor dem »Licht aus«.

Zugegeben: Auch mein Tagesablauf ist abends meist anders strukturiert. Dies bedeutet, ich esse oft erst relativ spät das Kämpfer-Dinner. Wie viele meiner Peak-Athleten, konnte ich jedoch auch schon in meiner Kindheit ein- bis zwei Stunden nach einer großen Mahlzeit wunderbar schlafen. Daran hat sich nichts geändert. Im Gegenteil. Noch nie fühlte ich mich in meiner passiven Regenerationsphase, also im Tiefschlaf, subjektiv empfunden wohler, als seit dem Start der *Kämpfer-Diät*. Verdauungsprobleme oder sogar Hunger während der Nacht? Absolute Fehlanzeige! An Ruhetagen oft nicht einmal bis weit in den nächsten Vormittag hinein... Herrlich!

Wann ist mein Ausdauertraining eigentlich am effektivsten für die Fettverbrennung?

Nun, bei mir steht Kardio oft am frühen Morgen und mit möglichst leeren Kohlenhydratspeichern im Wochenplan. Dies ist aus meiner Sicht sicherlich *der* ideale Zeitpunkt. Das heißt, wenn Sie die Peak-Ernährung bzw. die *Kämpfer-Diät* praktizieren, auch möglichst weit entfernt vom letzten kohlenhydratreichen Wochentag. Doch zurück zu *Ihrem* Thema: Sie wollen abnehmen und Ihr Schwerpunkt liegt bei der Körperfettreduktion? Bewegung ist immer gut. Doch bitte nicht zu viel Fokus auf Ausdauertraining. Wie erwähnt: Es geht nur beides, sofern Sie fit werden wollen und nicht nur dünn: Muskelaufbau und *gleichzeitigem* Fettabbau.

Welchen Stellenwert hat für mich als Peak-Einsteiger die Ernährung?

Sie haben gerade angefangen zu trainieren und wollen alles richtig machen. Wenn Sie nicht gerade von Junkfood besessen oder schokoladenabhängig sind, brauchen Sie nicht annähernd so viel Energie und Planung in Ihre Mahlzeiten zu stecken, wie in ein regelmäßiges und konsequentes *Training*! Unter normalen Umständen wird Ihr Körper seine Umstellung durch Hunger, Durst und Ermüdung bemerkbar machen.

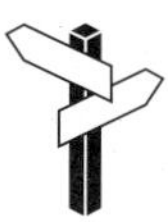

Achten Sie im ersten Jahr Ihres Trainings nur darauf, die größten Ernährungssünden zu vermeiden und *trainieren Sie* wie in den Trainings-Unterkapiteln in diesem Buch beschrieben. Das Wichtigste also an dieser Stelle noch mal: Hören Sie auf Ihren Körper und behandeln Sie ihn wie den besten Freund! Dann spielt die Ernährung erst einmal bestenfalls die zweite Geige. Natürlich können Sie, mit wachsender Peak-Athleten-Erfahrung, dieses Buch zu einem späteren Zeitpunkt als Wegweiser zur perfekten *Kämpfer-Diät* nutzen.

Aber ich möchte dennoch möglichst rasch mit einer ausgefeilten, strategischen Peak-Ernährung starten. Wie kommen Sie denn nun zu den High Carb- und Low Carb-Strategien in Ihren Wochenplänen? Diese erscheinen mir wohl durchdacht und professionell geplant.

Nicht nur das: Bei mir selbst verschiebt sich dieses exakte Timing oft im Monatstakt. Die Lösung? Ein Kinesiologe kann Ihnen, genau wie mir, die exakte Abfolge von Trainings- und Ruhetagen, kombiniert mit der richtigen Makronährstoffzufuhr ermitteln! Mehr zu diesem spannenden Thema erfahren Sie noch auf Seite 157.

Als Bodybuilder bekomme ich im GYM wirklich schnell ein schlechtes Gewissen: Nach ein oder zwei unterkalorischen Tagen, speziell wenn ich diese kohlenhydratarm gestalte, habe ich oft das ungute Gefühl, geschrumpft zu sein. Bilde ich mir das alles nur ein, oder verliere ich tatsächlich sehr schnell wertvolle Muskelmasse?

Eine oft auftauchende Fehleinschätzung treibt besonders in der Bodybuilding-Szene hartnäckig ihr Unwesen. Athleten, die aus ihrem brutalen Zyklus aus Dauerüberfütterung nur für wenige Tage aussteigen müssen, werfen augenblicklich bange Blicke in den Spiegel, weil Sie annehmen, Sie hätten abgenommen. Nein, viel schlimmer: Sogar wertvolle *Muskelsubstanz* ging verloren! Da die meisten von ihnen ca. 15 % Körperfettanteil haben, ist diese Angst jedoch vollkommen unbegründet. Es ist vielmehr die unbegründete Furcht davor, sich einzugestehen, dass die bisher erreichten Erfolge nicht nur aus magerstem Muskelfilet bestehen, sondern überwiegend aus gut durchwachsenem Fleisch und Wasser. Wenn dann nach zwei Tagen unterhalb der 150 %-Versorgung oder bei einem grippalen Infekt drei Kilo weniger auf der Waage stehen, sind es natürlich pure Muskeln, die der vom Schicksal gestrafte Athlet verloren hat. Wer das glaubt, wird selig.

Sag mir, wo die Arme sind

Wer ohne dauernden Ernährungsstress leben will, denkt logisch. Der Organismus beginnt stets als *letztes*, Muskelgewebe in Energie umzuwandeln und die Erneuerung der Muskelsubstanz ist ein *Umbauprozess*, bei dem der Körper bis zu 90 % *recycelt*! Und zwar bei nächstbester Gelegenheit. Machen Sie sich also nicht unnötige Sorgen, wenn Sie sich in einer anabolen Phase befunden haben und jetzt einmal eine Woche beim Camping oder auf Montage waren. Wenn Sie nicht total einrosten und einem mehrtägigen, starken *Eiweißmangel* ausgesetzt sind, wird sich der Körper seine Energie als *Letztes* aus dem Muskel nehmen. Sicher! Wenn Sie also nach so einer Esspause einmal denken, Ihre Arme seien jetzt aber dünner geworden, dann realisieren Sie, dass 25 % mangelnder Pumpeffekt, 25 % Wasser und Glykogen und die restlichen 50 % Ihres Substanzverlustes reine *Einbildung* sind!

Was hat das nun mit Fettverbrennung zu tun?

Nun, erklärtes Ziel der meisten Bodybuilder und Kraftsportler ist es, einen muskulösen *und* fettarmen Körper zu entwickeln. Viele denken aber auch noch immer, dass Fettabbau und Muskelaufbau sich gegenseitig ausschließen. Zugegeben: Der Grat, auf dem Sie wandern ist schmaler, wenn Sie beides gleichzeitig möchten, aber ganz gewiss sicherer und *effizienter*!

Also ist leicht, muskulös und stark das Ziel für einen topdefinierten Athletenkörper?

Richtig! Ich mache gleich weiter mit meiner Hatz auf »notwendige Masseaufbauphasen« und der Mär von den »notwendigen Extrakalorien« zum Schutze der Muskulatur. Natürlich *können* Sie sich vollschaufeln mit allem, was der Kühlschrank hergibt und Sie werden stärker zunehmen, als ein Normalesser. Sie schießen sich aber ein Eigentor, da Sie vermutlich irgendwann in Wettkampf- oder Strandform *nicht* 20 % Körperfett als ästhetisches Ideal ansehen. Dann ist es aber schon passiert!

Der berühmte *Memory-Effekt* ist nämlich nicht nur bei Nickel-Cadmium-Akkus aktiv, sondern auch bei Körperfett. Schlimmer noch: Fettzellen können sich vermehren wie Muskelzellen, aber leider ist der Rückweg nicht in gleicher Weise möglich! Wenn die Anzahl der Fettzellen einmal aufgrund einer dauerhaften Überversorgung angewachsen ist, haben Sie sich das Spiel unnötig schwer gemacht. Sobald Sie nach einer längeren negativen Energiebilanz wieder in eine Überversorgung gelangen, versucht der Körper diese *Rettungsringe* der Zuckerindustrie wieder aufzufüllen und zwar mit großem Ehrgeiz. Was finden Sie sinnvoller? Erst 30 kg Fett, Wasser und Muskulatur durch tägliches *Daueressen* aufbauen, um dann eine weitere halbe Saison dem Fettabbau zu widmen? Oder wäre es dankbarer gegenüber Ihrer Gesundheit, in normaler Geschwindigkeit, ohne Zunahme an Fett, Muskulatur entsprechend des *Kraftzuwachses* zu entwickeln, das gesamte Jahr hindurch schlank und muskulös zu wirken und nicht *schwammig*? Ich überlasse es ganz Ihnen. Die folgenden Absätze widme ich jedoch den Athleten, die sich für Weg zwei entscheiden. Muskelaufbau ohne Fettzunahme kann ich versprechen, Muskulatur aufzubauen während Sie Fett abbauen, ebenfalls mit hoher Wahrscheinlichkeit in Aussicht stellen. Sie erinnern sich doch noch an Ihr *Zielbriefing-Formular* oder? Es liegt nur an *Ihnen*!

Ich bin als weibliche Peak-Athletin in einem Gym aktiv. Straffung lese ich praktisch in jedem Fitness-Flyer. Auch mein Trainer empfiehlt es mir. Sie hingegen erwähnen diese Trainingsformen und deren Ziele in keinem Ihrer bisherigen Bücher. Warum?

Nun, es gibt eine ganze Industrie, die dafür gesorgt hat, dass eigentlich für den Rehabilitationsbereich entwickelte Sportgeräte, plötzlich zu Figuroptimierern mutierten. Ich nenne sie die *Straff-Mafia*! Ihre »Verbündeten« – Sie haben es erraten, ich gehöre nicht dazu – versuchen abnehmwilligen, vorwiegend weiblichen Kunden von Fitnesscentern primär eines einzureden: Nämlich, dass sich die 5 kg Hüftgold und Schenkelsilber durch Übungen mit hoher Wiederholungszahl auf schnellstem Wege in *straffes* Gewebes verwandeln. Seltsamerweise habe ich aber noch nie einen Sportler mit niedrigem Körperfettanteil, schmalen Hüften und schlanken festen Beinen gesehen, der es sich stundenlang auf Adduktorenstreck- und -beugemaschinen, Steppern, Treppensteigern oder Spinning-Cycles gemütlich macht und dabei Zeitung liest. Leere Versprechen für leere Köpfe. Wenn Sie aussehen wollen wie ein Rennpferd, dann ist es doch wohl klar, dass Sie sich eine andere *Trainingseinstellung* aneignen, als die eines Nilpferdes. Weder gelangen Sie durch so eine passive Maschinengymnastik richtig ins Schwitzen, noch wird Ihr Puls in die Höhe schnellen oder Ihnen der Atem ausgehen.

Wenn Sie *wirklich* etwas erreichen wollen, dann sollte es Ihnen auch zwei- bis drei mal pro Woche den *echten HIT-Kampf* wert sein! Wenn nicht, dann sparen Sie sich Ihre Zeit und Ihr Geld. Ebenso wie Ihrem Spiegel die selbstmitleidigen Blicke.

Mit Kampf sind wir schon beim Stichwort! Das kann ich sehr wohl. Aber ich will doch nur fit werden und nicht zu viel Muskulatur aufbauen? Aus genau diesem Grund traue ich mich nicht an schwere Krafttrainings-Einheiten heran.

Aha ... Sie wollen gar nicht bemuskelt sein? Und was soll an Stelle des Fettes Ihren Körper ausmachen? Haut und Knochen? Glauben Sie mir: Ohne Anabolika wird eine Frau durch Muskeltraining nicht so schnell zur Wettkampfbodybuilderin! Sie haben genug Zeit, sich im Spiegel zu prüfen und das Training gegebenenfalls umzustellen. Jedoch garantiere ich Ihnen, dass Sie das nicht werden! Sie werden *Spaß* am Kämpfen bekommen, wenn Sie es erst einmal *richtig* kennen gelernt haben.

Was ist generell ein normaler Körperfettanteil? Als Peak-Athletin bin ich oft verunsichert durch die »Rekordmarken« in Ihren Büchern.

Mein derzeitiger Rekordwert von 3,2 % ist für eine Frau mit normaler genetischer Veranlagung, weder erstrebenswert noch dauerhaft auf gesundem Weg haltbar. Der etwas höhere Körperfettanteil bei Frauen ist natürlich bedingt und lässt sich damit erklären, dass dieser zur Schwangerschafts- und Stillzeitreserve vorgesehen ist. Der Körperfettanteil eines männlichen Profibodybuilders liegt während der Wettkampfsaison zum Vergleich bei ca. 5% oder knapp darunter. Als lebensnotwendig gilt für Männer ein Körperfettanteil zwischen 2 und 5 Prozent, für Frauen zwischen 10 und 13 Prozent. Wettkampfbodybuilderinnen bewegen sich jedoch auch hier, ebenso wie die »Herren der Eisenwelt«, sehr wohl am unteren Limit. Den Körperfettanteil als einzelne, quasi alleinstehende Variable zu bewerten, ist in meinen Augen nicht aussagekräftig. Vielmehr ist es sinnvoll, die *stoffwechselaktive Körperzellmasse* zu analysieren oder die *Muskelmasse* zu bewerten bzw. durch gezieltes Krafttraining zu erhöhen. Ein dahin gehend optimierter Körper, mit einem möglichst hohen Anteil an fettfreier *Qualitäts-Muskelmasse* ist somit in der Lage, mit dem Fettgewebe zu »spielen«. So werden Sie quasi als »Nebenerscheinung« top definiert. Dies ist bei mir selbst seit Jahren der Fall. Muskelaufbau – so ungewohnt es klingen mag: Auch für Frauen *der* Weg zum Traumkörper! Eines ist ebenfalls klar: Ein untertrainierter Organismus mit einem gleichzeitig hohen Fettanteil stellt einen hohen Risikofaktor für die bekannten Zivilisationskrankheiten dar. Denken Sie in Ruhe darüber nach.

KAPITEL 2

WIE GESTALTE ICH MEINE INDIVIDUELLE, PERFEKTE KÄMPFER-DIÄT?

Ich bin Mutter und fürchte durch die Kämpfer-Diät um das soziale Gleichgewicht unseres »friedlichen Familienlebens«. Gibt's eine Alternative zur Kämpfer-Diät, die mehrere, größere Hauptgerichte unter tags und somit auch das gesellige Beisammensein ermöglicht?

Ein kleiner »Bremser« vorab: Werfen Sie einen Blick auf die zweitletzte Seite dieses Buches. Nach 2,5 Jahren erfolgreicher *Kämpfer-Laufbahn* ... Sorry!

Die neue Kämpfer-Diät ist aus meiner momentanen Sicht der Königsweg. Zahlreiche erfolgreiche Peak-Athleten, die ich betreute, konnten nicht nur mit meinen, in der Peak-Trilogie beschriebenen Trainingsplänen sensationelle Fortschritte verbuchen. Sie wurden wie magnetisch früher oder später auch von dieser optimierten Peak-Ernährungsvariante angezogen und sind bisher, ebenfalls fast ausnahmslos, dabei geblieben. Doch im Gegensatz zu den fixen Trainingsplänen jeder auf seine ganz individuelle Art.

Genau dies schrieb ich in *Peak-Time*. Enttäuscht? Eines ist klar: Sie können von mir aus derzeitiger Sicht kein »zweites Optimum« erwarten. Doch ich verstehe sehr wohl auch Ihre Lage: Training, jedoch auch ein Lifestyle, der Spaß macht, stehen auch bei mir *immer* vor der Ernährung. Entscheidend ist einzig und allein, dass Sie *Ihren* Weg finden und beibehalten. Ihr Ernährungsstil soll Sinn für *Sie* machen! Lebensqualität und Langfristigkeit sind *die* Erfolgsfaktoren. 4-Wochen-und-was-dann-Pläne sind in meinen Augen immer zum Scheitern verurteilt. Nicht nur der Körper »revanchiert« sich per Jojo-Effekt. Auch das Selbstbewusstsein und die Motivation für die erfolgreiche Zukunft bekommen natürlich einen unnötigen Dämpfer ab. Sorgen Sie für *Siege, Optimierungen und Erfolge* – auch was Ihre Ernährungs- und Diätstrategien angeht!

> Entscheidend ist einzig und allein, dass Sie *Ihren* Weg finden und dauerhaft beibehalten. Ihr Ernährungsstil soll für Sie Sinn machen! Lebensqualität und Langfristigkeit sind die Erfolgsfaktoren. Sorgen Sie für Siege, Optimierungen und Erfolge – auch was Ihre Ernährungs- und Diätstrategien angeht!

Klar: Training und Peak-Lifestyle ohne Peak-Ernährung ist sicher nicht ideal, aber gibt es nicht doch eine einigermaßen professionelle Lösung?

Okay – Überzeugt! Wie soeben erwähnt: Lifestyle geht vor! Die *Kämpfer-Diät* mit einer »Frühstücks- oder Mittagessenvariante« ist für Sie der am besten praktizierbare Weg. Sogar familientauglich und absolut ideal für Ihren Fall, so denke ich.
Auch manche von mir betreute Athleten haben abends ganz einfach keine Zeit zum Kochen, da um diese Zeit *trainiert* wird. Das somit zu spät angesetzte Kämpfer-Dinner stört bei ihnen mit dem Schlaf den *Regenerationsfaktor Nr. 1.*, den Sie im Interview mit Dr. Zulley auf Seite 38 bereits kennen gelernt haben. Zuerst zur Grundlage der richtigen Kombination. Ich schrieb in meinem ersten Buch, *»Das Peak-Prinzip«* folgendes: *Insulin sorgt für eine schnelle und effektive Einlagerung aller Nährstoffe, weshalb Sie eine Kollision zwischen Insulin und Nahrungsfett unbedingt vermeiden sollten. Nahrungsfett wird nur sehr langsam verdaut, weshalb die Wartezeit zwischen einer fettreichen Mahlzeit und einer kohlenhydratreichen Mahlzeit vier bis sechs Stunden betragen sollte. Nach einer kohlenhydratreichen Mahlzeit ist Hunger ein sicheres Zeichen dafür, dass die Wirkung des Speicherhormons Insulin verflogen ist.*

Achtung Insulinfalle – nur richtig Kombinieren führt zum Erfolg!
Aha ... Was bedeutet dies nun für Ihren Ernährungsalltag? Das eben beschriebene, »böse Fettspeicherhormon« erfüllt natürlich zahlreiche, essenzielle Funktionen im Körper. Nach dem Training fördert Insulin beispielsweise die Regeneration und somit den Kraft- und Muskelaufbau. Doch so nützlich ein erhöhter Insulinspiegel ist, wenn Sie ihn mit dem *After Workout Snack* auslösen, so sehr kann er zum falschen Zeitpunkt schaden.
Meine Lösung lautet: *Kämpfer-Diät Softvariante.* Klingt vielleicht nach »zweiter Wahl«, ist aber eine effektive Alternative: Auch mein Gastgeber im Januar 2007, Mr. Past 40 USA Clarence Bass, hält bereits seit Jahrzehnten mit einer ähnlichen Ernährungsform sein Körpergewicht konstant und auch seinen Körperfettanteil, nach wie vor das ganze Jahr über um die 5 %. Quasi *Off-Season* – also ohne Wettkampfdiät oder *Peak-Phase* wohl gemerkt – ich war Zeuge einer solchen Messung.

Was muss ich also beachten, um mein Traumziel, 5 % Körperfettanteil auch ohne strikte Kämpfer-Diät, zu erreichen und auch zu halten?

Folgende Grundsätze empfehle ich Ihnen für Ihren speziellen Fall:

1. Essen Sie **50 bis 60 % der Gesamt-kcal während des Tages, den Rest abends.**
2. Unter tags halte ich drei, wenn möglich sogar vier, in etwa **gleich große Mahlzeiten**, für ideal. Der Blutzucker wird so auf einem *konstanten* Level bleiben. Niemals Heißhunger – das ist wichtig!
3. Noch besser kontrollieren lässt sich dies, indem Sie kleine **Fit-Snacks mit max. 200 kcal** einstreuen. Obst-Protein-Snacks zwischen den Hauptmahlzeiten untertags lassen diese dann *kein*hungerbedingt natürlich kleiner ausfallen und halten Sie so fit und energiegeladen. Fit-Snack bedeutet: Min. 50 % Eiweiß-Kalorien (ideal 70 %) pro Snack, z. B. ein kleiner Apfel und ein Becher Magerjoghurt.

4. Ideal bei dieser Variante: **Dezente Mengen an Kohlenhydrat- und Eiweiß-Top-10-Nahrungsmitteln** aus meiner Tabelle (Seite 56) bis mittags, oder bis vor das Training. Dinkel- oder Haferflocken, Bio-Vollkornbrot oder gekochte Körnermischungen, die übrigens auch »Mr. 3 % Körperfettanteil« Clarence Bass seit Jahrzehnten einsetzt, sind, wie Sie wissen, auch bei mir erste Wahl. Der Nahrungsfettanteil ist dabei jedoch bei allen Mahlzeiten möglichst *niedrig* zu halten. Grund ist der erwünschte Insulinschub nach dem Training. Ein *After-Workout-Snack* darf nicht nur – er *soll* sein. Doch bitte ohne überschüssiges Nahrungsfett im »Umlauf«. Schützen Sie sich durch entsprechende Low-Fat-Snacks in den Stunden davor. Die beschriebene Insulinproblematik wird so verhindert.
5. Der Rest der Kalorien? In einer freilich **etwas größeren Mahlzeit am Abend**. Was deren Zusammensetzung angeht? Haben Sie es bereits erahnt? Richtig: Dieses Mal ziehen die Kohlenhydrate »den Kürzeren«: Eierspeisen, Fleisch in allen Variationen, Salate mit Lachs oder auch süße Gerichte aus Proteinpulver, Vollfettquark, Avocados und Nüssen werden bevorzugt. Orientieren Sie sich auch hier am einfachsten an meiner *Top-10-Tabelle* auf Seite 56 bzw. am Nichtkochkapitel ab Seite 66. Sie sehen: Eiweiß und beste Energie aus gesunden Nahrungsfetten.
6. Was das **Volumen** dieser größeren Abendmahlzeit angeht: **Steuern** Sie den Kalorienbedarf, der Sie zu Ihren Zielen führt, was Ihre Traum-Körperzusammensetzung angeht. Wie? Ganz einfach: Durch »kämpfergerechtes Sattessen« mit den idealen Grundnahrungsmitteln aus dem vorherigen Punkt. Je nachdem, ob Sie aufpacken, optimieren oder abspecken wollen: Einfach etwas mehr oder weniger Salat und Gemüse in möglichst naturnaher Form lautet die Lösung. Es handelt sich dabei um die »berühmten Jürgen's-Null-Kalorien« ☺. Richtig gelesen: *Essen* und einfach *nicht* bilanzieren! Es funktioniert!
7. Falls das Abendessen früh ausfällt und die Nacht noch viel *Leben* zu bieten hat: Hungrig ins Bett? *Niemals*! Ein kleiner, **optionaler Protein-Nachtsnack** steht Ihnen natürlich frei. Ideal: Viel Protein (erste Wahl ist Casein), maximal 200 kcal und *Sleep well*.

Was sind bei der Kämpfer-Diät denn nun die elementaren Grundprinzipien, die ich unbedingt beachten sollte? In Foren lese ich alles Mögliche ... Wasserfasten unter tags mit anschließenden Junkfood-Orgien bis zur Schmerzgrenze ... Was ist davon zu halten?

Es geht in *Power-Quest* nicht um *eine* Peak-Ernährung, eine *Kämpfer-Diät* oder *einen* Peak-Lifestyle. Die individuelle Bandbreite Ihrer Lebensgestaltung und der Bedürfnisse ist allgemein freilich erheblich größer, als die bei der Planung und Durchführung des Trainings. Wenn die Frage auf diejenigen anspielt, die in permanenter Inkonsequenz oder gar selbstschädigender Weise die bizarresten Trainings- und Ernährungsideen entwickeln, dann kann ich nur sagen: Ich habe auch in diesem Buch ein nachvollziehbares Set an Lösungsansätzen für einsatzbereite Sportler zusammengestellt, das *jedem* helfen kann. Sorry, aber wer nun noch in Foren diskutiert, ob Currywurst mit Pommes ein akzeptables Nahrungsmittel ist, oder ob *7.000 kcal täglich* – dazu gleich mehr – das Muskelwachstum begünstigen, der soll am besten gleich im Bett liegen bleiben, denn dort richtet er wohl am wenigsten Schaden an. Die Macken, die diese sogenannten Athleten in ihr Fitnessstudio bringen, erschüttern mich tatsächlich auch manchmal, aber diese haben im Kern sicherlich nichts mit dem Sport an sich zu tun und deren Ursache liegt gewiss außerhalb des GYMS.

Wie in der vorhergegangen Antwort bereits angedeutet: Die *ideale* Grundlage der Ernährung für Peak-Athleten bildet bei mir also nach wie vor die *Kämpfer-Diät*. Alles andere ist und bleibt ein *Kompromiss*. Und klar: Speziell für Einsteiger noch einmal kurz zusammengefasst, die wesentlichen Facts, auf denen diese basiert:

- **20 bis 21 Stunden lang (untertags) »fasten«.** Das Fasten ist eine tägliche Anti-Aging-Strategie und hilft dem Körpergewebe zu *recyceln*. Was dies bedeutet und vor allem wozu diese Technik dient?
- Die *Kämpfer-Diät* funktioniert optimal im Einklang mit unseren Genen: Ausschlaggebend ist dabei das Insulin und die **Insulinsensivität**. Diese wird durch das zyklische System des Unter- und Überessens den ganzen Tag hindurch **sehr hoch gehalten**. Somit erzielen Sie ein **optimales Energieniveau** unter tags bzw. beim Workout und eine stark verkürzte Regenerationszeit durch die Förderung von Entschlackungs- und »Recyclingabläufen« im Körper.
- »Fasten« bedeutet **unter tags** bei Hungergefühlen kleine *Kämpfer-Snacks* mit **max. 200 kcal** zu essen. Niemals Heißhunger – auch nicht vor dem Kämpfer-Dinner! Ein Nachtsnack nach dem Kämpfer-Dinner mit max. 200 kcal ist ebenfalls erlaubt. Ideal: Min. 50 % Eiweiß-Kalorien (ideal 70 %) pro Snack.
- **Obst, Salat oder Gemüse** kombiniert mit fettarmen **Eiweißquellen**, sind optimale Kämpfer-Snacks. Bei den Früchten aber am besten nicht zu süß. Möglichst frische, und von Natur aus widerstandsfähige Äpfel- oder Birnensorten, evtl. direkt vom Bauern, sind perfekt.
- An Trainingstagen sorgen **zusätzliche After-Workout-Snacks** (max. 200 kcal) und bei Bedarf auch *Pre-* oder *During-Workout-Snacks* für die Leistungs- und Regenerationsoptimierung. Eine Ausnahme: Aufpacker, die bereits in der ersten Tageshälfte trainieren, dürfen sich nach dem Workout 300 kcal genehmigen.
- Viel Wasser, ungezuckerten Tee, etc. **trinken**. Sowohl um das *leichte* Hungergefühl während des Tages zu kontrollieren, und zugleich die Fettverbrennung auf Trab zu halten. Die Entschlackung, bzw. die Regeneration werden ebenfalls durch eine entsprechende Flüssigkeitszufuhr gefördert.
- Das **Kämpfer-Dinner** bzw. die verbleibenden Stunden des Tages? Nun ... dazu folgt auf Seite 66 ein eigenes Unterkapitel. Das Abendessen ist die einzige Hauptmahlzeit. Im Idealfall wird diese somit drei bis vier Stunden vor dem Schlafengehen eingenommen. Ja, satt essen ist angesagt. Wenn Sie wollen, sogar mit

einem kleinen, eiweiß-betonten Nachtsnack. Freuen Sie sich jetzt schon auf *das* tägliche Highlight. Gezieltes Auftanken ist angesagt! Doch dazu noch folgende Punkte ...

- High Carb **oder** Low Carb? Die Woche wird in *High Carb Tage* (bzw. Low-Fat-Tage) und in *High-Fat-Tage* (bzw. Low Carb Tage) unterteilt.
- **Fett- oder kohlenhydratreiche Tage bzw. Kämpfer-Dinner werden immer getrennt**, um die soeben beschriebene »Insulinfalle«, also die Kollision von Nahrungsfett in Verbindung mit einem hohen Insulinspiegel zu vermeiden.
- Alles, was an High Carb Tagen erlaubt ist, stellt an High-Fat-Tagen ein Tabu dar! Ausnahme: Das **Eiweiß**, welches immer die Basis bildet.
- Doch Achtung: Eiweiß (Protein) ist »nur Baumaterial« – also nicht überbewerten. Es hilft dem Körper bei der Regeneration und sättigt, ist aber bei der *Kämpfer-Diät* kein Energielieferant!
- Entscheidung vor jedem Tag für **einen Energielieferanten**: Nahrungsfett *oder* Kohlenhydrate. Mehr dazu folgt in Ihren »Nichtkochrezepten« ab Seite 66. Doch noch einmal: Eiweiß ist *keine* optimale Energiequelle. Klar: Protein ist und bleibt essenziell. Doch dient dieser Makronährstoff primär der Instandhaltung, bzw. dem Aufbau von Körpergewebe und Immunsystem.
- Möglichst naturbelassene Nahrungsmittel und »High-Quality« verwenden.
- Keine Fertigprodukte – keine Mischkost – keine Experimente – *Qualität* zählt!
- **Kämpfer-Dinner** bedeutet Ruhe, Genuss und Zeit! Sollte ab und zu ein Kämpfer-Dinner ausfallen: Besser ein »großer Nachtsnack« nach Gefühl, statt zu versuchen, Kalorien »aufzufüllen«. Lieber in den Folgetagen ausgleichen (siehe S. 73).

Klare Grundregeln, die mir einleuchten. Doch wie erwähnt: Ich lese manchmal in Internet-Foren wirklich haarsträubende Ansichten zum Thema »Sporternährung« in Verbindung mit Training. Was empfehlen Sie schreibwütigen »Blog-Athleten«, wenn Sie merken, dass sie so viel Praxiswissen haben, wie Eskimos Erfahrung im Elefantenreiten? Ich kann die »Massefreaks« in meinem GYM langsam aber sicher nicht mehr riechen.

Die Frage ist sehr negativ gestellt und ich weiß nicht wirklich, was Sie damit bezwecken wollen. Mein erster Tipp: Konzentrieren Sie sich auf *sich* oder überlegen Sie sich, ein Heim-GYM einzurichten. Sorry für die harten Worte: Doch Athleten, die Erfolge erwarten, sollten nach den letzten Seiten dieses Buches endgültig aufhören zu lamentieren, und *ran* an ihr Training! Sie sollen sich endlich nicht mehr über »Kraftsport-Diäten« aus der Märchenwelt und Spezialfälle den Kopf zerbrechen, sondern lieber mit einer coolen Trainingseinheit die Sache *sofort* starten. Ja! Und sich schlichtweg so ernähren, dass Sie für das Training fit sind! Sogar *drei* Ansätze, die alle, entsprechend umgesetzt, garantierten Erfolg versprechen, finden sich in meinen bisherigen Büchern und natürlich Details dazu auch in diesem Buch. Doch speziell in *Power-Quest* will ich mich nicht mehr auf *einen* Typus von Diät oder Formerhaltung festlegen. Es geht auch um Ihre langfristig realisierbare

Topform und da sind eben verschiedene, individuelle Lebensstile absolut zu berücksichtigen. Nur was *Sie* langfristig motiviert, freut und befriedigt, ist *Ihr* Weg.

Es geht um Ihre langfristig realisierbare Topform und da sind eben verschiedene, individuelle Lebensstile absolut zu berücksichtigen. Nur was *Sie* langfristig motiviert, freut und befriedigt, ist Ihr Weg.

Doch nun zum Ernst des »Kämpfer-Lebens«: Kein Scherz! Die nun folgenden Zeilen stammen aus einem Internetforum. Als Coach war ich dort kurz nach der Veröffentlichung von *Peak Power* aktiv. Aus einer *Kämpfer-Diät* eine *Anti*-Fit-Ernährungsform zu machen? Mit etwas »Kreativität« geht alles ... *schief!* ... Sogar die *Kämpfer-Diät*:

»Wie viel Kalorien hat nun das optimale Kämpfer-Dinner für einen »Low Fat Body«? Ich bin 1,78 groß, wiege 75 kg und will fettfreie Muskulatur aufbauen. Für mich stellt sich die Frage: Wie viele kcal kann der Körper überhaupt bei einem einzelnen »Megadinner« verwerten? 2.000, 3.000, 4.000 ...? Wenn man mal annimmt, mein Umsatz am Tag liegt so bei 3.000 kcal (im Durchschnitt, je nach Bewegung / Sport). Ist es dann praktisch egal ob ich 3.000 oder 4.000 kcal zu mir nehme, weil ab einem gewissen Teil eh alles in die Toilette wandert? Unter uns ... mein persönlicher Rekord liegt bei exakt 7.000 (in Worten siebentausend) kcal! Cool oder?«

Natürlich habe ich als Online-Coach entsprechend nachgehakt. So entstanden die nächsten Abschnitte direkt in den unzensurierten, unergründlichen digitalen Stilblüten der www-Athleten ☺. Wie ich den Forenathleten aus der Reserve lockte? Nun, folgender Threadeintrag von mir führte zu einem spannenden Online-Dialog: *Was meinen Sie, wie die Äuglein der anderen anwesenden Gäste groß werden, wenn knapp-55 kg-Jürgen zum Kämpfer-Mahl schreitet? Sie können es sich wohl leicht vorstellen: Das war ein riesen Spaß in China im Sommer 2006 beim Weltcupbuffet! 2.300 kcal benötige auch ich in intensiven Trainingsphasen durchschnittlich. Doch Ihre Unmengen an Nahrung ... Wozu das Ganze?*

Seine Antwort darauf:

»Nun, 7.000 kcal auf einmal kann ein normaler Körper, so glaube ich, sicher nicht verwerten – das ist ja das von den Medien viel zitierte »Tour-de-France-Problem« ... Die Fahrer nehmen dort doch auch ab, obwohl die Energiezufuhr an sich oft »passt«. In der Anabolen Diät schrieben Klaus Arndt und Stephan Korte auch von »no Limit« am Ladetag ... wenn ich mich richtig entsinne?«

Die Extremsituation, in die sich Radprofis bei großen Rennen begeben, sind sicher nicht mit dem »Ladetagphänomen« der Anabolen Diät vergleichbar. Selbst wenn dies, speziell in der Anfangsphase, von zyklischen Ernährungsformen bei vielen Athleten für einige Wochen funktioniert. Auch die *Kämpfer-Diät* erfordert auf Dauer *immer* etwas Disziplin und Hausverstand – an *allen* Tagen. Ich denke, dies habe ich auch in *Peak Power* und *Peak-Time* entsprechend klargestellt. Eines stimmt jedoch auch aus meiner eigenen Erfahrung und den Berichten meiner Coachies: Sofern sich das Loading nur alle sieben oder noch mehr Tage wiederholt und zudem an diesem Tag die Makronährstoffzufuhr von Low Carb auf Low Fat geändert wird, ist der Körper tatsächlich überhaupt nicht darauf gefasst und es landet wohl wirklich ein Großteil der Nahrung, teilweise unverwertet, in der Toilette.

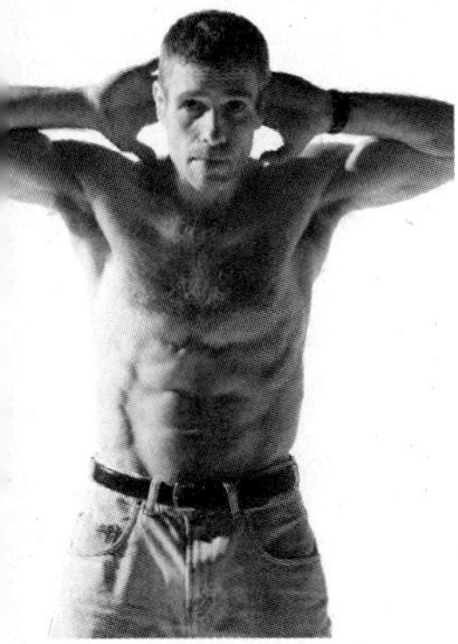

Practice what you Preach! Ori Hofmekler ist auch mit 56 Jahren »kämpfer-topfit« bei unter 5% Körperfett. Persönliche Muskelaufbauerfolge meines US-Coaches? 6 kg »100% quality gain« in zwölf Monaten!

Die Frage ist und bleibt natürlich reizvoll und interessant ... ich selbst orientiere mich jedoch auch nach dem Körpergefühl. Speziell vor einem schweren Trainingstag sagt der Körper oft schon bei 1.800 oder 2.000 kcal klar: *Stop*! Ori Hofmekler selbst berichtete mir in einem Telefoncoaching, er isst momentan zwischen 1.500 und 3.500 kcal pro Kämpfer-Dinner. Eben auch je nach Stress- und körperlichem Belastungslevel. Nicht vergessen: Auch er ist sicherlich ein absolut topfitter 56jähriger Kämpfer mit einem zumeist sehr aktivem »Hochleistungssportler-Lifestyle«!

Doch wie erwähnt: Aufgetankt wird bei mir, bei entsprechendem Heißhunger, natürlich meist »am Tag danach«. Doch auch nach erfolgreich »vollbrachter Trainingsmission«: Rein vom Gefühl her, vor allem, wenn ich den Zustand meines Magens am folgenden Morgen bedenke, reichen mir sogar an einem »XXL-Ladetag« 2.600 kcal vollkommen aus.

Ich griff weiterhin zur »Foren-Coach-Tastatur« und erlaubte mir eine weitere Gegenfrage: *Mich würde mal interessieren, was Sie da gegessenen haben. Wie schafft man 7.000 kcal in einer Mahlzeit?*

Die Antwort?

»Äh ja, also ... es waren u.a. 500 Gramm Tortellini mit Low Fat Käsesauce als ›Vorspeise‹ und vor allem zwei Fertigkuchen mit 400 bis 500 Gramm – da hat ein einziger Pack etwa 1.600 kcal, also allein dadurch 3.200 kcal – dazu natürlich noch ein paar Süßigkeiten zum ›Nachtisch‹, Gummibärchen, usw. Dies war aber, wie Sie sich vorstellen können, auch eine recht lange ›Mahlzeitensitzung‹. Das ›Kämpfer-Frühstück‹ hat sich am Folgetag etwa drei bis vier Stunden nach hinten verschoben. Doch unter uns: Wenn solche Mengen zu essen nicht so anstrengend wären ... und ich bei der gigantischen Menge an Kohlenhydraten in Kombination mit Einfachzucker nicht Angst um meine Gesundheit hätte, würde ich das ja nur zu gerne mal länger ausprobieren. Zugegeben: Ich bin wohl ein waschechter Ladetag-Junkie – ja ich liebe es nun einmal, von Zeit zu Zeit so richtig ›zuzuschlagen‹ ... Essstörung und Sport? In meinen Augen Definitionssache ... aber so wie ich mir Gedanken über die Ernährung mache, bin ich wohl für manche Psychologen definitiv ein ›Kranker‹!«

Ich erwiderte: *Als krank würde ich Ihre »Abenteuer« nicht bezeichnen. Nur frage ich mich, ob persönliche Rekorde und positiver Eustress nicht aus anderen Lebensbereichen stammen können bzw. auch sollen. Dass die Kombination aus Zucker, Kohlenhydrate und vermutlich trans-Fett im Kuchen Ihre Gesundheit gefährden kann? Dies bestätige ich Ihnen sicher nicht als Einziger. Fragen Sie Ihren Arzt, Apotheker oder Kinesiologen* ☺

Nun zu dem heiß diskutierten *»One-Meal-Limit«* bei der *Kämpfer-Diät*... ich wollte es natürlich auch für Sie genau wissen und fragte bei meinen eigenen Coaches nach. Die Experten waren sich einig: Jan Prinzhausen meinte, die Grenze der »Unverwertbarkeit« existiert zwar sehr wohl, ist aber praktisch wohl mit einer Mahlzeit kaum erreichbar. Bedenken Sie: Das Kämpfer-Dinner abends ist hier natürlich auch mit einer langsameren Verdauung in der Nacht verbunden. Die Kalorien zählen also sehr wohl! Ori Hofmekler bestätigte Prinzhausens Aussage. Wie auch Jan Prinzhausen befürwortet er aber durchaus ZigZag und natürlich einen Mix aus strategisch optimierten Low Carb- und Low Fat-Tagen während der Woche.

Also ist der anabole Turboeffekt des Ladetages, den Sie doch selbst im Peak-Prinzip beschrieben haben, ein Kraftsportmärchen?

Nicht so schnell! Auch Mauro Di Pasquale schrieb bereits in seinem Buch *The Metabolic Diet* von High-End-Strategien, in denen Bodybuilder in der *Off-Season* am Wochenende für 48 Stunden bis zu 10.000 kcal pro Tag verschlingen und sich während der Woche knapp halten. Ori Hofmekler hingegen gibt keinen Wochenzyklus vor, aber auch er betont die Wichtigkeit einer gezielt und strategisch wechselnden Tages-Kalorienzufuhr. Sei es durch Low Carb / Low Fat – Wechsel und / oder durch entsprechende Schwankungen in der Energiezufuhr – sprich der Kalorienbilanz. Natürlich im Idealfall möglichst noch mit dem Training kombiniert.

Werfen Sie einen Blick auf meine eigenen Wochenpläne ab Seite 218 in diesem Buch. Diese entstanden natürlich in direkter Zusammenarbeit mit Hofmeklers Coachinganweisungen. Sie spiegeln somit auch diese Theorien, für Sie leicht und praxisnah nachvollziehbar, wider. Wie erwähnt: Bei mir ergibt sich die Planung primär durch die Trainingswoche. Ich passe die Ernährung entsprechend an. Vor einem A-Tag bringe ich abends nie wirkliche Riesenmengen runter. Vor einem oder gar zwei lockeren Ruhetagen schaut die Sache anders aus ☺.

Meine eigenen Wochenpläne ab Seite 218 in diesem Buch entstanden in direkter Coaching-Zusammenarbeit mit »Warrior-Diet-Erfinder« Ori Hofmekler. Sie spiegeln die Theorien in *Power-Quest*, auch für Sie praxisnah nachvollziehbar, wider. Der Schlüssel zu Ihrer erfolgreichen *Kämpfer-Diät*-Strategie: Low Carb / Low Fat-Wechsel *und* entsprechende Schwankungen in der Kalorienbilanz. Natürlich mit dem *Training* kombiniert.

Was mich momentan beschäftigt: Zum Aufbau von Muskulatur eher die Low Fat (Ladetage) oder Low Carb Tage überkalorisch fahren? Was führt zu fettfreier Magermasse?

Wie in *Peak-Time* erwähnt: Besser die Low Carb Tage überkalorisch gestalten, die Low Fat-Tage mit hoher Kohlenhydratezufuhr hingegen moderat, oder sogar unterkalorisch. Zu beachten ist die Zeitverzögerung bei überkalorischen Loadings. Auch hier hat mir mein eigener Körper viel beigebracht. Dass der Zeiger auf der Waage oft erst zwei bis drei Tage später anspringt, ist absolut normal. Bei mir geschieht dies meist nach 48 bis 72 Stunden, bei von mir betreuten Peak-Athleten allerdings auch manchmal erst mehrere Tage verzögert. Die Lösung? Der *Wochendurchschnitt* der Gewichtsmessungen entscheiden, ob die Richtung stimmt.
Das Fazit? Mein Fall ist klar: Loading vor dem A- oder Peak-Tag? *No Go*! Schon allein die Verdauung in der Nacht kostet mich mächtig Regenerationsressourcen.

Also wäre aber »extremes ZigZag« doch ein neuer Weg der Kämpfer-Diät, der vielleicht auch meiner Lust auf Ladetage gerecht wird?

Die entsprechende Disziplin an den übrigen Tagen vorausgesetzt? Durchaus! An dieser Stelle darf ich Ihnen eine heiße Sache vorstellen: Die Variante der *Kämpfer-Diät* mit der Erweiterung »Extrem ZigZag« – Danke für die Namensgebung Ihrerseits ☺. Was es damit auf sich hat? Nun, gerade für Schichtarbeiter, Manager oder Peak-Athleten, die stark in ihrem Beruf eingespannt sind, eignet sich diese *Geheimwaffe*. Warum? Ganz einfach: Weil sie unter der Woche, bzw. auch bedingt durch den Arbeits- und Zeitstress, nicht unnötig durch Essenszubereitung und Verdauung belastet werden. Volle Kraft voraus und Gas geben, wenn es eben nicht anders geht, entspannen und auftanken, wenn es sein darf!
Der Grundgedanke, der hinter diesem ZigZag steckt, ist, den Stoffwechsel gezielt auf Trab zu halten. Folglich schläft das für die Fettverbrennung wichtige Hormon Leptin nicht ein und dem optimalen Fettabbau steht nichts im Wege.

Genau! Die in Peak-Time beschriebene Leptinrevolte ist ja der Diätkiller schlechthin ... Somit hätte ich zwei Fliegen mit einer Klatsche erwischt – richtig?

Richtig: Das »Satt und Zufriedenhormon« Leptin hemmt bei Dauerentzug nicht nur Ihre Körperfettverbrennung. Heißhunger, Leistungs- und Regenerationseinbußen, sowie ein verlangsamter Stoffwechsel bis hin zu Schlafstörungen, sind die Folge.

Und ebenfalls nach wie vor korrekt: *»Ein zusätzlicher Ladetag alle zwei Wochen fördert zugleich die Regeneration und bietet der Leptinrevolte ein gehöriges Kontra«*, so schrieb ich in *Peak-Time*.

Die im *Nichtkochkapitel* ab Seite 66 beschriebenen Obst / Protein Kämpfer-Dinner dienen genau diesem einen Zweck. Wenn Sie den Leptintag als Ladetag in Ihre

Wochenstrategie einbauen, haben Sie natürlich freie Bahn, was die Kalorienzufuhr angeht. Doch wird es vermutlich sogar schwierig werden, ein deutliches Kalorienplus zu erreichen. Die Kombination von viel Obst und mäßig Protein macht aufgrund des hohen Volumens (zu) schnell satt. Gerade Aufpackern (Peak-Athlet der primär *Qualitäts-Muskelmasse* aufpackt), empfehle ich somit am zweiten Ladetag auf ein Low Carb Kämpfer-Dinner mit entsprechend höherer Nährstoffdichte umzusteigen. Doch auch für Optimierer (Peak-Athlet, welcher sein Gewicht hält, aber *stärker* und *definierter* wird) und für Abspecker (klarer Fall, oder? ☺ Weg mit dem Fett!) halte ich zwei Leptinladetage für suboptimal. Besser auch für Sie: *Weg* von zu viel Zucker am zweiten Ladetag. Sie sehen: So deckt sich diese High-End-Strategie der *Kämpfer-Diät* auch wieder mit der Anabolen Diät bzw. bereits mit deren Urformen der zyklischen Low Carb Ernährung von Mauro Di Pasquale.
Zusammengefasst: Das Extrem-ZigZag besteht also aus mehrtägigen unterkalorischen Phasen, gefolgt von einer ein- bis zweitägigen überkalorischen Ladephase. Das Timing? Ganz einfach: Ihre Arbeitswoche eignet sich natürlich perfekt dazu, ein Kaloriendefizit zu erzeugen. Wenig Zeit und viel Stress sorgen fast schon von alleine dafür. Konzentrieren Sie sich auf Training, Beruf und das Leben. Sorgen Sie quasi »nebenbei« für das Nötigste an Nahrung für Ihren Körper. In dieser Phase hat ihr Körper die Möglichkeit zu entschlacken und Fett zu verbrennen. Nun folgen ein bis zwei überkalorische Tage. Auffüllen und genießen heißt die Devise. Am sichersten geht dies, wie soeben erwähnt, mit der Kombination von Leptinlade- und Low Carb Gerichten.

Folgende Tabelle stellt ein »Beispiel-Extrem-ZigZag« eines meiner Coachies dar. Zur Information: Der Mann ist ebenfalls, wie im Fall, den Mauro Di Pasquale dokumentierte, ein Wettkampf-Bodybuilder mit ca. 110 kg Kampfgewicht bei nur durchschnittlichen 10 % Körperfettanteil – auch während der *Off-Season*. Ungewöhnlich für einen Bodybuilder? Nun, nicht vergessen: Er ist bereits seit Jahren ein von mir betreuter Peak-Athlet ☺. Sein Kernfokus gleicht inzwischen übrigens meiner eigenen Strategie: *Stärker* werden und Gewicht auf der Waage, wenn überhaupt, in Form von purer Muskulatur erhöhen!

Tag	kcal	Typ	Training (Beispielzyklus – individuell ausgearbeitet)
1	2.400	KH-arm	Ruhe
2	2.300	Carbloading Low Fat	RAP / HIT 100 % A+B-Kombitag
3	2.500	KH-arm + S	Power-Workout 100 % A+B-Kombitag und HIIT
4	2.000	KH-arm	Ruhe
5	2.200	KH-arm + S	A-Power-Workout 70 %
6	3.900	Leptinladetag Low Fat	B-Power-Workout 70 % (Samstag) und HIIT
7	7.700	KH-arm + S	Alternativsporttag (Sonntag)

KH-arm: kohlenhydratarme Ernährung (50 – 70 g / Tag)
KH-arm + S: plus strategische Kohlenhydrate um das Training verteilt (90 – 120 g / Tag)

Seine Wochenbilanz ergibt einen Tagesdurchschnitt von etwa 3.300 Kalorien. Auch er ist nach wie vor von solch einer Ernährungsform überzeugt. Es liegen mir auch zahlreiche Erfahrungsberichte von anderen Bodybuildern und Athleten verschiedener Kraftsportdisziplinen vor, die mit dem 5 / 2-Extrem-ZigZag erstaunlich erfolgreiche Kraft- und »Qualitäts-Muskelaufbau-Phasen« realisierten. Diese Variante eignet sich übrigens sowohl für den Abspecker, als auch für den Optimierer. Einzig der Aufpacker sollte auch während der Woche auf genügend Kalorien achten. Mehr dazu auf Seite 73.

Noch eine Frage, die Sie vermutlich aufs Blut reizen wird. In der Peak-Trilogie schreiben Sie immer wieder davon, wie wichtig das intensive Krafttraining ist. Was halten Sie denn von folgender Idee: Die Kämpfer-Diät ohne sportliche Betätigung ...?

Gaanz ruhig atmen Jürgen ... ja, Sie haben Recht: Ich komme ans Limit meiner Geduld. Aber alles der Reihe nach. Training und Bewegung bleiben *die* Basis eines gesunden Lebens. Ohne geht's nicht. Sie werden niemals ein Athlet – mit welcher Diät auch immer. Eine aktuelle US-Studie bestätigte: Kerngesund und topfit werden bzw. auch *bleiben* unter fünf gezielten und konzentrierten Trainingsstunden pro Wochen ist *definitiv nicht möglich*. Dies ist ganz einfach gegen Ihre Natur: *Bewegungs*apparat – nicht Stillsitzapparat – so einfach ist das! Jedoch: Ein Minimum an Gesundheitssport vorausgesetzt: Aufgrund der durch den Wechsel zwischen kataboler und anaboler Phase hervorgerufenen Stoffwechselaktivierung, ist es sicherlich gerade auch für körperlich ruhigere Zeitgenossen ideal, diesen Ernährungs-Rythmus zu wählen! Der Hauptgrund: Keine starken Insulinschwankungen. Dies macht Sie tagsüber aktiver und wacher, was in Beruf und Alltag sicher von Vorteil ist. Eines ist jedoch klar: Weniger Bewegung bedeutet dann natürlich auch weniger an Kalorien und ein etwas maßvolleres Kämpfer-Dinner. Besser ist es jedoch allemal, Ihren Stoffwechsel durch regelmäßige, sportliche Betätigung anzufeuern. Da ich selbst täglich körperlich aktiv bin, kann ich Ihnen letztlich nur empfehlen: Finden Sie es selbst *(besser nicht)* heraus *(... trainieren Sie!)*.

Noch kurz zurück zum Junkfood: Wie ist das mit Döner-Kebap und Kämpfer-Diät? Ich erinnere mich, sowohl im Peak-Prinzip also auch in Peak Power von dieser »Fleischspezialität«, zumindest in der Variante ohne Brot, gelesen zu haben. In Ihrem letzten Buch jedoch nicht mehr. Mein Ziel ist es, primär Kraft- und Muskelmasse zuzulegen. Natürlich möglichst ohne Zuwächse in Form von Körperfett. Geht das, wenn ich zwei- bis dreimal pro Woche am Dönerstand zuschlage? Mit der Disziplin ist es bei mir oft nicht soweit her. Ohne das leckere Weißbrot ... Ist das wirklich so ein schlechter Deal? Wie wäre es als Alternative z.B. mit Bratkartoffeln und Voll-Ei nach dem Training? Wie ist Ihre Meinung zu »deftigen« Mischkostgerichten beim Masse- und Kraftaufbau?

Leider kann ich Ihnen an dieser Stelle nach wie vor wenig »Gnade« meinerseits anbieten. Zugegeben: Mageres Dönerfleisch habe ich bereits in zwei meiner Bücher erwähnt. Der Grund: Auch ich selbst genehmigte mir in den letzten Jahren *sporadisch* diese unkomplizierte, günstige und leckere Fleischmahlzeit. Vor allem mit *viiieeel Scharf* ... Mein Tipp aus dem *Peak-Prinzip*, den Sie richtig erwähnten: Lassen Sie das Brot weg! Was? Döner ohne Fladenbrot? *Tellerkebap* lautet das Zauberwort. Sie finden dieses Gericht meines Wissens auf der Speisekarte jedes Dönerrestaurants. Ich erinnere mich an einen Weltcup in Südfrankreich im Herbst 2005. Sogar ohne Französisch-Kenntnisse hatte ich dem Kellner sofort klar gemacht, was ich wollte: Viel Fleisch mit Joghurtsoße und einer extragroßen Portion Salat.

Viel Insulin und Nahrungsfett sorgen für Fatness

Der Stolperstein beim Brot? Nun, die Kohlenhydrate an sich wären nicht das Problem. Doch in Kombination mit dem, in der Regel recht fetten Dönerfleisch: Insulinfalle! Ich habe bereits in meinem ersten Buch ausführlich darüber geschrieben. Dieses stärkste aller anabolen Hormone richtig einzusetzen, ist als Kraftsportler Ihr oberstes Gebot. Viele einfache Kohlenhydrate: Viel Insulin. Ohne gleichzeitiges Nahrungsfett und vor allem nach dem Training: kein Problem. Doch kombiniert in *einer* Mahlzeit? Weniger toll für die Fitness, eher für *Fatness*. Sie erkennen das Prinzip? Für mich ist auch eine Kartoffel-Ei-Kombination, obwohl für manchen »Experten« aufgrund der angeblich hohen Eiweißwertigkeit ideal, bestenfalls suboptimal. Sogar für Sie als Aufpacker.
Abspecker, Aufpacker oder Optimierer? Mein letztes Buch *Peak-Time* erweiterte das Peak-Vokabular um diese drei »Ist-Stadien«, was den momentanen Zustand Ihrer Fitness und Körperzusammensetzung angeht. Meine Kurzdefinition dazu kennen Sie bereits von Seite 53. Natürlich, Sie haben sich sofort erkannt. Ich hoffe, mit meiner Wortwahl nicht den einen oder anderen empfindlichen Nerv in Ihnen getroffen zu haben. Doch meine Kommunikation, auch in meinen Büchern, ist nun einmal klar und unverblümt.

Doch was sind denn nun die besten Fett- und Kohlenhydratquellen? Haben Sie nicht eine Art »Hitparade« Ihrer Favoriten für fettfreien Kraft- und Muskelaufbau. Wie sieht das mit der Qualität der Makronährstoffe in der neuen Kämpfer-Diät konkret aus? In Peak-Time ist nämlich öfters die Rede von fettarmen Produkten. Also wird das Nahrungsfett aus bestimmten, von Ihnen favorisierten, Fettquellen gedeckt. Richtig?

Exakt. *Power-Quest* bietet Ihnen nicht nur Alternativen zu »Junkfood-Anabole-Diät-Versuchungen« in Form von fixfertigen »Nichtkochrezepten«. Beginnen wir bei den Grundlagen. Ich hoffe, Sie haben mit dem »Döner-Kapitel« in Ihrer Peak-Ernährung, genau wie ich, weitgehend abgeschlossen. Es stimmt: Die *Qualität* ist oft sogar entscheidender als die Kalorien an sich. Glauben Sie mir: Es besteht z. B. ein himmelweiter Unterschied zwischen 500 Fettkalorien aus Billigwurst und der selben Energiemenge in Form von Nüssen. Doch alles der Reihe nach. Der Einfachheit halber habe ich eine Hitparade – quasi Jürgens Top-10 – der in meinen Augen besten Protein-, Fett- und Kohlenhydratquellen für Sie aufgelistet. Den Grund für meine unterschiedlichen Bewertungen erfahren Sie ebenfalls in der Tabelle.

Jürgens Top-10 – optimale Protein- / Eiweißquellen

Platz	Nahrungseiweißquelle	Warum?
1	Magerquark	Ideales Aminosäurenprofil mit viel L-Glutamin und Kalzium als »Zugabe«. Lange haltbar und einfachst einsetzbar.
2	Mageres Geflügelfleisch	Hält extrem lange satt und bietet zudem ein ordentliches Nahrungsvolumen, bei nur 105 kcal pro 100 Gramm.
3	Fettarmer Hüttenkäse (Cottage Cheese)	Wieder ähnliches wie beim Quark. Zusätzlich hoher Caseinanteil – ideal als Basis für den Nachtsnack.
4	Protein 90 oder komplexe Mehr-Komponenten Whey Proteine mit HGH-Formel, Creatin, etc.	Bei entsprechender Qualität absolut als vollwertige Proteinquelle einsetzbar. Je nach Produkt kommen zudem Mikronährstoffe und leckerer Geschmack als »Zugabe« und kleines »Extra«. Speziell für alle »Süß-Carb-Junkies« (wie mich) ein Muss!
5	Forellenfilets, Heilbutt, Scholle, etc. (Tiefkühlpackung)	Fettarme Fische halten ebenfalls lange satt und bieten, wenn auch in kleinen Mengen, sogar Omega-3 Fette.
6	Aminotabletten	Für mich mittlerweile essenziell und unschlagbar praktisch. Natürlich nicht zur Deckung der »großen« Proteinmengen. Aber gerade bei der *Kämpfer-Diät* als Ergänzung bei harten Trainingseinheiten oder als Notnagel unterwegs.
7	Thunfisch in Wasser	Dosenfisch ist leider oft sehr stark gesalzen. Auf Reisen bei mir aber immer dabei. Praktisch und meist vertretbare Qualität.
8	Geflügelaufschnitt	Bei entsprechender Qualität ... Freie Bahn!
9	Eiklar (Tetrapack)	Kein komplettes Aminoprofil, aber evtl. in der Mikrowelle erhitzt und mit Eiweißpulver verfeinert ein toller Snack.
10	Fettarmer Schinken, Wurst	Billigwurst ist leider oft neben der fraglichen Fleischqualität mit Zusatzstoffen und reichlich Chemie belastet.

Jürgens Top-10 – optimale Nahrungsfettquellen

Platz	Nahrungsfettquelle	Warum?
1	Ganze Mandeln unbehandelt und nicht erhitzt	Omega-9 und stark testosteronfördernde Wirkung durch deren perfekte Kombination von pflanzlichen Sterolen und Eiweiß. Zugleich cholesterinsenkende »Nebenwirkungen«.
2	Alle anderen Nüsse und Samen, Avocados	Selbiges wie bei den Mandeln. Zwar hormonell weniger wirksam, doch grenzenlose Energie ist *immer* garantiert!
3	Freilandeier	Cholesterin ist »Kraftsport-hormonell« absolut essenziell!
4	Lachs und fetter Fisch, jedoch *nicht* gekocht oder erhitzt	Omega-3-Fettsäuren sind in meinen Augen eines der mächtigsten »Supplemente« – hier in deren natürlichsten Form! Achtung: Wie bei den Mandeln gehen beim Erhitzen wichtige Nährstoffe verloren.
5	Lein- und Walnussöl	1 bis 2 Esslöffel pro Tag – für Optimierer und Aufpacker *die* Geheimwaffe. Kühl lagern und in 6 Wochen aufbrauchen!
6	Mozzarella, Berg-, Ziegen- oder Schafkäse	Von Freilandtieren. Je länger gereift desto mehr CLA (konjugierte Linolsäure – kann Fettverbrennung steigern und vor Krebs schützen)
7	Rotes Fleisch	Kraftsport ohne »Medium-Steak«? Nicht mit mir! Vor allem *nach* Trainingstagen mit hohem Eiweißbedarf ideal.
8	Wurst	Nur für Expressküche. Auch hier: Achtung Qualitätsunterschiede!

9	Dönerfleisch	*sporadisch* lautet das Zauberwort ... wie soeben ausführlich beschrieben: Qualität meist mangelhaft. Sehr viel Salz. Also bitte möglichst nur in Ausnahmefällen!
10	Junk Food Fleisch	Hamburger, Fleischkäse, Billigwurst, sonstige »Schlachtabfälle« ... Peak-Athlet on the Road? Trotzdem »sauber« bleiben!

Jürgens Top-10 – optimale Kohlenhydrate- bzw. Carb-Quellen

Platz	Kohlenhydratquelle	Warum?
1	Dinkel- oder Haferflocken	Wahre Energiebomben und einfachste Zubereitung. Dinkel im Gegensatz zu Hafer geringfügig idealer für den Mineralhaushalt.
2	Bio-Dinkel-Vollkornbrot	Selbiges wie bei den Flocken. Zink, Vitamin B und Kieselsäure inklusive. Ideal für Weizenallergiker!
3	Amaranth, Gerste, Hirse, Quinoa	In gekochter Form die Körner stolzer Völker! Die Gerste ließ die Gladiatoren und Amaranth die Azteken groß und stark werden. Und Quinoa ... Ich sage nur *probieren*!
4	Sonstiges Getreide und ganze Körner, außer Weizen	Bei Clarence Bass seit Jahrzehnten *der* Energielieferant! Mein Tipp: Automatischen Asia-Reiskocher verwenden!
5	Obst oder Kartoffeln	Solange nicht mit Körnern kombiniert: 1A. Süße oder überzüchtete Sorten bei den Früchten (Bananen, Weintrauben, etc.) sollten speziell Abspecker meiden!
6	Bio-Dinkel-Croissant	Jürgens *During-Workout-Snack* à la Speziale – klar doch! Wenn süß und Getreide, dann jedoch *nur* als Kämpfer-Snack mit wenig kcal! Mehr dazu auf Seite 113.
7	Honig / Ahornsirup	Nur bei Obstgerichten oder beim *After-Workout-Snack*. Max. 1 Esslöffel. Imkerhonig unbedingt bevorzugen – Antioxidantien!
8	Trockenobst	Lieber nicht! Heißhunger und Insulinrevolten drohen. Oft werden diese »Pseudofrüchte« mit Schwefel & Co. haltbar gemacht.
9	Weizen, Teigwaren, Nudeln	Auch nicht! Vollkornweizenprodukte? Ebenfalls suboptimal. Viele Athleten sind allergisch gegen dieses sehr saure Getreide.
10	Einfachzucker	Sie erahnen es ... Spätestens nach Seite 115 wissen Sie es ... nicht für Sie als Peak-Athlet!

Sie haben es sicher bemerkt: Die letzten Plätze bilden das Schlusslicht Ihrer Sport-Ernährung. Je weniger, desto besser für Sie! Warum ich diese *Killer* dennoch angeführt habe? Nun Zucker oder auch billigem Fleisch völlig aus dem Weg zu gehen, ist, gerade auf Reisen, zugegeben sehr schwer. Doch kämpfen Sie um jedes Gramm, mit dem Sie Ihren Athleten-Körper nicht mit diesen Energieräubern belasten. Meinen erwähnten Döner-Tellerkebap in Südfrankreich genehmigte ich mir übrigens nach dem Weltcup. Es war zu diesem Zeitpunkt die beste und einfachste Möglichkeit.

Kontrolliertes Zuckerbrot darf sein

Warum ich Sie auf Seite 53 überhaupt noch einmal kurz und bündig mit der Körpertypenzuordnung aus *Peak-Time* vertraut machte, wenn *alle*, egal ob Aufpacker, Optimierer oder Abspecker, quasi unter Berücksichtigung der passenden Kalorienmenge dasselbe essen sollen? Nun, ganz so extrem ist die Sache nicht. Je *knapper* die Kalorien, desto hochwertiger soll die Nahrungszufuhr sein. Abspeckern rate ich,

schon aufgrund der sonst gefährdeten Mikronährstoffdeckung, sich ausschließlich an den *Top 7* meiner Listen zu orientieren.
Doch Sie haben die *positive Kehrseite der Medaille* für sich erraten. Gerade wenn Sie *nicht* auf Diät, also Optimierer oder sogar Aufpacker sind: Eine gehörige Scheibe *Zuckerbrot* haben Sie sich abschließend verdient: Also ein- bis zweimal Tellerkebap pro Woche, vielleicht sogar in gemeinsamer, geselliger Runde, wird Ihre Kraftsporterfolge, speziell wenn Ihr momentaner Fokus beim Kraft- und Muskelaufbau liegt, sicher nicht zunichte machen.

Je knapper die Kalorien, desto hochwertiger die Nahrungszufuhr. Abspeckern rate ich, sich ausschließlich an den *Top 7* meiner Listen zu orientieren.

Was ist nun das »große Geheimnis« hinter den Eiweiß Kämpfer-Snacks? Wie gestalten Sie einen typischen »Kämpfer-Tag«?

Bühne frei für einen Tag aus meiner Weltcupvorbereitung in der derzeit laufenden Saison:

Tagesplan Eiweißzufuhr Jürgen Reis – Beispielplan Ruhetag

	Nahrungsmittel	**Kcal**	**Eiweiß**
Morgens »Frühstücks-snack«	300 g fettarmer Joghurt Apfel Zimt, Süßstoff	180	18 g
Vormittags	Clarence Bass Cappuccino (Kaffee mit Low Fat Milch und einem Teelöffel Raps- oder Walnussöl. Im Ernst! Schmeckt und *funktioniert*. Egal ob als *Pre-Workout-Snack* oder Hungerkiller unter tags.)	50	5 g
Mittags	Salat mit Putenstreifen Essig Fischölkapseln	200	20 g
Nachmittags	300 g fettarmer Joghurt Proteinpulver (20 g) Johannisbrotkernmehl	220	40 g
Gesamt		650	83 g
Abends	Kämpfer-Dinner	siehe Übersicht *Kämpfer-Diät* Seite 47	Zielwert 2,5 g pro kg Körpergewicht

Das *Power-Quest* Eiweiß-Rätsel – Licht in ein dunkles Kapitel des Kraftsports!
Wo wir gerade beim Thema Eiweiß sind ... Warum dunkles Kapitel? Ich behaupte sogar: Stockdunkel. Sie kennen doch jetzt auch *Ihre* Zielwerte aus meinen Tabellen und Zusammenfassungen. Alles ganz *einfach*? An sich ja ... aber die Kraftsportmagazine und die Internetforen ... *ich weiß!* Es gibt wohl keine größere Verwirrung und unterschiedlichere »Fachmeinungen« als in Bezug auf »Kraftsport und *Protein*«. Zuerst sollte ich wohl erklären, was es mit der »proteinreichen Kost« auf sich hat,

zu der auch die Peak-Ernährung und die *Kämpfer-Diät* fälschlicher weise meist gezählt werden. Genau *das* ist nämlich ein entscheidendes, oft falsch verstandenes »Kraftsportmärchen«. Ich habe es bereits in der Aufstellung auf Seite 48 kurz erwähnt: Eiweiß in »Treibstoff« umzuwandeln, ist nach wie vor die *schlechteste* Form für Ihren Körper, *Energie* zu gewinnen. Der Organismus arbeitet und regeneriert nicht optimal mit zu viel Eiweiß und kann früher oder später sogar Schaden davon nehmen. Stoffwechselendprodukte belasten unnötig die Leber und die Nieren. Natürlich: Als trainierender Peak-Athlet benötigen Sie in intensiven Trainingsphasen wohl durchaus 2 bis 2,5 Gramm Protein pro kg Körpergewicht. Doch der Rest der Tageskalorien – also die *Energie* für Training, Regeneration und den Alltag sollte aus den Kohlenhydraten, oder noch besser, aus gesunden Nahrungsfetten stammen. Eiweiß ist in der *Kämpfer-Diät*, wie Sie bereits wissen, »neutral« an *allen* Tagen vertreten. Die eben erwähnte Protein-Basis sollte jeden Tag der Grundstein Ihrer Ernährungsplanung sein. Natürlich sind Kämpfer-Snacks aus reinem Eiweiß erlaubt. So sind Sie vor allem an Tagen, an denen nicht trainiert wird, oder an denen die Fettverbrennung im Vordergrund steht, auf der sicheren Seite, was die Regeneration von Muskulatur, Immun- und Nervensystem angeht. Doch eben nur als Zwischen- nicht als Kämpfer-Dinner. Denn sonst droht ein Eiweißüberschuss!

Mit Abwechslung auf Nummer sicher: Der richtige Eiweiß-Mix!
Ebenfalls sehr wichtig: Dr. Martina Herget kennen Sie bereits vom »Fett-Check« der rollenden Kügelchen auf Seite 26. Was die konkrete Gestaltung der Eiweiß-Zufuhr angeht, rät auch die Expertin vor allem zu einem: *Abwechslung!* Der Körper entwickelt unter Umständen negative Immunreaktionen gegen eine einzelne Eiweiß-Quelle. Dies kann zu allergischen Reaktionen führen. Der einfachste Weg hier von vornherein zu kontern: Wechseln und kombinieren Sie verschiedene Eiweiß-Quellen über den Tag, aber auch während der Woche.

> Ein oft unterschätzter Faktor bei der Proteinzufuhr im Kraftsport: *Abwechslung!* Der Körper entwickelt unter Umständen schnell negative Immunreaktionen gegen eine einzelne Eiweiß-Quelle. Wechseln und kombinieren Sie verschiedene Eiweiß-Quellen über den Tag, aber auch während der Woche.

Au ja – ich erinnere mich! Sie haben nach Peak-Time in Ihrem Internet-Newsletter von Ihrer Milchunverträglichkeit berichtet. Was war der Auslöser dieses Problems und wie kann ich dieses vermeiden?

Kuhmilcheiweiß- und Milchzuckerunverträglichkeit ist neben einer Abwehrreaktion des Körpers gegen Weizen, die wohl am häufigsten auftretende, negative Immunreaktion. Nicht nur bei Athleten. Doch gerade, wenn Milch- und Milchprodukte einen Großteil der Proteinzufuhr decken, ist die Gefahr besonders groß:

Sowohl im Frühjahr 2007, als auch später in der aktuellen Saison, nämlich im Herbst, war auch ich für mehrere Wochen von einer derartigen Unverträglichkeit gegen Milcheiweiß betroffen. Vor allem Verdauungsstörungen, damit verbundene Schlafprobleme und somit letztlich Leistungsschwankungen, ließen mich skeptisch werden. Der Fall war leider glasklar. Auch ich hatte es wohl mit Käse, Quark & Co. etwas übertrieben ...
Anfangs war die notwendige Ernährungsumstellung- bzw. die Einschränkung wirklich recht stressig. Klar: Zuhause ist alles halb so wild. Aber unterwegs? Doch vor allem Spezialsupplemente waren schließlich eine echte »Rettungsinsel« auf den folgenden Bewerben. Doch auch hier gilt: *Vorsicht!* Viele Proteinpräparate halten leider nicht, was der Hochglanzflyer verspricht.

Kinesiologie und die richtigen Supplemente als Profistrategie

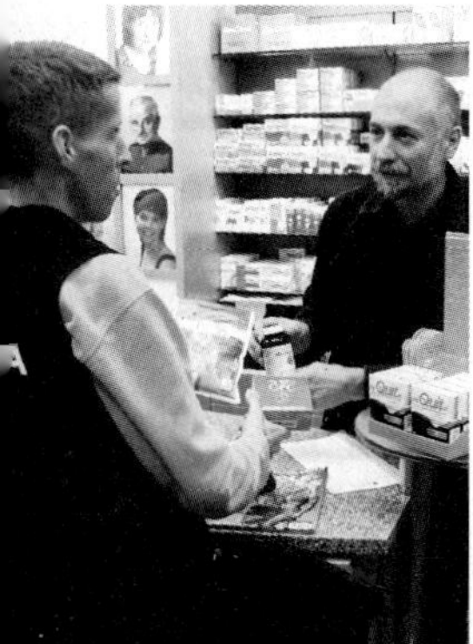

Die sichere Entscheidung bei Supplementen via Kinesiologie. Der Muskeltest (siehe auch Seite 157) liefert 100%ige Ja- oder Nein-Antworten.

Die Lösung? Proben einpacken und ab damit zum Kinesiologen! Bereits mehrere Produkte marktführender Hersteller scheiterten bei mir am einfachen, aber eindeutigen Muskeltest. So stand für mich fest: Erst nach einem entsprechend positiven Test bekam die entsprechende alternative Eiweißquelle bei mir »grünes Licht«. Es handelte sich bei den verschiedenen, daraufhin eingesetzten Präparaten übrigens primär um hochwertige 5-Komponenten Whey Proteine mit BCAAS, Whey Peptiden, dem Enzym Lactase und zusätzlich hoch dosiertem L-Glutamin. Natürlich steigerte ich, besonders vor Ruhetagen, auch meinen Fleisch-, Fisch- und Eierkonsum. Doch gerade vor den entscheidenden Vorbereitungstrainingstagen für die letzten Weltcups vertraute ich auf die neuen, hochwertigen Supplemente. So war klar, dass in der »Hitze des Gefechts« beim Masters in Serre Chevalier oder vor dem letzten Weltcup in Südfrankreich, sogar mein Abendessen vor dem Tag X zu großen Teilen aus Eiweiß-Präparaten bestand. Auch am Wettkampftag hieß es: Dauereinsatz für die neuen Supplemente. Gerade Weltcupzeit heißt für mich: *Fokus* auf das Essenzielle! Je *einfacher,* desto besser klappt es. Da sind hochwertige Nahrungsergänzungen natürlich eine große Hilfe. Praktisch und ohne Restaurantexperimente ist im Hotelzimmer so schnell und stressfrei die optimale Energiezufuhr sichergestellt.

> Gerade Weltcupzeit heißt für mich: *Fokus* auf das Essenzielle. Abschied von Hobbykochallüren – Für diesen Zweck sind hochwertige Nahrungsergänzungen eine ideale Hilfe. Je *einfacher,* desto besser klappt es.

Das Happy End der Geschichte? 100 % Erfolg! Mein Körper reagierte auf die »Kurskorrektur« quasi sofort und auch meine Trainingspartner staunten über die Leistungssteigerungen von Einheit zu Einheit. Eine absolut fantastische Vorbereitung ebnete den Weg zum größten Internationalen Masters-Erfolg in Serre Chevalier. Doch nicht nur das: »Dasselbe Spiel« führte später im Jahr auch zur nicht für möglich gehaltenen Weltmeisterschafts-Qualifikation für das Halbfinale.

Wie Sie es gar nicht soweit kommen lassen? Proteinquellen zyklisch zu *wechseln*, wie soeben im Tipp von Dr. Herget beschrieben, ist keine »Vollkaskoversicherung«. Auch ich griff nicht mehrmals täglich, sieben Tage pro Woche, zu Milch, Käse & Co. Doch auch mein kinesiologischer Betreuer, Mag. Rudi Pfeiffer, sieht darin die einzige, praktizierbare Möglichkeit, dem *vorzubeugen*. Mehr zum Thema Kinesiologie finden Sie auf Seite 157.

Das endgültige »Fall abgehakt« ergab sich übrigens in beiden Fällen auf dieselbe Art: Nach sechs Wochen im Frühjahr, bzw. nach knapp zwei Monaten im Herbst 2007, unterstützt von einer homöopathischen Therapie, war ich wieder 100%ig »milchtauglich«. Doch ich blieb bei einer abwechslungsreicheren Proteinversorgung und die in der »milchfreien Zeit« entdeckten Supplemente möchte ich, schon aus Komfortgründen, auch nicht mehr missen. Natürlich heißt es jedoch auch für Sie im Fall der Fälle: Speziell während der ersten »heißen« zwei bis drei Wochen: *Jede* Art von Kuhmilch, sowie *alle* Erzeugnisse daraus, sind strikt tabu!

Was halten Sie von Soja-Protein als Milchalternative unter tags?

Was ich von Soja für Kraftsportler halte? Genau so wenig wie Ori Hofmekler. Nämlich *überhaupt nichts*! Diese Proteinform ist wirklich nur für sehr strikte Vegetarier eine (schlechte) Alternative. Negative hormonelle Auswirkungen und teilweise problematische Inhaltsstoffe inklusive. Dies gilt übrigens für *alle* Sojaprodukte, außer *echten*, naturbelassenen Sojabohnen bzw. Erzeugnissen daraus.

Eiweiß und das Hormon Peptid YY, sagt Ihnen vermutlich etwas. Ich las, dass das Ergebnis »viel länger satt dank dieses Science-Fiction Hormons« lautet. Stimmt das?

Allerdings. Doch alles der Reihe nach: Die 200 kcal pro Kämpfer-Snack, mit Ausnahme der 300 kcal, welche ich früh trainierenden Aufpackern als *After-Workout-Snack* genehmige ... und die 50–70% Protein als Bestandteil *aller* Snacks? Sie erinnern sich an meine klaren, aber für manche Peak-Athleten wohl harten Vorgaben aus der Kurzübersicht auf Seite 47? Ja, *Kämpfer-Diät* bedeutet auch Kämpfer-*Disziplin*. Der Hauptgrund für die bei mir wie »in Stein gemeißelten Werte«, auch was die Makronährstoff-Zusammensetzung der Kämpfer-Snacks unter tags angeht? Erstens werden durch die geringe Kalorienzahl Insulin- und Blutzuckerspiegel nur minimal beeinflusst. Zweitens: Das *Eiweiß* in den Snacks! »Peptid YY« klingt tatsächlich nach Raumschiff Enterprise, ist aber nichts anderes als ein Hormon. Es wird vom Magen gebildet und signalisiert dort dem Gehirn »Ich bin im grünen

Bereich und absolut *leistungsbereit*!« Wie dies am einfachsten geht, zeigt eine aktuelle Studie des University College London. Mahlzeiten aus 65 % Protein hielten den Probanden im Vergleich zu kohlenhydrate- oder fettreichen Mahlzeiten den Hunger bis zu dreimal länger vom Leib!

> »Peptid YY« klingt nach Raumschiff Enterprise, ist aber nichts anderes, als ein Hormon. Es wird vom Magen gebildet und signalisiert dort dem Gehirn »Ich bin im grünen Bereich und absolut *leistungsbereit*!«

Wie hoch soll die Eiweiß-Zufuhr in der Kämpfer-Diät mindestens sein? Ori Hofmekler schreibt in seinem Buch **Warrior Diet*****, bzw. in seinen Newsberichten auch von einer wesentlich besseren Eiweißverwertung und einem effektiven Muskelschutz unter dieser Ernährungsform. Sind Ihre 2,5 Gramm pro kg Körpergewicht ein »Muss«?***

Sowohl mir, als auch meinen Coachies, speziell den schwergewichtigeren Athleten, fiel schnell auf: Abends beim Kämpfer-Dinner klaffte ab und zu doch ungewollt ein gewaltiges »Eiweiß-Soll« auf dem Ernährungsplan. Gerade an obstreichen Sommertagen in meiner *Peak-Phase 2006*, lag ich so oft nur bei knapp 2 Gramm pro kg Körpergewicht. Wenn überhaupt. Wie hart ich zu dieser Zeit trainierte, sehen Sie in den Trainingsplänen im Anhang ab Seite 219. Und nein: kein Übertraining war die Folge des »Proteinmangels« und ich büßte auch nicht an Muskelsubstanz ein! Im Gegenteil: Werfen Sie doch einen Blick auf die Grafik auf Seite 228. Wie Sie sehen, *steigerte* ich von Juli bis Oktober 2006 meine körperfettfreie Substanz – also die *Muskelmasse* – sogar um über 3 kg. Von mir betreute Athleten, sogar echte Schwerathleten, machten ähnliche Erfahrungen. Auch Ori Hofmekler gibt hier Entwarnung: Bei der *Kämpfer-Diät* ist der Körper aufgrund der Fastenphase unter tags rasch darauf eingestellt, das körpereigene Protein effektiv zu schonen.

Somit ist klar: Anders als bei »normalen« Kraftsport-Diäten sind die wertvoll antrainierten Muskeln unter tags *nicht* gefährdet. Freilich wird Gewebe »recycelt« – dies bedeutet beschädigte Strukturen, Körper- und Muskelzellen werden entsorgt. Der natürliche Mechanismus der »Entschlackung« hat hier nichts mit tagelangem Tee- oder Gemüsesaftfasten zu tun. Glauben Sie mir: Ich selbst habe noch nie im Leben eine eigentliche Diät, Fasten oder Entschlackungskur »genossen«. Unter der *Kämpfer-Diät* hat Ihr Körper *jeden Tag* die Gelegenheit dazu! Kommt abends mit dem Kämpfer-Dinner oder bereits zuvor, beim *After-Workout-Snack*, das Eiweiß zum Zug, ist der Bedarf definitiv kleiner. Im Gegensatz zu sonst im Kraftsport oft praktizierten Ernährungsformen mit regelmäßiger Nährstoff- und Eiweißzufuhr, geht der Körper ganz einfach wesentlich ökonomischer mit dem wertvollen Nahrungsprotein um. Mein US-Coach Hofmekler meint sogar, dass dieser Effekt soweit gehen kann, dass es zu einer *Halbierung* des Eiweiß-Bedarfs kommt!

Trotz »Proteinmangels«, steigerte ich von Juli bis Oktober 2006 meine körperfettfreie Substanz um über 3 kg. Natürliches *Gewebsrecycling* bedeutet: Beschädigte Strukturen, Körper- und Muskelzellen werden entsorgt. Dieser positive Nebeneffekt der *Kämpfer-Diät* kann soweit gehen, dass es zu einer *Halbierung* des Eiweiß-Bedarfs kommt!

Kann ich mich jedoch auch als »nur Hobbyathlet« denn an Ihrer Proteinzufuhr orientieren? Es gibt doch auch zahlreiche Ärzte und Studien, die eine Eiweißzufuhr von ca. 1 Gramm pro kg Körpergewicht empfehlen ...

1 Gramm Eiweiß? Nein, danke. Durchaus gelten meine Vorgaben auch für Sie! Außer Sie haben Nierenprobleme oder Stoffwechselstörungen. Als gesunder Peak-Athlet ist eine hohe Proteinzufuhr jedoch *die* Basis Ihrer Ernährung. Ich sehe Protein als eine Art »Versicherung« für meine Regeneration und natürlich den Muskelaufbau. Auch mein Immunsystem ist darauf angewiesen.

Lieber bilanziere ich eine Spur zu *hoch* bzw. zu viel als zu niedrig – also ein Defizit! Somit achte ich normalerweise auf meine 2 bis 2,5 Gramm Eiweiß pro kg Körpergewicht täglich. Verteilt auf den Tag und den Rest beim Kämpfer-Dinner. Doch speziell bei der *Kämpfer-Diät* gilt: Keine Panik – einen Tag zwischendurch mit einem starken Eiweiß und/oder kcal-Defizit nimmt Ihnen Ihr Körper bestimmt nicht gleich krumm.

Verstehe. Nun jedoch zum anderen Extrem: Was ist nun mit der regelmäßigen, hohen Eiweißzufuhr? Alle Kraftsportmagazine »stehen« darauf! Dort werden sogar noch sehr viel größere Mengen empfohlen. Vor allem soll der Körper permanent mit diesem »primären Nährstoff« versorgt werden ...

»Der Körper kann nur eine begrenzte Menge an Eiweiß auf einmal resorbieren. 50 g reines Eiweiß gilt hier als absolute Obergrenze, die mit der Aufnahme einer Mahlzeit verarbeitet werden kann« ... So steht es schwarz auf weiß in meinem *Peak-Prinzip*. Wie bitte soll also die *Kämpfer-Diät* funktionieren? Schließlich wird dort ein Großteil der Energie- und somit auch der Eiweißzufuhr in *einer* Mahlzeit abends zugeführt. Zugegeben: Auch ich wurde bei den Recherchen zu meinem Erstlingswerk zum Opfer eines Kraftsportmärchens.

30 g Eiweiß pro Mahlzeit – das erfolgreichste Kraftsportmärchen aller Zeiten!
Würde dies stimmen: Nicht nur für mich wäre die *Kämpfer-Diät* in den letzten zweieinhalb Jahren freilich zum »katabolen Desaster« geworden. Unsere Vorfahren ernährten sich über Jahrtausende nach diesem Prinzip. Die Evolution des Menschen wäre also nicht wirklich erfolgreich verlaufen. Doch wie kann sich dieses »Body-

building-Gesetz« so verbreiten und sogar in die Fachliteratur ernsthaft recherchierender Autoren »schummeln«? Immer wieder ist es die Eiweißaufnahme, die je nach Studie bei 30 oder 50 Gramm pro Mahlzeit das »Limit« setzt?
Dr. Martina Herget lieferte mir hier bei meiner Ausbildung zum BSA Leistungssport Body-Trainer auch zu dieser spannenden Frage die klare Antwort: *»Der Dünndarm kann pro Stunde tatsächlich nur 30 Gramm Aminosäuren verwerten. Jedoch ist der Körper immer noch ein ökonomisches System, das keine Energie verschwendet! Der Magen dient quasi als »Zwischenspeicher«. Die Magensäure spaltet die Eiweiße in Aminosäuren auf und wartet auf das »Kommando« des Darms für die nächsten 30 Gramm. Und nur keine Angst! Die Aminos gehen dort durch die »Wartezeit« weder verloren, noch werden diese zerstört.«*

Der Volksmund hat also mit der Aussage »Eiweiß liegt im Magen«, wieder einmal recht! Wenn Sie nach wie vor den Wecker stellen wollen, um Ihren Eiweiß-Shake zu nachtschlafener Stunde zu »genießen« ... Nur zu! Wirklich *notwendig* ist dies – gerade bei der *Kämpfer-Diät* – natürlich nicht. Die große Eiweißmenge, die dort in den letzten Stunden des Tages verzehrt wird, bringt Sie leicht über die katabole Nachtphase. Ich selbst decke sogar an den kalorisch oft knapp kalkulierten Ruhetagen, also vor den entscheidenden, harten Trainingstagen, meist abends im Rahmen der *Kämpfer-Mahlzeit* und des Nachtsnacks gut 80 % der Eiweiß-Zufuhr ab. Dies entspricht bei einem auf 2,5 Gramm pro kg Körpergewicht berechneten Bedarf also 110 Gramm. Rechne ich die Magenverweildauer hinzu bis die ersten Aminos im Dünndarm eintreffen: Mein Körper sollte somit leicht über 10 Stunden beschäftigt sein. Perfekt!

Doch die Verteilung des Bedarfs bei der Kämpfer-Diät – wie schaut das konkret aus?

Ein Blick in mein Tagebuch vom Sommer 2006 zeigt:

Dienstag, 18. Juli 2006 – A-Tag, 14 Tage vor den Weltcups in Asien (Saisonhöhepunkt)

5.30	auf und Messungen (CK 56 – Super Wert – das Ruhe-Wochenende war genial)
5.50	Kaffee mit Honig, Erfolgsjournal schreiben
6.10	Jogging zur Landessportzentrum mit iPod
6.30	Warmup spezifisch
6.46	erster knallharter Hangelsatz am Campusboard – ich kann's! Yes! Bin topfit am frühen Morgen
7.00	vollständiger Spagat – einwandfrei ☺
7.15	Ende der Maximalkraftsession und zurück nach Hause
7.40	kleines Frühstück (Haferflocken, Protein 90, Zimt, Magerquark) 300 kcal
8.00	Abfahrt nach Kempten
9.30	BCAAS, Red Bull Sugarfree und Warmup!
10.30	perfekter Versuch in Weltcuptour (10+ / 11–)
–12.30	drei weitere super Versuche in Qualifikationstour (9+ / 10–)
13.00	10 Stk. Aminos und Apfel im Auto
14.20	Snack im Büro (Gemüse und Käse)
–15.15	E-Mails, Div. MP3-Voicemails für Coachies
–17.00	div. geschäftliche Erledigungen, Büroarbeiten

–18.30 Freibad und Abendsonne und 20 Min. Schwimmen gemeinsam mit Sebastian Nagel – herrlich!
19.15 Haferflocken, Protein 90, Hüttenkäse, Joghurt, Gemüse; *Diesmal war primär »keine Lust aufs Kochen« und die extreme Hitze Grund für dieses »Schnellgericht« kcal; unter tags ca. 600, abends noch einmal 1.900 kcal*

Sonntag, 27. August 2006: Super Trainingstag – trotz Regen! B-Tag

5.45 ausgeschlafen – noch etwas liegenbleiben – lesen
6.30 Aminos und Ergometer Warmup ca. 20 Min., danach lockeres Stretching und nebenher Communicator sichern, Mails – ja – am B-Tag ist auch das erlaubt!
8.00 Frühstück ca. 200 kcal. Joghurt Protein 90, kleiner Apfel, Zimt
9.00 bis 10.00 Maximalkrafttraining am Hangelboard im Kletterleistungszentrum Scheidegg
10.15 erste Warmuptour
10.30 Cappuccino
–13.15 div. Wettkampftouren und am Ende ausbelasten in großgriffiger Route mit 10 kg Zusatzgewicht (Gewichtsweste) – ich bin *fit*!!! nach Training: 1 Glas Milch und *Milk Bar* Proteinriegel – ca. 230 kcal
–16.30 arbeiten, Coachingmail von Fredy, Div.
16.30 Eiweiß (Hüttenkäse mit Kräutern und etwas Ananas – ca. 200 kcal)
16.45 Walk mit lockerem Jogging
16.15 lockeres Grundlagenausdauerklettern
16.30 Krafttraining – Gegenspieler Breitseite (Bankdrücken, Schulterdrücken, Negativbankdrücken, Kreuzheben, Spannungsbeugen), je 1–3 Sätze, 90 %! danach *After-Workout-Snack*, Glutamin, OPC
17.30 Walk Regenerativ (30 Min.)
–18.45 arbeiten
19.15 Aufbruch zum Kämpfer-Dinner mit Family ☺ – Gesamt ca. 1.800 kcal – knapp aber OK ... Traumtag

Nun zur schematischen Aufschlüsselung dieser Tagespläne mit der entsprechenden Eiweißzufuhr. Sie sehen: Das Schema ist an beiden Tagen fast identisch. Nur der Cappuccino am zweiten Tag dient als *During-Workout-Snack*, statt dem größeren Frühstück an Tag 1. Es ergibt sich so folgende, exemplarische Aufschlüsselung von Kämpfer-Snacks und Kämpfer-Dinner:

Aufschlüsselung Eiweißzufuhr Beispieltag Jürgen Reis – Trainingstag

	Nahrungsmittel	Kcal	Eiweiß
Morgens Frühstück	200 g fettarmer Joghurt 0,1 % mit einem Esslöffel 3-XT-Protein, 1 kleiner Apfel, Zimt, Fischölkapseln	200	20 g
Vormittags	Cappuccino	50	5 g
Mittags	Milch, »Milk Bar« Proteinriegel, Fischölkapseln	200	20 g
Nachmittags	150 g fettarmer Hüttenkäse, Ananas	200	12 g
Nach Training	16 g Protein 90 und 16 g Kohlenhydratkonzentrat	115	12 g
Unter tags	Aminotabletten um das Training verteilt (12 Stk.)	100	25 g
Gesamt unter tags		665	94 g
Abends	*Kämpfer-Dinner*	*siehe Kämpfer-Diät auf S. 47*	Rest der Menge für 2,5 g pro kg Körpergewicht

Sie haben nun zwei Jahre und Bücher lang über die Kämpfer-Diät und Ihre berühmten Kämpfer-Dinner berichtet. Nun wird es in meinen Augen endlich Zeit für Rezepte. Ich weiß, Sie sind, im Gegensatz zu mir, weder Hobbykoch noch Abspecker. Aber raus mit der Sprache! Wie sieht denn nun wirklich im Detail die praktische »Abendküche« bei Jürgen Reis aus?

Wie auf der Rückseite von *Power-Quest* versprochen: Keine Sorge! Nachdem wir nun dem sagenumwobenen »ersten Element« der Sporternährung, dem Protein, genug Aufmerksamkeit gegönnt haben: *Weiter* geht der Weg. Diesmal um einiges kürzer gefasst. Denn worauf es mir bei Ihren Energielieferanten, dem Nahrungsfett und den Kohlenhydraten ankommt, wissen Sie bereits. Naturbelassen, richtig kombiniert und zur richtigen Zeit in Ihrer Trainingswoche, natürlich beim Kämpfer-Dinner eingesetzt: Ich garantiere – einfach, praktisch – *Low-Body-Fat-optimiert*! Ja, *Power-Quest hat* ein Ernährungskapitel – und was für eines!

Dennoch finden Sie dieses nicht als Hauptkapitel im Inhaltsverzeichnis von *Power-Quest*. Das Thema ist und bleibt eine meiner »Nebenfronten«. Dies war auch der Hauptgrund, weshalb ich *Peak Power* und auch *Peak-Time* sogar völlig »kochrezeptefrei« veröffentlichte: Bei mir bilden Training, Ernährung und ein aktiver Lifestyle *eine Einheit*! Wie eingangs erwähnt: Nur auf der Basis *effektiver Workouts* gelangen Sie zur Bestform. Speziell für Sie als Abspecker ... Kochen ist und bleibt *out*! Vielmehr zeige ich Ihnen in »Nicht kochen mit Dominic, Jürgen und Niels«, wie Sie mit einfachsten Mitteln eine solide Grundversorgung erreichen können. Und zwar ohne Bratpfanne, unnötigem Aufwand oder Mikrowelle!

Nichtkochen mit Dominic, Niels und Jürgen?

Genau: Ich bin nach wie vor wohl *die* Provokation schlechthin für jeden Liebhaber der »Feinschmecker-Kraftsportküche«. Doch sogar in meinem Freundeskreis befinden sich zahlreiche Köche. Und zwar nicht von schlechten Eltern. Bereits zwei meiner Kletter- und Trainingspartner bekochten in Haubenrestaurants anspruchsvolle Feinschmecker. Ausbildungen und Anstellungen in Gourmettempeln am Chiemsee bis zum Olymp der »Cuisine Avantgarde«, dem Margaux in Berlin, zieren deren Lebensläufe. Sogar gleich drei Gastronomen, die selbst leidenschaftliche Köche sind, hätten mich garantiert auch mit ausgefeilten, gesunden und leckeren Rezepten für dieses Kapitel versorgt. Ich lehnte ab. Sie haben es erraten! Keiner dieser Herren heißt Dominic oder Niels. Und Jürgen – genau ... Das bin *ich*! Erraten: Was in diesem Kapitel folgt, ist eben *nicht* kochen.

Bühne frei für die Nichtköche

Dominic Arbogast und Niels Karwen sind nicht nur echte Peak-Athleten, die in den letzten Jahren topfit wurden und es auch in Zukunft *bleiben* werden. Sie haben mit mir noch etwas gemeinsam: Beide kochen absolut *nicht* gerne. Wir alle können es nicht und wollen es auch nicht lernen. »Essen um zu leben« und nicht umgekehrt! Das Motto des *Peak-Prinzips* ist nach wie vor unser Leitsatz!

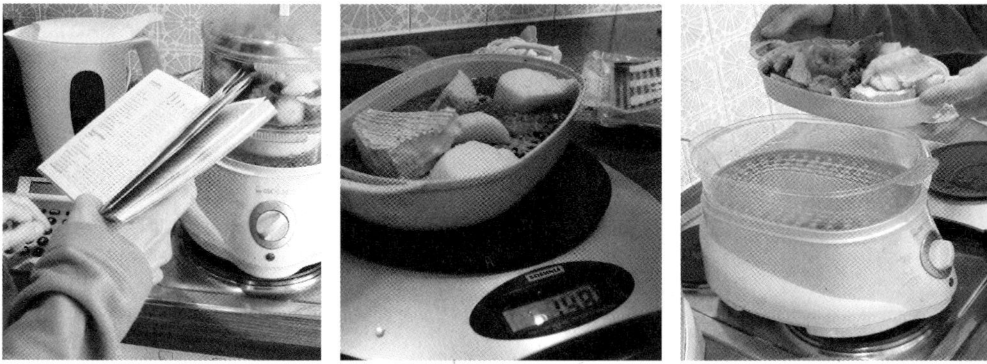

Die perfekte Nichtkoch-Session: Kalorientabelle, Dampfgarer, Lebensmittelwaage und die richtigen Zutaten.

Die nun folgenden Kämpfer-Dinner haben alle eines gemeinsam:

- Ja, ich halte mein Versprechen! High-End-Leistungssporternährung mit direkt anwendbarem Insiderwissen aus dem Hochleistungssport. Und zwar in angewandter, *praktischer* Form. Natürlich werde ich Sie über das *warum* meiner Vorgaben und Beispiele aufklären. Doch alles der Reihe nach.
- Möglichst ausschließlich **naturbelassene Nahrungsmittel** kommen zum Zug. Somit bleibt alles wertvolle »Leben« erhalten.
- **Einfachste, aber schonende Zubereitung in Minuten**. »Schonend« nicht nur für die Nahrung, sondern auch für Ihre Nerven. Wie Sie ab Seite 106 noch erfahren werden: Stress verursacht ein Übermaß des »Muskelkillerhormons« Cortisol. Mit den Anweisungen dieses Kapitels sind Sie, zumindest in diesem Lebensbereich, auf der sicheren Seite.
- Strategischer Einsatz von Low Carb Gerichten oder eben gesunder, kohlenhydratreicher Mahlzeiten – abgestimmt auf Ihre Trainingspläne, Ihre Ziele, was die Körperzusammensetzung angeht und was am wichtigsten ist: Optimiert auf *Ihren* Körper!
- Eines vor ab: **Sattessen** ist angesagt! Das Volumen Ihres Kämpfer-Dinners bleibt, trotz unterschiedlichem Nährstoffgehalt, immer identisch und Sie ausgewogen, leistungsfähig und energiegeladen ... Doch auch dazu gleich mehr.

Im Folgenden gebe ich Ihnen also Tipps und Tricks rund um das Kämpfer-Dinner. Somit sind für Sie lange Überlegungen um das Essen heute Abend, aufwendige Gerichte und nervenaufreibende »Küchenabenteuer« definitiv Vergangenheit!

Die große *Power-Quest-Nichtkoch-Tabelle*

Kämpfer-Dinner	Zutaten
Low Carb (Gemüseauflauf)	· »Backfähiges« Gemüse nach Wahl · Auswahl / Kombination aus Eiern, Fisch, Fleisch, Käse · Mandeln (obligatorische Menge von ca. 60 bis 100 Gramm, je nach Verträglichkeit)
Low Carb (kalte Express-Variante für heiße Sommerabende)	· Gemüse nach Wahl · Verschiedene Käsesorten · Mandeln (siehe erstes Rezept)
Low Carb à la Dampfgarer	· Gemüse nach Wahl · Auswahl / Kombination aus Eiern, Fisch, Fleisch, Käse Für Abspecker, aber auch generelle eine Empfehlung zur Vermeidung von Verdauungsproblemen: Max. 2–3 verschiedene Basisnahrungsmittel* an einem Tag · Mandeln (siehe erstes Rezept)
Süßes Low Carb Sommer-Quark-Dinner	· Vollfett-Quark 20 % · Protein 90 und zuckerfreies, echtes Kakaopulver · Leinsamen · Zimt · Mandeln (siehe erstes Rezept) · süßtaugliches Gemüse wie Kürbis, Blumenkohl oder Tomaten
High Carb (Hafer-Gemüse-Traum) *Ideales Laderezept vor fordernden Trainingstagen bzw. vor Ihren Power-Workouts*	· Haferflocken, besser aber Dinkelflocken (fördern die Zinkaufnahme) · Quark, Joghurt, Milch · Zimt · Süßstoff, Stevia · Süßes Gemüse
High Carb (Pizza à la Jürgen) *Ebenfalls ein perfektes Kämpfer-Dinner vor harten Trainingstagen bzw. vor Ihren Power-Workouts*	· »Backfähiges« Gemüse nach Wahl, am besten schmeckt natürlich »echtes« Pizzagemüse wie Tomaten, Zwiebeln oder Pepperoni · Bio-Dinkelvollkornbrot · Low Fat Käse · Evtl. fettarmer Schinken
High Carb (Bratäpfel) *ein perfektes Kämpfer-Dinner nach harten Trainingstagen bzw. für Ihre Leptin-Ladetage (siehe Seite 52)*	· Äpfel · Evtl. süßtaugliches Gemüse wie beim Hafer-Gemüse-Traum · Magerquark · Protein 90 · »Süßgewürze« · Zimt
High Carb (Brathuhn) *ein perfektes Kämpfer-Dinner nach harten Trainingstagen bzw. für Ihre Leptin-Ladetage (siehe Seite 52)*	· Pfirsiche, Ananas oder Äpfel · Hühnerbrust (fettarm) · Evtl. passendes Gemüse wie Tomaten, Paprika oder Zucchini · Eiklar · Brathuhngewürz

** Meine favorisierten, bzw. weitere, alternative Zutaten, sowohl für Low Carb- als auch für Ihre High Carb Kämpfer-Dinner finden Sie in den Tabellen ab Seite 56.*

Zubereitung	Jürgens Geheimtipps
· Schneiden Sie das Gemüse in essbare Stückchen, mit denen Sie anschließend Ihre Auflaufform füllen. Darauf kommt nun Ihre fett- eiweißreiche »Auswahl«. · Die Nahrungsmittel bestimmen logischerweise die Backzeit (Ei, Fleisch, etc.), 180 Grad und mindestens 60 Minuten sind meist ein idealer Richtwert.	Legen sie saftiges Gemüse wie z. B. Tomaten oder Champignons über das zu kochende Gemüse wie Karotten, Blumenkohl oder Brokkoli. Der von oben abgegebene Saft wird Ihnen als »Kochbrühe« dienen. Mein *»Automatisches-Kämpfer-Dinner-direkt-nach-dem-Workout«*-Tipp: Backofen samt Kämpfer-Dinner vor dem Training kurz auf 180 Grad erhitzen, ausschalten und ab ins GYM! Diese »Spezialtechnik« erhält genug Restwärme für ein schnelles, warmes Gericht, sogar bis zu drei Stunden später. Mandeln und Zimt erst am Ende über das Kämpfermahl streuen.
· Gemüse in kleine Häppchen schneiden · diese nun nach Belieben in Ihrem Streichkäse »dippen«	Wenn Ihnen das Gemüse roh zu hart ist, habe ich einen Spezialtipp für Sie: Den *Dampfgarer* im nächsten Rezept.
· Auch hier das Gemüse zuerst klein schneiden · Anschließend füllen Sie die oberste Schicht des Dampfgarers damit. In die »Reisschale« kommen Ihre fett- oder eiweißreichen Nahrungsmittel. Dampfgarer für 30 Min. einschalten und relaxen ☺.	Als besonders lecker kann ich Ihnen eine Käsesoße empfehlen. Hierzu legen Sie in die Reisschale ein großes Stück Käse mit verschiedenen Gewürzen nach Ihrem Geschmack. Dazu noch etwas Soßenbinder mit Wasser und fertig! Mandeln und Zimt erst am Ende über das Kämpfermahl streuen.
· Das Ganze vermischen und je nach Wunsch kalt genießen oder in eine Auflaufform geben und ab in den Backofen. · Bei 170 Grad min. 45 Min. backen	Mandeln und Zimt erst am Ende über das Kämpfermahl streuen. Kürbisse bei der Kaltversion unbedingt vorkochen oder -backen. Roh ist dieses Gemüse giftig!
· Vermischen Sie einfach zuerst alle Zutaten. Erst zum Schluss die Haferflocken darüber streuen, um eine kernige, füllende Mahlzeit zu erhalten.	Dieses Nichtkochrezept war auch in asiatischen Hotelzimmern im Sommer 2006 für mich ein tolles Kämpfer-Dinner. Einfach und überall in 10 Min. zubereitet.
· Bio-Dinkelvollkornbrot in dünne Scheiben schneiden und mit dem Rest der Zutaten belegen. Pizzagewürze nicht vergessen! · Bei 170 Grad min. 45 Min. backen	Alternative zum Brot: Bio-Hafer- oder Dinkelflocken (am besten direkt vom Bäcker), Eiklar und ein Teelöffel Johannisbrotkernmehl mit heißem Wasser anrühren und gut vermischen. Alternative 2: dünn geschnittene Kartoffelscheiben
· Äpfel zerkleinern, in einer Backform mit Mager-quark und Protein 90 bedecken. Evtl. mit Anis, Kümmel, Ingwer oder Koriander würzen. · Bei 170 Grad min. 45 Min. backen	Zimt erst am Ende über das Kämpfermahl streuen. Für Aufpacker ist ein zusätzlicher Esslöffel echtes, fettarmes Kakaopulver oder Imkerhonig »genehmigt«.
· Zutaten schneiden, würzen und in einer Backform abschließend mit Eiklar »begießen«. · Bei 180 Grad min. 45 Min. backen	Die Alternative für Leptinladetage, die nicht süß sein sollen. Ein Spezialtipp: Eiklar ist neben ausgesuchten Proteinpräparaten auch die perfekte, natürliche Low Fat Eiweißquelle für Milchallergiker.

Ich bin Abspecker und nun doch etwas skeptisch. Soviel High Fat Gerichte und damit soll ich nun fit werden, oder wie in meinem Fall, sogar abnehmen?

Ja! Doch verstehen Sie mich richtig: Es geht nicht darum, Ihrem Körper die Kohlenhydrate abzugewöhnen. Vielmehr ist *der* Schlüssel zu Ihrem Erfolg, ihm den richtigen Umgang mit allen Makronährstoffen zur *richtigen Zeit* beizubringen. Sie gewöhnen Ihren Körper daran, das Nahrungsfett anzunehmen und vollkommen zu verwerten, also vollständig in *Energie* umzuwandeln. Machen Sie sich bereits nach wenigen Wochen auf die ersten, im Spiegel deutlich sichtbaren Erfolge gefasst. Genau: es *werden* ganz nebenbei auch die zuvor festgehaltenen Fettreserven freigegeben. Das Resultat: Sie nehmen, bei entsprechender Kalorienbilanz *ab*. Und zwar ohne Diät im herkömmlichen Sinne: *Kämpfer-Diät-Lifestyle* lautet das Zauberwort!

Ohne Diät im herkömmlichen Sinne *werden* ganz nebenbei auch die zuvor festgehaltenen Fettreserven freigegeben. Machen Sie sich bereits nach wenigen Wochen auf die ersten, im Spiegel deutlich sichtbaren Erfolge gefasst!

Ein Minimum an Kalorien mit maximalem Volumen

Wie Sie sicher schon bemerkt haben, ist in fast jedem meiner Gerichte sehr viel Gemüse enthalten. Dies liegt nicht nur daran, dass die »grüne Basis« sehr gesund ist und zahlreiche Antioxidantien und Vitamine enthält. Nein, denn der Peak-Athlet ist ein »Wenig – viel Esser«! Was das heißt? Ganz einfach, Sie nehmen verhältnismäßig *wenig* Kalorien bei gleichzeitigen Unmengen an Gemüse zu sich. Meine »Jürgens-Null-Kalorien« haben Sie bestimmt bereits in der Übersichtstabelle von soeben entdeckt. Ist das nicht perfekt? Das Einzige, was dabei ins Gewicht fällt, sind die jeweiligen Kalorienlieferanten in Ihren *Basis-* bzw. *Grundnahrungsmitteln* (siehe Seite 56). Um dabei nicht in die »Kalorienfalle« zu treten, empfehle ich Ihnen, speziell als Abspecker einfach ein kleines »Kalorienfenster« freizulassen. Dies dient dem Nacht-Snack. Sie werden sehen: Schon der Gedanke an die Zugabe schützt Sie wirkungsvoll vor einem Überessen beim Kämpfer-Dinner.

Auch ich bin kein Hobbykoch. Wie kann mein Speiseplan dennoch etwas abwechslungsreicher aussehen, als der Ihre? Ich möchte einfach öfters vielseitig essen.

Natürlich *sollen* Sie als *Nichtkoch*, Gewürze und Kräuter verwenden. Ich selbst habe mir eine große Auswahl unterschiedlichster, getrockneter »Geschmacksgeber« zugelegt. Nein, nicht aus dem eigenen Garten: Der Großmarkt tut's auch. Viele dieser Gaumenfreunde enthalten außerdem für die Regeneration und die Leistungsfähigkeit wichtige Antioxidantien. Mehr zu diesen kleinen »Geheimwaffen« für Ihre Regeneration und Gesundheit folgt noch auf Seite 109. Doch fürs Erste: Klarer Fall. Sie werten Ihre Rezepte nicht nur geschmacklich, sondern sogar funktionell auf! So gleicht keines meiner *Nichtkochrezepte* geschmacklich genau dem anderen. Trotz der gleichen Grundzutaten und Kalorienmenge ist *Abwechslung* angesagt!

Ihre Rezepte enthalten oft süßes und backfähiges Gemüse. Davon habe ich noch nie gehört. Was ist das bitte?

Klar Gemüse, das kennen Sie. Das wird gekocht oder eben nicht und dann mit Fleisch oder Fisch ... Moment, diesmal nicht! In meinen Rezepten finden Sie das Grünzeug in allen Gerichten wieder. Ja, auf die *Sorte* kommt es an. Trauen Sie sich ruhig! Speziell Gefrierpackungen sind für diesen Zweck ideal. In Amerika ist dies seit Jahrzehnten *der* Trend für ernährungsbewusste Athleten. Clarence Bass staunte am ersten, gemeinsamen Morgen nicht schlecht, als ich sein »Old Reliable Breakfast« ohne weiteres akzeptierte. Der Grund: *Gemüse* statt Obst spart Kohlenhydrate und Kalorien. Auch in Süßspeisen und vor allem in Low Carb-Gerichten. Vielen seiner Gäste war das wohl suspekt. Ich kannte den Trick bereits seit Jahren aus seinen Büchern und war natürlich schon lange an »sein Süßgemüse« gewöhnt.

> Low Carb samt Süßspeisen & Co.? In Amerika ist dies seit Jahrzehnten *der* Trend für ernährungsbewusste Athleten. Doch auf die richtigen Gemüsesorten kommt es an.

Geeignete Süß-Beispiele gefällig? Fenchel, Kürbis (gekocht oder gebacken), Blumenkohl, Tomaten, Karotten, Zucchini, manche Tiefkühlmischungen, ja sogar Broccoli und Spinat sowie an High Carb Tagen außerdem Bohnen (gekocht), Rote Rüben ... ich bin sicher, Sie können diese Liste im Lauf Ihrer *Kämpfer-Diät*-Kochkarriere sogar noch erweitern.
Backfähig ist übrigens fast alles außer Gurken, Kohlgemüse, Broccoli und Bohnen. Der in der Tabelle angeführte »Kochbacktrick« funktioniert bestens. Doch bitte informieren Sie sich bei Unsicherheiten im Internet, bevor Ihr Kochexperiment mit einem beleidigten Magen quittiert wird.

Wie viele Kalorien haben denn nun Ihre Nichtkochrezepte ...?

Ich weiß: Ich bin und bleibe *gemein* ☺. Was denn nun? Rezepte ohne Mengenangabe? Richtig! Ich habe Ihnen ideale Kombinationen und einfachste Zubereitungsformen beschrieben. Doch abwiegen und rechnen – das bleibt Ihr Job! Wie Sie nun bereits erfahren haben: Ihre *Kämpfertypenkategorie*, bzw. Ihr Ziel, was die künftige Körperzusammensetzung angeht und natürlich Ihr Stoffwechsel bestimmen, bei welcher Energiebilanz Sie zu- oder abnehmen. Natürlich haben Sie selbst durch Training und zusätzliche Aktivität im Alltag erheblichen Einfluss darauf. Kalorien zu zählen ist, sofern Sie sich exakt an meine Vorgaben und die Nichtkochrezepte halten, auch kein absolutes *Muss*. Gerade als Aufpacker und »großzügiger Optimierer« werden Sie garantiert auch ohne die Buchhaltung Erfolge einfahren. Dennoch rate ich allen Abspeckern und an perfekten Resultaten interessierten Optimierern klar davon ab. Einfach »frei Schnauze« zu agieren geht, genau wie bei

Ihrem Training, auch hier garantiert ins Auge. Wenn Sie es also genau nehmen: Hier eine kurze Wiederholung meiner Fakten aus *Peak-Time*. Daran habe ich seit letztem Jahr ausnahmsweise *nichts* optimiert. Die Werte verstehen sich in kcal und beziehen sich pro Tag und kg Körpergewicht. Weiters setzen diese ein entsprechendes, wie in diesem Buch beschriebenes Training, sowie eine strategische *Kämpfer-Diät* voraus.

Für **Aufpacker 44–45**, für **Optimierer 40 bis 45** und für **Abspecker 30 bis 40** so die Basiswerte für die Peak-Ernährungs-Buchhaltung. Wichtig: Je knapper die Energiezufuhr, desto höher **(bis max. 2,5 Gramm pro kg Körpergewicht)** ist die **Proteinzufuhr** zu bilanzieren.

Ich empfehle Ihnen, eine wertvolle Gewohnheit aus dem Zählen und Dokumentieren der Details Ihrer *Kämpfer-Diät* zu machen.

Ihre *Kämpfertypenkategorie*, bzw. Ihr Ziel, was die künftige Körperzusammensetzung angeht und natürlich Ihr Stoffwechsel bestimmen, bei welcher Energiebilanz Sie zu- oder abnehmen. Kalorien zählen? Nicht unbedingt, doch vor allem Abspeckern und an perfekten Resultaten interessierten Optimierern lege ich diese simple »Wissenschaft« wärmstens ans Herz.

Sorry, aber ich lebe mit meiner Familie und »richtig kochen« ist an manchen Tagen sehr wohl, auch gesellschaftlich, nach wie vor wichtig für mich. Ein letzter Tipp für meine »Gourmet-Kämpfer-Ausnahme-Tage«?

Okay, Okay! Vor allem die Leser meiner ersten beiden Bücher kennen mich inzwischen wohl nur zu gut. In »Inspektor Columbo-Manier« sorge ich meist in letzter Sekunde, noch für etwas »Zuckerbrot« in den Kapiteln. So auch hier. Telefoncoachings mit Ori Hofmekler sorgten bei mir nicht nur für die entscheidende Wettkampfschärfe. Er beriet mich auch in der *Off-Season* goldrichtig. So rät er Athleten, die Muskeln aufbauen möchten, sich gezielt mit Essen, dem Geschmack und dem »feinen Gaumen« zu beschäftigen. Gerade wenn abnehmen und Fett verbrennen auch bei Ihnen nicht an erster Stelle auf Ihrem *Primary Goal Formular* stehen und Sie zudem gerne kochen: Nur zu, aber bitte wählen Sie die *richtigen* Kochbücher.

Telefoncoachings mit Ori Hofmekler waren für mich auch in der *Off-Season* oft Gold wert. Er rät Athleten, die Muskeln aufbauen möchten, sich gezielt mit Essen, dem Geschmack und dem »feinen Gaumen« zu beschäftigen.

Klopf, Klopf – Inspektor Columbos Kochbuchtipp

Eines davon ist bereits in einer überarbeiteten Neuauflage erschienen: *Die Metabole Diät* von Claudia Wernig und Stephan Korte hält auf über 270 Seiten so einiges für Peak-Athleten bereit. Neben einer umfassenden Beschreibung dieser, ebenfalls möglichen, Ernährungsform auf dem Weg zu Ihrer Topform, sind vor allem die 80 Low Carb Rezepte ein *Hit*! Im Gegensatz zu anderen Autoren in diesem Bereich wagte das Duo Wernig und Korte sogar die, bei »Low Carb Experten« meist verpönte, »süße Low Carb Welt« zu beschreiben. Einige Gerichte werden Sie zu Recht an raffiniertere Varianten, meiner soeben beschriebenen »Nichtkochrezepte«, erinnern! Viel Spaß bei etwas Abwechslung. Doch bitte nur solange Leistung, Körperzusammensetzung und Ihre Ziele auf dem *Primary Goal Formular* im grünen Bereich bleiben.

Was mache ich, wenn ein Kämpfer-Tag einmal völlig »von der Rolle« fällt? Sie wissen schon: Alles geht schief und ich habe am Abend weder Zeit noch Lust auf ein üppiges Kämpfer-Mahl. Ist nun nicht endgültig das »Katabolie-Gespenst« Realität?

Nicht unbedingt ... ich habe mir erlaubt, die Antwort, wie bei den Tagesbeispielen aus den *Hells-Weeks* in *Peak-Time* in die drei Kämpfer-Typen zu unterteilen. Ich benannte diesen »magischen Tag« nahe liegender Weise ...

Tag X

Was denn ein Tag ohne *Peak-Time-Tagesmotto*? Richtig. *Tag X* ... Also der Tag, an dem es aufs Ganze geht? *Peak-Day*? Diesmal nicht! Nein, dieser »magische Faktor X« kann Ihnen, wie Sie es selbst richtig bemerkt haben, natürlich an *jedem* Ihrer Kämpfer-Tage begegnen. Sie haben Ihre *Kämpfer-Diät* heute besonders radikal durchgezogen. 200 kcal pro Snack? Nein, es waren in *Summe* über den ganzen Tag bis zum Abend hin nicht mehr! Wann bitte hätten Sie auch essen sollen? Schon der Vormittagssnack vor dem Kunden wäre wohl nicht wirklich seriös gewesen. Koffeinfreier Kaffee – Okay. Das Mittagessen? Der Interessent von soeben wünscht das fertige Offert am liebsten noch gestern – also *ran*! Dann das unheimlich wichtige Krisenmeeting des Chefs – natürlich *nach* Büroschluss. Viel gebracht hat es in Ihren Augen, außer einem weiteren Muntermacher ohne Koffein, zwar nicht, aber was soll's. Dann dafür mit mächtig Verspätung rein in den Berufsverkehr und mit gut einer Stunde Verspätung in die Rush-Hour: Das übervolle GYM. Dort streikt der Computer. Ihre Mitgliedskarte gewährt Ihnen erst nach langwierigem »Hack-Attacken« des Inhabers persönlich den Eintritt. Na toll! *Pre-Workout-Snack* und Training – in aller Ruhe – Sieg! Klar doch. Und jetzt? Baustelle bei der Fahrt nach Hause und »nicht kochen« im wahrsten Sinne des Wortes. Nun noch ein ganzes Kämpfer-Dinner verdrücken? Sie sehen sich schon mit Blähbauch eine schlaflose Nacht verbringen. Andererseits ... Hungrig ins Bett? Wie angekündigt präsentiere ich Ihnen die Lösung in drei Kategorien:

Optimierer: Wenn Ihnen so ein Tag durchschnittlich einmal alle 3–4 Wochen »passiert«, ist noch alles im grünen Bereich. Nur vorher geplante »Tage X« und vor allem zwei solcher Stresspartien *in Folge* sollten Sie *unbedingt* vermeiden. Doch ansonsten: Ihr Körper hat Reserven und steckt die Sache locker weg. Ein ordentlicher Nachtsnack ist jetzt *die* Lösung. Doch auf ein Kochexperiment dürfen Sie getrost verzichten. Möchten Sie wirklich noch etwas Warmes: greifen Sie bei diesem *Kämpfer-Dinner-X* ausnahmsweise zur Mikrowelle. Auch eine Variante des Sommer-Quark-Dinners ist eine Möglichkeit. Verzichten Sie jedoch auf ganze Eier und kombinieren Sie keine Nüsse oder Samen mit Milchprodukten. Entweder oder. Je weniger Nahrungsmittelvielfalt, desto weniger Verdauungsaufwand. Für mich ein optimales Notdinner nach verspäteten Kletterbewerben oder überlangen Trainings- und Seminartagen: Vollfettquark, Sahne, 2–3 Esslöffel Leinöl, Protein 90, Zimt und etwas »Süßgemüse«. Essen Sie, bis Sie sich wohl fühlen und *Gute Nacht.* Hilfe! Ein Tag mit nicht einmal 1.000 kcal? Noch einmal: Kein Problem. Schlafen Sie gut und gestalten Sie jedoch den morgigen Abend bewusst kalorienreich und setzen Sie Ihr *Kämpfer-Dinner* am besten eine viertel Stunde früher an.

Abspecker: *»Jürgen, ich kam um 23 Uhr nach Hause. Vor mir stand das fertige Kämpfer-Dinner mit Gemüse, Käse und Eiern. Ich habe es nicht angerührt! Statt dessen griff ich zu einer Hand voller Mandeln, legte mich ins Bett und schlief wie ein Baby fast acht Stunden durch! Habe ich da was falsch gemacht?«* Genau diese Frage stellte mir kürzlich ein sehr erfolgreicher Abspecker bei einem Telefoncoaching. Ich konnte einen Freudenschrei nur mit Mühe unterdrücken. Der Mann hatte – ohne dass ich mit ihm vorher diese »Notstrategie X« besprochen hatte – instinktiv goldrichtig gehandelt. Was für die Optimierer gilt, ist für Sie erst recht die Lösung. Immer ruhig bleiben! Natürlich sollen auch Sie solche »Fastentage« nicht *planen.* Schon das Wissen, dass sich ein *Tag X* anbahnt, schüttet garantiert mehr Stresshormone aus, als es die ganze Sache wert wäre. Doch wenn es passiert: Bleiben Sie locker und cool. Ein ordentlicher Quark-Snack, Nüsse oder ein Becher Joghurt mit etwas Honig steht natürlich auch Ihnen zu. Aber nichts übertreiben. Auch den nächsten Tag gezielt überkalorisch zu gestalten, können Sie sich schenken. Verbrennen Sie Ihr *Körperfett*! Ein kleines »Extra« in Form eines zusätzlichen Kämpfer-Snacks in der ersten Tageshälfte und Sie fühlen sich vermutlich sogar äußerst energiegeladen.

Aufpacker: Sie trifft das »Phänomen X« ausnahmsweise am härtesten. Ich weiß, wovon ich spreche. Je nach Körperfettanteil und Trainingszustand: Gut möglich, dass Sie trotz üppigem Nachtsnack, wie beim Optimierer beschrieben, in den Morgenstunden hungrig im Bett liegen. Nutzen Sie nicht die »Chance«, um 4 Uhr den Kühlschrank zu attackieren. Sie würden in ein nicht funktionierendes, gestresstes Verdauungssystem essen! Im Notfall: Ein paar Aminos und cool bleiben. Doch auch ein vollständiges *Kämpfer-Dinner* ist klarerweise fehl am Platz. Die Lösung? *Vermeiden* Sie solche Tage mit aller Kraft! Das Training ausfallen lassen? Nein, aber *kürzen* und mit einem doppelten *After-Workout-Snack* beenden, ist der erste Schritt. Sie wollen fettfreie Muskelmasse zulegen? Wie mehrfach erwähnt: Sie brauchen keine Kalorienexzesse, aber hochwertige Nährstoffe in ausreichender Menge, die *verlangt* Ihr Organismus! Und zwar *täglich*. Lassen Sie den »Dämon Tag X« nicht Ihre Trainingswoche sabotieren. Einmal pro Monat ist das Limit. Sogar dann werden Sie sich vermutlich in den Folgetagen, trotz überkalorischer Ernährung, müde fühlen und Ihre Regeneration wird sich verzögern. Ein Ruhetag mehr? Gut möglich, dass dieser sich schon 24 Stunden später, aufgrund von allgemeiner Energielosigkeit, quasi automatisch anbahnt. Die *Kämpfer-Diät* lässt Ihnen zahlreiche Freiräume. Doch dass Sie Ihr Kämpfer-Dinner essen, früh genug und in aller Ruhe, *das* gehört zur Disziplin, die ich von Ihnen fordere. Anders wird das nichts mit der »Qualitätsmasse«.

Ich fühle mich in der Kämpfer-Diät morgens oft am wohlsten mit einem reinen »Wasserstart«. Speziell mit einer Tasse Lapachotee oder schwarzem Kaffee und eventuell ein paar Supplemente. Was halten Sie davon? Sie selbst trainieren doch auch ab und zu so, oder nicht?

Nicht nur ab und zu, sondern sogar *meistens* steht bei mir vor dem ersten »echten« Kämpfer-Snack nach wie vor ein Morgentraining auf dem Programm! Nach dem Aufstehen rate ich Ihnen: Hören Sie auf *Ihren* Körper. Natürlich darf ein kleiner »Frühstückshappen« sein ... Aber *nur* wenn Sie wirklich Hunger haben! Gerade als Neueinsteiger in diese Ernährungsform: Sie werden sich wundern: Ja, es liegt am Kämpfer-Dinner, dass Sie sich teilweise über lange Zeit in den Tag hinein absolut fit und wohl fühlen – ohne zu essen! Lapacho? Mehr zu dieser Teesorte folgt noch auf Seite 132. Zum zweiten Teil Ihrer Frage, der nach meinen »Morgen-Supplementen«: OPC, Rhodiola rosea, L-Carnitin, Basenpulverkapseln, Calcium Plus und etwas säurefreies Vitamin C bilden bei mir die Basis für jeden perfekten Tagesauftakt. Gerade an Ruhetagen bin ich dann meist vor dem ersten echten Kämpfer-Snack am Vormittag für drei bis vier Stunden absolut im grünen Bereich. Ich kann sogar äußerst konzentriert arbeiten und einige wichtige Aufgaben des Tages sind bereits im »Trockenen«!

Russischer Trainingsstart: Tee mit Milch

An Trainingstagen darf es natürlich auch der Cappuccino oder der auf der folgenden Seite beschriebene *Pre-Workout-Shake* sein. Eine weitere Alternative: Schwarz- oder Grüntee mit Magermilch. Diese Idee stammt übrigens nicht von mir. *Peak Power*-Kenner erinnern sich bestimmt noch an das Interview mit Valentin Tschebrukow. Der starke, russische Weltcup-Sieger im Ringen berichtete dort über die Effektivität von Kettlebell-Workouts. Doch auch für meine Körperspannung und somit den Sixpack war vor allem *er* es, der durch seine harten, aber hoch wirksamen

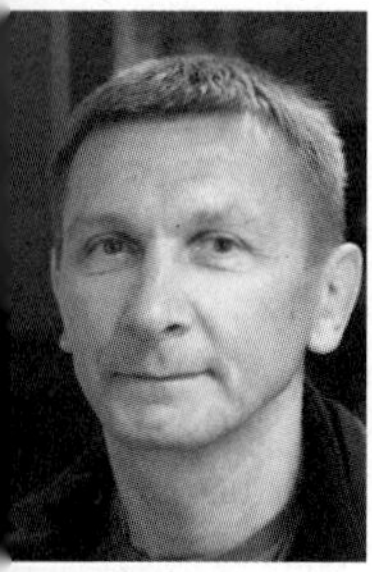

Weltcup-Sieger Valentin Tschebrukow

»Russenmethoden« in den ersten Jahren meiner Leistungssportlaufbahn für die solide Basis sorgte. »In Russland trainierten wir sechs Tage pro Woche in drei Einheiten am Tag.«, bekam ich bei ersten »Schwächegedanken« oft postwendend zu hören. Aber Ernährungstipps von Valentin? Fehlanzeige! Kein anderer ließ mich den Grundsatz vom *Training*, das zum Erfolg führt, so eindeutig spüren. Doch *ein* »russisches Geheimnis« durfte ich ihm eines Morgens dennoch entlocken: Denn er war und ist (auch als ich ins Profilager wechselte) immer noch in entscheidenden Momenten für mich da. Die Vorbereitungen zu den Weltmeisterschaften in Frankreich 2003 bildeten hier keine Ausnahme. Er öffnete damals oft sogar eigens für mich das MagicFit-Studio, in dem meine Kletterwand steht, weit vor den offiziellen Öffnungszeiten, für meine Frühmorgen-Workouts. Er begutachtete eines Tages mein Maximalkraft-Training, stellte »Nichtfrühstücksfragen« und meinte, anerkennend lächelnd: *»Sehr gut! So haben auch wir trainiert, Jürgen. Davor gab's nur Tee mit Milch. Hinterher Frühstück.«*

Ich bin ein typischer »Abendtrainierer«. Leider bekommen mir Koffein & Co., gerade am späten Nachmittag vor dem Workout, nicht mehr so gut. Was gibt's da für eine Alternative? Kre-Celerator EFX war eines der Kohlenhydratsupplemente, welches in Ihrem Internet-Newsletter im Sommer 2007 auftauchte. War dieses Shake-Pulver nicht sogar vor Ihrem erfolgreichsten Masters in Serre Chevalier im Einsatz?

Richtig. Natürlich habe ich auch diesen wohl einmaligen Tag mitdokumentiert:

Freitag, 20. Juli 2007

5.30 up
5.10 bis 6.20 Warmup Jogging mit Stretching & Gymnastik
6.30 bis 7.30 etwas *Peak-Time* Korrekturlesen
7.30 100 kcal Pre-Workout-Shake
8.00 Eintreffen in der Isolationszone
8.15 bis 9.30 Aufwärmen mit starkem, französischem Kaffee
9.45 Besichtigung
10.00 Calcium Plus
10.30 *Start und absoluter Traumlauf!*
11.00 *After-Workout-Snack* Früchte und Eiweißshake (300 kcal) ...
Die Sensation kündigt sich an, nachdem Yuji Hirayama am selben Zug fällt.
12.30 Das Endergebnis steht fest ... Ein Traum wird wahr!
13.00 bis 18.30 Heimfahrt mit Bewegungs- und Snackpausen an Raststätten; Fototermin für *Power-Quest-Coverbilder* wird für den nächsten Morgen vom Handy aus mit Layouter Sebi Nagel fixiert. Ebenso ist Trainingspartnerin Eva dabei – alles perfekt!
18.50 bis 19.20 Ausbewegen mit flottem Walk und Jogging
19.45 süßes Gemüse mit Eiern und Protein 90 – *another day in paradise* ☺ – ich liebe mein Leben!

Wie bereits erwähnt: Durch die Unverträglichkeit gegen Kuhmilcheiweiß dominierten Supplemente meine *Kämpfer-Diät* während der Sommermonate. Doch eines davon hatte weit mehr zu bieten, als »nur« die langfristige Energiebereitstellung und meine Regeneration zu optimieren. Sie haben richtig getippt. Der ideale Startkick in eine coole, aber energiegeladene HIT-Einheit lautet seit diesem Frühsommer: *Kre-Celerator EFX*.

Werbekapitel in *Power-Quest*? Nein, danke! Klarer Fall: Ja, es gibt natürlich auch zahlreiche andere, ebenfalls sehr effektive, kohlenhydratbasierende Trainingsoptimierer bzw. hoch wirksame Pre-Workout-Shakes auf dem riesigen Supplementemarkt. Nur eines wissen Sie inzwischen auch: *Alles*, was ich einsetze, teste ich auf zahlreichen Ebenen, bis hin zur Kinesiologie. Dass aufgrund dieser Aufwände, schon aus zeitlichen Gründen, keine ständige »Stiftung Warentest à la Jürgen Reis« möglich ist, leuchtet wohl ein. Aber natürlich dürfen *Sie* mögliche Alternativen testen und eigene Erfahrungen sammeln. Achten Sie auf ein Markenprodukt und ich sage nur: Grünes Licht. Ich beziehe mich in meinen Büchern jedoch der Einfachheit halber *ausschließlich* auf Supplemente, welche mir und meinen Coachies 100 %ig einwandfreie Praxisresultate, bzw. wie in diesem Fall, auch *belegbare Leistungssteigerungen* brachten.

Konstanter Energielevel und mehr Power – Kre-Celerator

Die Kombination vom herkömmlichem Creatin und kohlenhydratreichen Produkten ist seit längerem bekannt. Doch *Kre-Celerator EFX* besitzt hier auch in meinen Augen tatsächlich einen etwas intelligenteren Ansatz, hinsichtlich der Leistungszunahme und der Bereitstellung von Energie *direkt* vor dem Training. Das Besondere, gerade auch für Ihren Fall: Zuckerfrei und ohne jegliche Art von Wachmachern wie z. B. Teein, Koffein oder Guarana. Stimulantien-basierte *Pre-Workout-Snacks* stehen zwar auch bei mir an der Tagesordnung. Mein heiß geliebter Cappuccino war aufgrund der Milcheiweißgeschichte jedoch im Sommer für mehrere Wochen ohnehin tabu. Ich nutzte die Chance und durfte dazulernen ... und sogar *optimieren*: Es geht eben immer noch ein bisschen besser. Die »Energiekurve« von Kre-Celerator EFX steigt langsam und stetig an und bewegt sich auf einem hohen Niveau während Ihres intensiven Trainings. Dies kann ich nicht erst seit dem entscheidenden, wohl ultimativen Peak-Tag in Serre Chevalier bestätigen: Sogar bei mehrstündigen Kletter-Workouts, in den Vorbereitungswochen vor dem Bewerb, war auf Anhieb ein deutlicher Unterschied spürbar! Sowohl Maximalkraft als auch die Ausdauerkomponente wurden positiv beeinflusst. Auch geschmacklich absolut ansprechend und Sie werden sehen: Ihr Blutzucker bleibt stabil und Ihre Trainingsmaschine läuft und läuft ...

Ein »inoffizieller Geheimtipp« für alle Morgentrainierer oder »nicht-einschlafgefährdeten« Abendtrainierer am Rande: Der *Überknaller* vor dem Training: *Kre-Celerator EFX* selbst enthält, wie beschrieben, kein Koffein – es aktiviert auch ohne Stimulanzien. Doch was passiert, wenn es mit einem zuckerfreien Energydrink, wie Red Bull Sugarfree kombiniert wird? Sie ahnen es. Ich übernehme keinerlei Haftung für eventuelle Energie-Explosionen und deren Aus- und Nebenwirkungen ☺.

Die Alternativen: Cell Reloader & Co.
Ich habe es soeben erwähnt: Sorry, für diesen sehr »einproduktlastigen« Beitrag in *Power-Quest*. Wie gesagt: Ich »stehe« auch persönlich nicht auf Schleichwerbung in Büchern. Doch ebenso wenig halte ich von Fachautoren die nie etwas »beim Namen nennen«. Ich denke, Sie sehen das genau so.

Ja, Sie haben Recht: *Eine* mögliche Alternative habe ich noch gesucht und gefunden. Schließlich gibt es, trotz der Markenvielfalt am Supplementemarkt, nicht die große Flut an wirklich für den Einsatz im Hochleistungssport interessanten Präparaten. Kurz vor Redaktionsschluss von *Power-Quest* erreichte mich eine Testbüchse. Die Qualität und die Eigenschaften des *Cell Reloader*, so der futuristisch anmutende Name des Supplementes, decken sich weitestgehend mit dem *Kre-Celerator EFX*. Das in Europa entwickelte und ebenfalls patentierte Spezial-Kohlenhydrat bestand in dieser Woche mit Bravour den kinesiologischen Check. Auch erste Selbsttests und die meiner Coachies bestätigen: Das Pulver »kann ebenfalls was« ... und wie ☺. Entscheiden Sie selbst und halten Sie stets die Augen offen!

Wann und ab welcher Grenze machen Kohlenhydrate fett? Was ist mit der Insulinfalle? Wie viele Kohlenhydrate soll beispielsweise ein Trainingstag beinhalten?

Eine der wohl spannendsten Fragen der Low Carb Sporternährung. Wer könnte diese besser beantworten, als *der* Experte und Fachautor im deutschsprachigen Raum zu dieser Materie. Jan Prinzhausen mailte mir im Juli 2007 Folgendes:
»*Die* Insulinfalle *wird dann ausgelöst, wenn die Kohlenhydrate nicht mehr verbrannt werden. Konkret dann, wenn die Glykogenspeicher voll sind und weiterhin Kohlenhydrate über den Bedarf hinaus konsumiert werden. Das können beim Faulenzer täglich 100 g Kohlenhydrate sein, beim körperlich Aktiven in Abhängigkeit der Belastungsdauer und -frequenz 200, 300 oder 400 g.*

Insulin wird immer *ausgeschüttet, wenn der Blutzucker über dem individuellen Normwert liegt. Ab 50 g Kohlenhydrate mit hohem glykämischem Index, ist die Insulin-Reaktion allerdings stark genug, um eine Unterzuckerung und die damit verbundenen negativen Folgen auszulösen.*

Grundsätzlich ist die Energiebilanz *entscheidend. Es gibt jedoch wissenschaftliche Hinweise, dass hochglykämische Kohlenhydrate, trans-Fettsäuren und Proteine die Körperzusammensetzung und Körperfettverteilung auch bei isokalorischer Ernährung (d. h. die Kalorien werden auf Halteniveau bilanziert) unterschiedlich beeinflussen.*«

Ich nehme an, auch Sie geben, wie ich selbst, Jan Prinzhausen recht: Nachdenkstoff genug für *jeden* Peak-Athleten, um den Vorteilen kohlenhydratmodifizierter Ernährungsformen zumindest eine faire Chance zu geben. Finden Sie nicht auch?

Was ist nun in Bezug auf Kohlenhydrate vom viel gepredigten »glykämischen Index (GI)« zu halten? Macht ein Teelöffel Honig im Nacht-Snack nach dem Kämpfer-Dinner wirklich fett?

Der eben von Jan Prinzhausen erwähnte glykämische Index (GI) wird von vielen Athleten nach wie vor als *das* Kriterium bei der Auswahl der Kohlenhydratquellen angesehen. Ich denke, die dafür, quasi in jedem Ernährungsbuch – ja sogar im *Peak-Prinzip* – veröffentlichten Tabellen sind, isoliert betrachtet, oft irreführend. Ein konkretes Beispiel gefällig? Fructose (Fruchtzucker) weist einen niedrigen GI von 20 auf und wäre damit gesundheitlich unbedenklich. Allerdings schmuggelt sich die Fructose unkontrolliert von unseren Hormonen in den Kohlenhydratstoffwechsel ein. Beim Faulenzer wird diese dann nicht zur Energiegewinnung herangezogen. Es wird Fett gebildet und eingelagert. Fazit: Entscheidend ist demnach nicht ausschließlich der GI, sondern die in Summe verzehrte Kohlenhydrat*menge*.

Nicht falsch verstehen: Auch meine Tabelle im *Peak-Prinzip* ist für mich selbst nach wie vor immer wieder einen entscheidenden Blick wert. Warum, erfahren Sie gleich. Doch eben nur vervollständigt durch eine zweite, entscheidende Variable in der »Kohlenhydratformel«.

> Der GI ist nach wie vor wichtig für Ihre perfekte Ernährungsplanung. Doch vervollständigt wird diese durch eine zweite, entscheidende Variable in der »Kohlenhydratformel«.

GI ist *in* ... Aber nur als Haarschnitt!

Damit Ihre Ernährung nicht zu einer Achterbahnfahrt der geistigen und physischen Leistungsfähigkeit wird, ist es von besonderer Bedeutung, dass Ihr Blutzuckerspiegel über den Tag hinweg *konstant* bleibt. Unterzuckerung ist der Konzentrationskiller Nummer eins!

Aber wie kann ich wissen, wie ich dieser Unterversorgung zuvorkommen kann?

Wichtig ist dennoch zunächst die Unterscheidung zwischen hoch- und niedrigglykämischen Kohlenhydraten. Wie stark die von einem Lebensmittel verursachten Blutzuckerschwankungen sind, wird Ihnen, wie erwähnt, über den Glykämischen Index (GI) angezeigt. Es stimmt, dass ein hoher GI grundsätzlich auf ein höheres Schwankungspotenzial hinweist.

Doch wie angedeutet: Nicht *alleine* der GI mit seinem Einfluss auf Blutzucker- und Insulinspiegel, sondern vor allem auch die *Menge* der konsumierten Kohlenhydrate ist von erheblicher Bedeutung. Um es jedoch gleich vorweg zu nehmen: *Ein* Teelöffel Honig oder Ahornsirup in einem Ihrer Kämpfer-Snacks wird für aktive Peak-

Athleten niemals eine Gefahr darstellen. Selbst im Nacht-Snack stellt dieser, speziell für insulintolerante Aufpacker und Optimierer, zumeist kein Problem dar!

Doch für alle Peak-Athleten, die es, wie ich selbst, genau nehmen wollen: Sie dürfen! Um zu aussagekräftigen Werten zu gelangen, sollten Sie also das glykämische Verhalten und den Kohlenhydratgehalt der Mahlzeit zur *glykämischen Last* verrechnen. Logischerweise sind große Mengen hochglykämischer Kohlenhydratquellen mit großer Kohlenhydratdichte von höherer Brisanz, als größere Mengen hochglykämischer Nahrungsmittel mit geringem Kohlenhydratgehalt. Klingt kompliziert? Ist es aber nicht! Ein Beispiel: Gekochte Möhren (GI 70) im Vergleich zu gekochten Kartoffeln (GI 65). Beide Lebensmittel weisen also einen recht hohen GI auf. Der Kohlenhydratgehalt der Möhren ist jedoch mit vernachlässigbaren ca. 9,6 Gramm im Vergleich zur Kartoffel mit deren sehr wohl ernst zu nehmenden 37 Gramm (jeweils pro 100 Gramm) äußerst gering. Dies führt dazu, dass der Blutzuckerspiegel nach dem Verzehr von Möhren nicht so großen Schwankungen unterliegt wie bei der gleichen Menge Kartoffeln. Die *Menge* an Kohlenhydraten, die über die Möhren aufgenommen werden, ist einfach viel geringer.

In einem Kraftsportmagazin las ich neulich von einer Testosteron-optimierenden-Diät. Die Athleten in diesem Bericht nahmen Kohlenhydrate und Eiweiß via Apfelmus und Proteinpulver zu sich. Das Besondere: Auch vor und während des Workouts wurde diese Mischung verabreicht. Der Autor und Ernährungsberater behauptete, die Bodybuilder so auch während des Workouts in einem anabolen Zustand halten zu können. Die Jungs auf den Fotos sahen toll aus. Sie meinten, die Streifen auf der Brustmuskulatur und die Muskelteilung wären besser denn je! Was meinen Sie dazu?

Ich habe den, zugegeben sehr fesselnden Bericht ebenfalls gelesen und auch bei dieser Frage direkt Ernährungswissenschaftler Jan Prinzhausen befragt. »Training ist grundsätzlich *immer* katabol.«, so schrieb ich in *Peak-Time*. Der Fachmann korrigierte hier meine Meinung – zumindest vom wissenschaftlichen Standpunkt aus: *»Es werden bereits während der Belastung anabole Hormone wie Testosteron und z.T. auch STH aktiviert. Somit ist eine anabole Stoffwechselsituation nicht ausgeschlossen. Es wird aber auch Cortisol aktiviert, das eindeutig katabol ist. Die Wirkung des Cortisols wird durch den Pre-Workout-Drink gebremst. Es ist also eine Bilanzfrage zwischen katabolen und anabolen Hormonen: Welche Hormone überwiegen, deren Wirkung setzt sich auch durch. In der Praxis dürften dies jedoch meist die abbauenden, also katabolen Prozesse, zumindest bei intensivem Krafttraining sein.«*, so Prinzhausen.

Zu Apfelmus & Co. meinte er schmunzelnd: *»Kohlenhydrate, BCAAS etc. vor der Belastung zu verzehren, ist nichts Neues. Das kann Apfelmus mit Glucose aber auch jede andere Kohlenhydratquelle sein. Ob die Streifenbildung der Brustmuskulatur optisch deutlicher wirkt, ist eine Frage der Dicke der Haut. Bei einer Körperfettreduktion nimmt* *die Sichtbarkeit zu. Bei Fetteinlagerung unter der Haut nimmt diese ab. Fazit: Apfelmus und Protein, eingebettet in eine hyperkalorische Ernährung (kcal-Überschuss) verschlechtert die Muskelplastizität. Jedoch: Dieselbe Pre-Workout-Kombi, strategisch integriert in eine hypokalorische Ernährung (kcal-Defizit), verbessert diese.«*

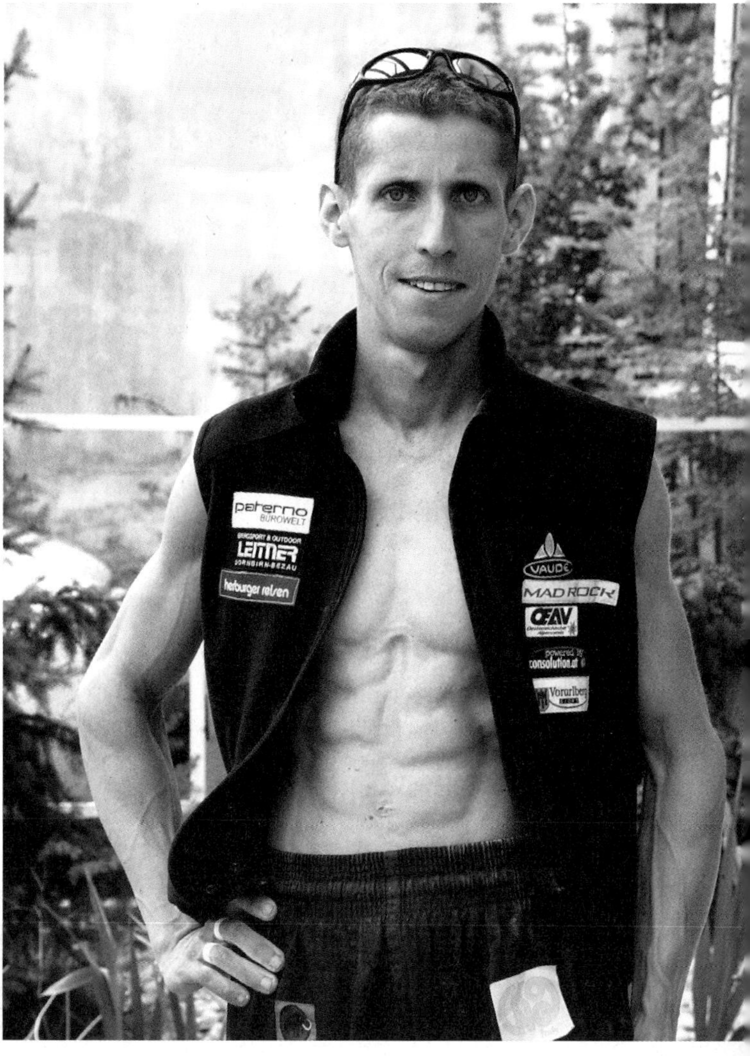

Rohkraftworkouts mit Weltcup-Trainingstechniken und die perfekte Kämpferdiät sind auch Ihr Weg zum knallharten Sixpack.

KAPITEL 3

WAS, WIE OFT UND WIE HART SOLL TRAINIERT WERDEN?

Konnten Sie nicht auch die Hells-Weeks noch optimieren? Ich weiß, die Pläne haben Sie erst in Peak-Time entwickelt, aber ich bin beim Training genau so wie beim PC. Ich will jedes Update, das mein System optimiert!

Und Sie haben absolut recht mit Ihrer Einstellung. Mir geht es genau so – nicht nur am PC. »Es muss ganz einfach nur perfekt sein!«, zitierte mich ein Medienvertreter kürzlich. Nun: Sie haben richtig getippt! Für alle *Peak-Time*-Insider hier ein zusätzliches kleines Extra. Ja, ich habe im Herbst 2007 gemeinsam mit einigen meiner Coachies die *Hells-Weeks* weiter entwickelt. Danke an dieser Stelle vor allem an Johannes, Sebastian und Stefan, die mir als Testpiloten wertvolle Feedbacks lieferten und auch Ihnen so den nächsten Level ermöglichen. Für alle Einsteiger: Nur alles der Reihe nach. Zwar wissen Sie von Seite 24 inzwischen schon um die Grundsätze der HIIT-Einheiten Bescheid. Auch was Ihre generelle Trainingsplanung angeht, sind Sie entsprechend vorbelastet. Doch die Details dieses, zugegeben, auf den ersten Blick komplexen Workoutzyklus, klären sich im Laufe der nächsten Kapitel zur Gänze! Vorhang auf für den neue *Power-Quest-Hells-Week-Plan!*

Power-Quest-Hells-Week-Plan – Phase II – »Flexible, neue Wege«

Tag	Tages-Schema	Intensität	Soll-Zustand	Training	Ernährung
1	Kardio	10 %	müde	· lockeres **Kardio** nach Gefühl · *kein* Intervalltraining! · 20–30 Min. easy going!	· abends Low Fat, kein Obst · kcal auf Halteniveau
2	Kraft & Cooldown	10 % oder 80 %	erholt	*Nur bei optimaler Regeneration:* · A-Programm *Power-Workout* mit max. 80 % Intensität · danach: **lockeres Kardio** nach Gefühl, *kein* Intervalltraining! 20–30 Min. easy going! · *für Aufpacker 30 Min. flotter Spaziergang*	· Pre- und After-Workout-Snacks um das Training · Kämpfer-Dinner Low Carb · leichtes kcal-Defizit
3	Kraft & Cooldown	10 % oder 80 %	OK	*Nur bei optimaler Regeneration:* · B-Programm *Power-Workout* mit max. 80 % Intensität · danach: **Peak-Time HIIT** Intervalltraining · *für Aufpacker 30 Min. flotter Spaziergang*	· *Leptin-Ladetag* für Aufpacker und Optimierer wöchentlich; für Abspecker alle zwei Wochen · kcal ca. auf Halteniveau für Abspecker; leichter Überschuss für Aufpacker und Optimierer – je nach Körpergefühl
4	Kardio	10 %	erholt	· lockeres **Kardio** nach Gefühl *kein* Intervalltraining! 30–45 Min. easy going!	· Low Carb · leichtes kcal-Defizit je nach Gefühl

5	Spaziergang	0 %	voll erholt	**Ruhetag** Spaziergang	· Low Carb Ladeabend vor dem 100 %-Tag · Halteniveau oder leichtes kcal-Defizit je nach Gefühl – evtl. leichter Überschuss für Aufpacker
6	A / B-Kombitag	100 %	voll erholt	· Aufwärmen · **100% RAP** und lockere Cooldown-Einheit · Spaziergang · abends Stretching!	· Pre- und After-Workout-Snacks um das Training · abends Ladetag High Carb · kcal auf Halteniveau oder leichter Überschuss
7	A / B-Kombitag	100 %	OK	· Aufwärmen · **100% Power-Workout** und lockere Cooldown-Einheit · danach: **Peak-Time HIIT** Intervalltraining	· Pre- und After-Workout-Snacks um das Training · Low Carb · kcal je nach Gefühl und Tagesbilanz vom Vortag

Alle *Peak-Time-Profis* erkennen die Hauptoptimierung vermutlich auf den ersten Blick: Die *70 %-Power-Workouts* wurden auf 80 % Intensität erhöht. Dafür sind diese an den Tagen 2 und 3 *optional*. Dies bedeutet: Sollten Sie sich wirklich müde fühlen, ersetzen Sie an einem dieser zwei Tage diese Einheit durch einen ausgedehnten *Power-Walk*. Der Sinn der Sache: Mehr Qualität und der Fortschritt wird somit konstanter und berechenbarer.

Ihr optimierter, neuer *Power-Quest-Hells-Weeks-Plan*: Die *70 %-Power-Workouts* wurde auf 80 % Intensität erhöht. Dafür sind diese an den Tagen 2 und 3 *optional*. Sollten Sie sich also müde fühlen, ersetzen Sie dieses durch einen ausgedehnten *Power-Walk*.

Was die Ernährung betrifft: Speziell Optimierer und auch Aufpacker berichteten mir von der wohltuenden Wirkung eines Obst und Proteintages (Leptin-Ladetag an Tag 3). Einmal pro Woche bzw. einmal alle zwei Wochen für Abspecker ist in meinen Augen genug, aber das darf sein. Gerade für Peak-Athleten, welche die »süße Küche« bevorzugen wohl ein zusätzlicher Lichtblick in meiner »Nichtkochwelt«. Klar, Sie wissen es, die Änderung war nicht ganz uneigennützig ☺. Auch ich gehöre zu den »Süßverwöhnten« – nur eben alles mit Maß und Ziel!

Mein Praxistipp zum erfolgreichen Start: Trainieren Sie, sofern Sie *Peak-Time* kennen, zuerst wie gewohnt, vier Wochen lang, nach dem ersten Zyklus. *Power-Quest-Leser* Pech gehabt? Keine Sorge. Dieses Buch ist oft hart – aber so gemein nun auch wieder nicht. Halten Sie sich für vier bis sechs Wochen an den Plan von soeben, aber ohne HIIT-Einheiten. Diese bauen Sie frühestens ab Woche fünf ein.
Anders als in *Peak-Time* optimiere ich für Sie in diesem Buch dann jedoch eine Spur flexibler, zumindest was die Wochenplanung angeht. Was bei mir Wettkampfwochen sind, in denen ich weniger intensiv trainiere, können so ergänzt, bei Ihnen einige Tage lockere, strategische Dekonditionierung bewirken. Mehr zu die-

sem »aktiven Akkuauffüllen« finden Sie auf Seite 150. Ihre *Power-Quest-Hells-Weeks* können, ca. bei der »Halbzeit« durch eine lockere Woche, durchaus über acht, bis maximal zehn Wochen durchgezogen werden. Dies zeigten mir meine eigenen Erfolge, aber auch die konstanten Fortschritte meiner Coachies im Herbst 2007.

Toll! Nun gleich eine erste Detailfrage zu den Plänen: Stichwort Power-Workout. Diese Trainingsform haben Sie auch in Peak-Time erstmals vorgestellt. Wenn ich das richtig verstehe, bedeutet es, so zu trainieren, wie früher im Fitnesscenter empfohlen wurde?!

Nun zuerst kurz wiederholt, was denn nun ein Power-Workout eigentlich ist. Ein Praxisbeispiel gefällig? Zur idealen A- und B-Tag-Aufteilung blättern Sie noch einmal zurück auf Seite 27 und werfen Sie anschließend einen Blick auf die nun folgende Tabelle.

Übung	**Sätze**	**Wiederholungen**	**Pause**
Kniebeugen oder Kreuzheben	3	8–10	3 Minuten
Bankdrücken	3	8–10	3 Minuten
Langhantelrudern	3	8–10	3 Minuten
Schrägbankdrücken	3	8–10	3 Minuten
Klimmzüge am Rudergriff	3	8–10	3 Minuten
Klimmzüge Frontal an der Stange	3	8–10	3 Minuten
Schulterdrücken mit Kurzhanteln	3	8–10	2 Minuten
Langhantelcurls	3	8–10	2 Minuten
Bauchaufzüge	3	8–10	2 Minuten

Sie sehen es auf einen Blick: Es handelt sich natürlich *nicht* um das krasse Gegenteil von hoch intensivem High Intensity Training (HIT), bzw. dessen in *Peak-Time* und auch in diesem Buch noch in Kurzform präsentierten Variante, dem RAP. Der Hauptunterschied zwischen diesen »zwei Kraftsport-Welten« liegt bei der *Quantität* und somit bestimmt eine relativ große Anzahl der Arbeitssätze das Trainings-Volumen. Am Power-Workout-Tag leeren Sie die *Energiereserven* der Muskeln. Aber bitte nicht zu intensiv! Sie wollen, anders als an Ihrem vorangegangenen HIT- bzw. RAP-Tag, keine zusätzlichen Muskelfasern zerstören. Nehmen Sie sich Zeit, absolvieren Sie ein umfangreiches Training, trainieren Sie aber trotzdem voll konzentriert. Warum viele »Volumen-Fans« einen Split des Programms bevorzugen, leuchtet ein: Zwei Stunden und mehr im GYM sind nicht jedermanns Sache. Auch der gleich zitierte österreichische »Volumenstar« machte das »Zwei-mal-Training-pro-Tag« in der damals schockierten US-Bodybuildingszene salonfähig. Seine Erfolge sind bekannt! Mehr zum »strategischen Volumensplit« finden Sie ab Seite 90.

Der Hauptunterschied zwischen den »zwei Kraftsport-Welten« HIT und Power-Workout liegt bei der *Quantität*. Beim Volumentraining leeren Sie die *Energiereserven* der Muskeln.

Doch zuerst die Basics: Power-Workout heißt für Sie nicht: Kopf ausschalten, leichtere Gewichte auflegen, träumen und »pumpen«. Guten Morgen Peak-Athlet unter Vertrag! Sie haben es soeben im neuen *Power-Quest-Hells-Week-Plan* gesehen: Je nach Tag sind 80 % bis 100 % an Intensität und maximal fünf Sätze pro Übung (inkl. ein spezifischer Aufwärm- und ein Anfühlsatz) gefragt. Alle Übungen werden jedoch sehr wohl so absolviert, dass *jeder einzelne Satz* Ihre volle Aufmerksamkeit verdient und eine zügige Geschwindigkeit optimale Ergebnisse bringt! Die Details dazu kennen Sie nun. Doch vorab: Ihr Körpergefühl und auch Ihre 100 %ige Hingabe schafft auch hier die Voraussetzung für Ihren Erfolg! Was dies bedeutet, erfahren Sie am einfachsten aus allererster Hand. Und zwar zweifelsohne von *dem* erfolgreichsten »Power-Workouter« aller Zeiten.

> Power-Workout heißt für Sie nicht: Kopf ausschalten, leichtere Gewichte auflegen, träumen und »pumpen«. Guten Morgen! Je nach Tag sind 80 % bis 100 % an Intensität und maximal fünf Sätze pro Übung gefragt.

Drehen wir die Zeit zurück und geben die Bühne frei für Arnold Schwarzenegger während einer seiner Vorbereitungen auf einen seiner sieben Mr. Olympia-Siege: »*... als er seine Arme wie ein riesiges Pendel vor- und zurückschwingt, wird klar, dass er körperlich ein anderer Mann ist als der zu Scherzen aufgelegte Kerl, der vor zwei Stunden das Studio betrat. Zum einen ist er schweißgebadet, die welligen braunen Haare kleben an Stirn und Nacken. Zum anderen strahlt er nun eine Ernsthaftigkeit und Zielstrebigkeit aus, die an Obsession zu grenzen scheinen. Die Art, wie er den »Feind«, sei es eine Langhantel oder Klimmzugstange, ins Visier nimmt, auf die Mehrzahl der Gags und Frotzeleien, die durch das schuhkartongroße Studio schwirren, überhaupt nicht reagiert, macht dies deutlich.*«, so ein Teil eines FLEX-Berichtes über Arnold Schwarzeneggers Power-Workout.

Sie sehen: Ein höheres Trainingsvolumen bedeutet nicht weniger Passion und Feuer für den Sport! Ganz im Gegenteil. Nur 100 % Einsatz und Konzentration zählen – auf *allen* Trainingsebenen – das wissen Sie ebenso wie ich.

Wenn Sie einen Muskel besonders trainieren wollen, ist es erlaubt, zwei verschiedene Übungen à 5 Sätze zu absolvieren. Dies sollte dann aber auch ein Muskel mit entsprechender Größe wie z. B. der Brustmuskel sein. Versuchen Sie also bitte nicht, Ihren Kapuzenmuskel mit 10 Sätzen Kurzhantelseitheben oder aufrechtem Langhantelrudern zu »töten«. Auch wenn der Weg mit zwei Übungen für einen Muskel gerne gewählt wird, ist es optimal, wenn eine der beiden ersten Übungen, auch beim Power-Workout, eine komplexe *Grundübung* ist. Die zweite ist somit variabel und kann durchaus auch eine Isolationsübung sein.

Doch aufgepasst bei eigenen »Wochenplanungsexperimenten«! Weder zwei Tage 100 %-RAP, noch zwei Tage 100 %-Power-Workout wären hinsichtlich der Regeneration ohne deutlich erhöhte Übertrainingsgefahr möglich.

Wie finde ich nun den Weg zum »besten Krafttraining«? In meinem Studio sind zahlreiche Volumenanhänger, aber auch »die anderen«, die mit HIT besser fahren ...

Die mentalen Geheimwaffen folgen zwar noch in Kapitel 9 von *Power-Quest*. Doch diese Antwort werde ich Ihnen dennoch sofort liefern. Es stimmt: Sie werden sicherlich in Ihrem Studio früher oder später jemandem begegnen, der auf das eine oder andere Trainingsmodell alleine schwört und *trotzdem* erheblich dickere Arme und sogar mehr Kraft hat als Sie. Vielleicht ist er auch definierter und sogar ausdauernder zugleich. Auch ich platziere mich im Weltcup immer wieder hinter Athleten, die nicht halb so viel Trainings-Know-How besitzen wie ich. Wie kann das sein? Ich nenne es das *Gen X*.

Olympioniken und Weltmeister haben oft eben dieses *Gen X* und das ermöglicht es ihnen, schlicht gigantischer zu sein als alle anderen. Und wenn es nicht dies ist, dann eines dieser Präparate, die unter Verlust jeder Ehrlichkeit gegenüber sich selbst eingenommen werden, um an irgendeiner Stelle im Leben einmal hervorzustechen. Ich habe beides nicht. Weder bin ich der klassische 1,90 m mesomorphe Typ, der im Sportunterricht immer schon alleine wegen seiner Größe überall mitspielte, noch der Steroid- und Eiweiß-Junkie, der trainiert, um Türsteher zu beeindrucken. Ja, ich bin wohl mittlerweile seit Jahren selbst ein Profisportler, der trotz seiner suboptimalen Kraftsport-Veranlagung (siehe Seite 148) mehr geschafft hat, als er es sich als Jugendlicher jemals hätte träumen lassen. Und *wie* habe ich das erreicht? 50 % *Wille* und 50 % *Einsatz* machen *100 %*, meinte kürzlich mein Co-Autor Niels Karwen. *Einsatz* beim Lernen der Prinzipien von Training und Ernährung. *Einsatz* beim Weiterentwickeln und Korrigieren der eigenen Planung. *Einsatz*, um trotz all dieser zu organisierenden Dinge Familie, Freunde und Lebensperspektive nicht außer Acht zu lassen. *Wille*, um nach einer Verletzung nicht das Handtuch zu werfen. *Wille*, mit dem der innere Schweinehund an seinen rechten Platz gerückt wird, wenn das Training keinen Spaß macht. *Wille*, immer auch offen zu bleiben für Kritik und Weiterentwicklung.

> Ich bin wohl mittlerweile seit Jahren selbst ein Sportler, der trotz seiner suboptimalen Veranlagung mehr geschafft hat, als er es sich als Jugendlicher jemals hätte träumen lassen. Auch Sie werden schnell erkennen, welche meiner Trainings- und Wochensysteme die *Ihren* sind! Entwickeln Sie Ihr Potenzial!

Zurück zu den Menschen mit dem magischen *Gen X*. Kann sein, dass diese bei der einen oder anderen wissenschaftlichen Erkenntnis müde mit den Augenbrauen zucken und trotzdem wachsen. Mein Tipp: Kümmern Sie sich nicht darum! Für Sie gilt mit meinen Ansätzen in diesem Buch eines auf alle Fälle: Sie überfordern Ihren Körper *nicht* mit irgendwelchen absurden Trainingsmethoden, die im Widerspruch zum körpereigenen System stehen. *Sie* machen sich die Eigenschaften und Bedürfnisse Ihres Körpers zunutze. Darum ging es in der kompletten *Peak-Trilogie*. Mit dem Körper arbeiten und nicht gegen ihn! *Power-Quest* zeigt Ihnen nun eine praxisgerechte Übersicht aller Wege, zusammen mit deren optimaler *Kombination*. Wie Sie soeben gesehen haben: Sogar HIT bzw. RAP *und* Power-Workouts in einem einzigen Wochenzyklus zu trainieren, ist möglich. Und abwarten: Das »Trainingsplanbuffet« wird in diesem Buch sogar noch reichhaltiger. Egal, ob Sie nun über mehr oder weniger »X-Gene« verfügen. Experimentieren Sie immer wieder aufs Neue. Fordern Sie sich! Lassen Sie Ihren Körper an und über die Grenzen gehen und geben Sie sich die notwendige Zeit zum Dazulernen und auch zur Regeneration. Verfolgen Sie die Fortschritte anhand Ihres Trainings-Logs. Sie werden schnell erkennen, welche meiner Trainings- und Wochensysteme die *Ihren* sind.

Sie haben soeben geschrieben, dass Sie sogar 10 Wochen der zweifelsohne harten Hells-Weeks samt Phase II für möglich halten. Aktiverholung – ist das nicht ein weiteres Kraftsportmärchen erster Güte?

Oh nein! Außer Sie haben das »Kleingedruckte«, wie die meisten hoch motivierten Athleten, »zufällig überlesen«. Noch einmal: Eine lockere Woche mit deutlich reduzierter Trainingsintensität, alle vier bis sechs Wochen, werden Sie in allen Plänen in diesem Buch, auch in meinen eigenen, als Grundprinzip entdecken. Tun Sie sich den Gefallen und halten Sie sich daran. Doch fürs Erste: speziell die Zeit nach dem Training ist *essenziell*!

Clarence Bass schreibt in *Ripped 2*, dass wenn er auch nur eine Stunde mit dem regenerativen Walk wartet, dies bereits Auswirkungen auf die Regeneration bis zur nächsten Einheit hat. Selbst direkt vor Wettkämpfen behielt er – wie zahlreiche andere Profis auch – sein regeneratives Bewegungspensum bei. Manche, von Bodybuildern veröffentlichten »Vorbereitungspläne«, habe ich nie verstanden. Keinerlei Belastung für die letzten drei Tage vor dem Bewerb ... Sogar »nur noch schlafen und nur alle drei Stunden aufstehen, um was zu essen oder das hauseigene Solarium zu genießen« durfte ich lesen. Ich wäre mit Sicherheit krankenhausreif statt weltcupfit! Da halte ich es doch lieber wie die »Bewegungsjunkies« Clarence Bass oder auch Lee Priest. Für beide gilt dasselbe Credo: »Bringe deinen Körper *niemals* aus dem Gleichgewicht. Vor allem nicht vor dem Tag X!« Lee Priest meint sogar: *»Ich absolviere vor wichtigen Bewerbs-Wochenenden am Freitagnachmittag noch eine letzte, lockere Kardioeinheit. Es tut mir gut – ich fühle mich geschmeidig und fit hinterher.«* ... Also: *Never* change a running system!

Eine *lockere Woche* mit deutlich reduzierter Trainingsintensität, alle 4–5 Wochen, werden Sie in allen Plänen in diesem Buch, auch in meinen eigenen, als Grundprinzip entdecken. Tun Sie sich den Gefallen und halten Sie sich daran.

Auch ich kannte im allerersten Jahr als Leistungssportler nur zwei »Betriebszustände«: Entweder 100 % »Action« also hartes Training, oder passives Nichtstun. Als ich dies durch einen aktiveren Peak-Lifestyle änderte, explodierte mein Leistungsniveau förmlich! Speziell die Schlafqualität nach den Trainingstagen, für mich nach wie vor *der* Regenerationsfaktor Nr. 1, verbesserte sich schlagartig. Und zwar von »fast durchgemacht« auf »9 Stunden Babyschlaf«, inzwischen selbst nach Peak-Tagen – im Ernst! Weitere Nebeneffekte: Weniger Ruhetage, höhere Belastbarkeit, nicht nur im Training und ... Sie haben es erraten: Eine 100 %ig optimierte Fettverbrennung!

Wie wichtig ist denn nun das Trainings-Log? Wozu dient eine spezielle Software wie die Peak-Log-Trainingstagebuch-Software?

»Nach Gefühl fliegen nur Vögel!«, so der Kommentar einer meiner Fluglehrer bei meiner Pilotenausbildung. Das Schlagwort »Körpergefühl« fiel gerade bei der Ernährungsbeschreibung mehrfach.
Seit dem Jahr 2000 führe ich fast lückenlos in digitaler Form am PC Buch über mein Training, meine Ernährung und auch meine mentalen Fortschritte. Natürlich verzeichne ich auch Laborwerte, die Schlafqualität, sowie regenerative Aktivitäten, etc. Alles in kurzer, aber aussagekräftiger Form. Eben so, dass ich mich an die entscheidenden Tage wieder *erinnern* kann. Und zwar dann, wenn ich in vergangenen, erfolgreichen *Peak-Phasen* nach deren Erfolgsrezepten und -details recherchiere. Gemeinsam mit meinem Erfolgs-Journal, bin ich mittlerweile sicher, dass ich damit schon oft das entscheidende Quäntchen *mehr* erreichte.

Sie erwähnten es soeben: Was hat es nun mit dem Erfolgs-Journal auf sich?

Erfolgreiche in allen Lebensbereichen haben in den allermeisten Fällen eines gemeinsam: Ein Journal, mit dem sie ihre Entwicklung dokumentieren, sie überprüfen und gegebenenfalls entsprechend *positive Kurskorrekturen* vornehmen können.

Wenn Ihr Leben es wert ist, gelebt *zu werden, dann ist es auch wert,* dokumentiert *zu werden.* — **Anthony Robbins, amerikanischer Erfolgs-Coach und NLP-Trainer**

Meine Meinung in Bezug auf ein solches Erfolgs-Journal ist sonnenklar, seit ich vor mehreren Jahren ein fesselndes Seminar eines ganz speziellen Trainers besuchen durfte: Money-Coach Bodo Schäfer erklärte der Gruppe absolut begeistert: *»Sie verdienen 20 % mehr, wenn Sie ein Jahr lang konsequent diese fünf Minuten Schreib-*

arbeit pro Tag für sich selbst investieren.« Das Argument »mehr Geld« war für mich nur Nebenmotivation. Doch es stimmte. Das Beste für mich: Ich steigerte nicht nur, wie prophezeit, nach zwölf Monaten meine Umsätze um weit über 20 %, sondern war definitiv erfolgreicher in *allen* Lebensbereichen. Meine sportliche Laufbahn steuerte binnen weniger Monate langsam aber sicher einer Profilaufbahn entgegen! Glauben Sie mir ruhig: Das Führen eines Erfolgs-Journals ist eines der wirkungsvollsten und dabei einfachsten Werkzeuge auf dem Weg zum Erfolg. Seine Kraft gleicht tatsächlich einem kleinen, täglichen Wunder.

Erfolge motivieren zu größeren Zielen und indem Sie Ihre Erfolge aufschreiben, erhöhen Sie Ihren Selbstwert. Sie werden sich Ihrer Stärken bewusst und können diese effektiver einsetzen.
Selbstvertrauen bildet die Grundlage für ein erfülltes Leben. Erfolgsmenschen wissen dies und *handeln* entsprechend. »Es ist einfach, erfolgsbringende Gewohnheiten, wie das Führen eines Erfolgsjournals zur täglichen Routine werden zu lassen. Genau so einfach ist es jedoch auch, diese wirkungsvolle Technik einfach nicht auszuführen. Es liegt an Ihnen.«, auch dieser Satz stammt aus dem für mich einmalig wegweisenden, rückblickend gesehen wohl unbezahlbaren Seminar von Bodo Schäfer. Und ja: Auch dieser Grundsatz ging mir selbst bereits wenige Tage nach dem Lehrgang, aufgrund erster, handfester Erfolge in Fleisch und Blut über. Noch einmal: Selbstvertrauen ist *die* felsenfeste Basis für ein *Siegerleben*!

Was dieses »Wunder-Journal« nun ist? Freuen Sie sich auf ein »Buch«, das ausschließlich *ein* Thema hat: Sie selbst! Ja, Sie und Ihre persönlichen Erfolge. Ein Buch, das Ihnen Tag für Tag zeigt, was Sie schon erreicht haben und was Sie noch erreichen können. Das ist Ihr Erfolgs-Journal, mit dem Sie gezielt und sicher Ihr Selbstvertrauen aufbauen, stärken und zur Grundlage Ihres persönlichen Erfolgs machen. Starten Sie am besten noch heute!

Mein Praxistipp: Ein leerer Terminplaner in der Küche. Jedes mal vor dem Kämpfer-Dinner notieren Sie in kurzen, positiven aber konkreten Stichworten genau folgendes: *fünf*, ausschließlich *positive Ereignisse* aus allen Lebensbereichen. Sie haben richtig gelesen. Es geht nicht nur um Ihr Training. Schließlich beziehen Sie Ihre Lebensfreude, wie ich selbst, hoffentlich auch als 100 %-Peak-Athlet noch aus anderen Quellen. Also: Egal, ob Sie Ihren Chef beeindruckt, einem Freund geholfen, Ihre Disziplin bewiesen, oder eben ein persönlicher Rekord den Peak-Tag zum absoluten HIT machte ☺. Übrigens: »Glück gehabt« gibt's nicht – das waren alles zu 100 % *Sie* – also *sofort* notieren! Einfach in kurzen Stichworten *aufschreiben* und noch einmal in Gedanken genussvoll Revue passieren lassen. Journalbuch zu und Mahlzeit! Sie werden sehen ... Ihr persönliches Wunder und der damit verbundene Sprung in die nächste Dimension ist nahe!

Sind zwei oder sogar drei Workouts täglich möglich und produktiv? Arnold Schwarzenegger oder auch die sagenumwobenen bulgarischen Gewichtheber schreiben diesem System ihre Erfolge zu. Ist dies nun auch für mich ein möglicher Weg zum Erfolg? Als Student hätte ich die Zeit dazu ... Aber ist dies auch zielführend? Was meinen Sie?

»Wie viel Training ist wirklich gut für mich?« – eine *der* großen Fragen, die jeder Athlet, vom Vollprofi bis zum Neueinsteiger, kennt. Schließlich will jeder Einzelne nur eines: Das Beste aus sich herausholen.

Gerade im Kraftsport, kann genau dieses *Mehr*engagement jedoch zu ernsthaften Problemen führen. Wenn die Trainingswut im Übertraining endet, bedeutet dies für einen Athleten oft das wochenlange Aus. Mehr zu Übertraining finden Sie im nächsten Unterkapitel. Lesen Sie dieses bitte unbedingt gleich im Anschluß.

Topfit und gesund durch mehrere, hoch intensive Einheiten pro Tag?
Das System mit mehreren Workouts täglich kam erstmals ins Gespräch, als der Erfolgscoach Rudolph Plukfelder von seinen Trainerkollegen darauf angesprochen wurde, dass er seinen Schützling David Rigert »in den Tod treiben würde!«. Was war passiert? Plukfelder fühlte sich verständlicherweise vor den Kopf gestoßen, ging der Sache auf den Grund und stellte seinen Coachie zur Rede. Als er dann erkannte, dass sich David heimlich in der Nacht in den Trainingsraum schlich, um täglich eine *Extra*einheit hartes Krafttraining einzulegen, war sofort eine ärztliche Untersuchung seines Schützlings fällig. Doch diese wiederum attestierte dem jungen Athleten beste leistungsdiagnostische Werte!

> Das »Winning System« eines »jungen wilden« Gewichthebers: David Rigert schlich heimlich in der Nacht ein zweites Mal in den Trainingsraum. Eine ärztliche Untersuchung attestierte dem jungen Athleten jedoch beste, leistungsdiagnostische Werte!

Es war also in keinster Weise so, dass David Rigert irgendwelche Probleme mit diesem Trainingssystem hatte. Der weitere Verlauf dieser Zusammenarbeit von Plukfelder und Rigert brachte ersterem den Guru-Status im internationalen Trainerlager und dem Athleten David Rigert zahlreiche, hochkarätige Erfolge. 1970 wurde er als Gewichtheber in die Nationalmannschaft der Sowjetunion aufgenommen. Den Rest der Geschichte? Fragen Sie Wikipedia. Allein seine WM- und EM-Titel würde ich hier aus Platzgründen kaum unterbringen.

Sie haben es bereits in Ihrer Frage erwähnt. Nicht nur Arnold Schwarzenegger und die »Bulgaren«. Auch der Mr. Olympia 2007 Jay Cutler sowie sein jahrelang härtester Konkurrent Ronnie Coleman, Bruce Lee und zahlreiche Athleten aus meinem

Bekanntenkreis ... Ich sage nur: Die Intensität ist *das* Kriterium. »Lieber eine Spur über- als untertrainiert«, war eine der Lieblingsaussagen der eben erwähnten Kampfsportlegende Lee. Auch Weltcupsieger Andreas Bindhammer schließt sich dieser Meinung in einem Podcast auf Power-Quest.cc an: *»Gerade in Aufbauphasen ist ein dosiertes Übertraining zumeist sinnvoll. Sofern ich mich auf den Bewerb hin wieder erhole: Lieber eine Spur zu viel! Viele Athleten verweichlichen sich in meinen Augen durch die dauernde Zurückhaltung. So entfesseln sie jedoch niemals ihr wahres Potenzial!«* Als ich letztlich von einem Coachie auf dieses heiße Thema angesprochen wurde, was effektiver ist, stimmte ich all dem absolut zu. Werfen Sie ruhig an dieser Stelle einen Blick in meine Tagespläne auf Seite 182. Ja, auch ich selbst fühle mich am fittesten, wenn ich zwei- bis dreimal pro Tag trainiere, anstatt zweimal pro Woche! Auch Sie werden gleich sehen: Der Himmel ist die Grenze. Je nach Tagesplanung und Veranlagung. Richtig gelesen! Nicht nur zwei, sondern sogar *drei* Einheiten täglich sind bei entsprechender Strategie im Hochleistungssport nicht nur möglich, sondern auch notwendig und sinnvoll! Bevor Sie nun gleich (über)motiviert losstarten: Bitte *weiterlesen*.

Erfolg oder Misserfolg, es liegt in Ihren Händen!

Also ... Wo liegt nun aber die Grenze zwischen Erfolg und Misserfolg, zwischen maximaler Trainingsleistung samt Wettkampfperformance und dem angeschlagenen, übertrainierten Organismus? Der Unterschied ist in einem Wort auf den Punkt gebracht und gilt für jeden Athleten – egal ob Vollprofi oder Hobbysportler: *Trainingsdisziplin*!

Zwei oder sogar drei Einheiten pro Tag *können* sehr effektiv sein – aber die Kunst an diesem Trainingssystem liegt weniger im eigentlichen Workout bzw. *den* Workouts, sondern vielmehr in der gezielten und optimierten *Regeneration*. Diese darf niemals zu kurz kommen!

In der Praxis verlangt dies von jedem Athleten, der dieses System praktiziert, ein gewisses Gefühl für sich selbst. Trainingswut führt definitiv in die falsche Richtung und garantiert zum Misserfolg. Auch manche meiner Coachies bewiesen mir hier klar: Trotz teilweise hervorragender Trainingsleistungen an mehreren Einheiten pro Tag waren sie bereits nach den ersten Wochen schnell überfordert. Der Grund war immer wieder derselbe: Ernährung, Supplementierung, doch vor allem aktive Regeneration und die passive Ruhe, ja der *Schlaf*: Im Gegensatz zu meinen auch in diesen Bereichen professionell geplanten Tagen, kamen diese Komponenten bei ihnen leider zu kurz. Wenn Sie sich die Zeit für mehr Training nehmen wollen – toll! Aber gönnen Sie Ihrem Körper auch das *mehr* an Profitum außerhalb des Gym? Denken Sie darüber nach, *bevor* Sie die Pläne in diesem Kapitel umsetzen. Doch dazu gleich noch mehr.

Regeln wie »keine Einheit darf länger sein als 30 Minuten«, eine Verallgemeinerung wie sie in vielen Trainingslehrbüchern zu finden ist, sind also grundsätzlich kein garantierter Weg zum Erfolg?

Sicher nicht! Mit solchen »Einschränkungen« kann der Schuss sogar besonders schnell nach hinten los gehen. Gerade für unerfahrene Athleten heißt es hier »*mehr* Wissen ist Macht«! Solche »Hausnummern-Regeln« sind in meinen Augen bestenfalls ein Schutz vor groben Fehlern. Doch langfristig gilt: Zuerst nachdenken und *planen*, dann trainieren! Denn bei der »30-Minuten-Regel« wird beispielsweise auf die Trainingsintensität und die allgemeine physische Grundverfassung bzw. -konditionierung keine Rücksicht genommen.

Aber klar: Ich werde das Geheimnis gleich lüften. Sie lesen schließlich ein Buch von einem Profi für Profi-Peak-Athleten und möchten *alles* erfahren. Dies ist Ihr gutes Recht. Aber noch einmal ausdrücklich: Sie brauchen beim nun beschriebenen Trainings-System nicht nur *Zeit,* um erfolgreich zu sein, sondern vor allem *Gefühl* für Training *und* Regeneration.

Sie lesen ein Buch von einem Profi für Profi-Peak-Athleten. Doch Vorsicht! Sie brauchen bei diesem System nicht nur Zeit um erfolgreich zu sein, sondern vor allem *Gefühl* für Training *und* Regeneration.

Starten Sie sofort – aber lassen Sie sich mit der Rekordjagd noch etwas Zeit!
Bevor die ersten konkreten Pläne folgen: Ich empfehle Ihnen, wenn Sie sich zu einem Versuch mit diesem Workout-System entschließen, eine Übergangsphase von ca. zwei Wochen einzulegen. Halten Sie sich in dieser Zeit an folgende Vorgaben: Sie trainieren an 3 Tagen, jeweils 2 Einheiten von jeweils 30 Minuten und einer maximalen Intensität von 60–70 % Ihres Maximums. Sinn der Sache ist hier aber nicht, dass ich Sie »möglichst kurz halte«, sondern dass Sie spüren, wie Ihr Körper und Ihr gesamter Organismus auf die neue Trainingsbelastung *reagiert*.
Der Grund für die *Übergangsphase* ist folgender: Sie sollen selbst *erfühlen*, wie es Ihnen damit geht. Dieses System kann nur funktionieren, wenn jeder Athlet, egal welcher Leistungsklasse, das gewisse Selbstgefühl entwickelt, um in Folge seine Leistung steigern zu können, ohne ein regeneratives Defizit zu riskieren. Ein Patent-Rezept gibt es nicht, kein Trainer kann dies garantieren, nur ein zu sich selbst *ehrlicher* Athlet wird damit Erfolg haben!

Anschließend kann der Trainingsumfang und vor allem die Trainingsintensität schrittweise erhöht werden. Die Obergrenze der Ausweitung der Trainingseinheiten liegt für mich selbst bei durchschnittlich maximal drei Einheiten, à 60 bis 120 Minuten an vier Tagen pro Woche. Das ist derzeit auch für mich als Vollprofi mein absolutes *Limit*. Dies erkennen Sie auch in meinen Tagesplänen ab Seite 182. Es mag einzelne Ausnahmeathleten geben, die ein noch wesentlich höheres Trainingspensum verkraften. Wenn Sie auch dazu gehören: Gratulation! Doch denken Sie vor allem an *sich*, Ihre berufliche Situation und Ihr *Leben*. Was ist langfristig möglich und realistisch? Nur das zählt! Ist ein Athlet auf seinem individuell unterschiedlichen Maximum-Niveau angekommen, steht *aktive Regeneration* jedoch unbedingt an der Tagesordnung. Spaziergänge, lockeres Laufen und andere, »entspannt moderate« Kardio-Einheiten, sind somit nicht nur an Ruhetagen Fixpunkte auf allen Ihren Trainingsplänen in diesem Kapitel.

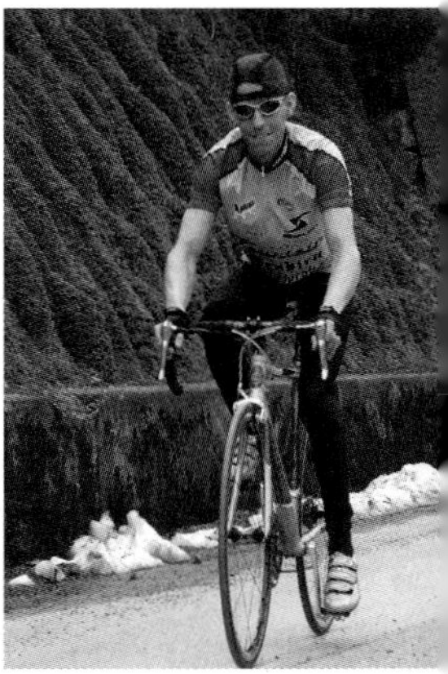

Disziplinierte und professionell durchgeführte aktive und passive Regeneration ist ein Muss bei mehreren intensiven Krafttrainingseinheiten pro Tag.

Warum? Dazu ein kurzes Beispiel:
Ich habe in meinen ersten Jahren im Leistungssport bereits meinen Regenerationszustand langfristig mittels Ruhepulsmessung überwacht. Nach einem intensiven Trainingstag ist freilich am nächsten Morgen ein erhöhter Ruhepuls festzustellen. Dies liegt, einfach gesagt, an der Regenerationstätigkeit des Organismus. Ist dieser nachfolgende Tag ein absoluter Ruhetag, ohne jegliche Aktivität, war oft sogar ein nochmaliger Anstieg des Ruhepulses am nächsten Tag angesagt. Hingegen mit nur einer halben Stunde lockerem Kardio fällt, oder hält sich der Puls in dieser zweiten Nacht! Mehr zur »Sofortaktiverholung« finden Sie auf Seite 207.

Und nicht nur das: Ob Stretching, pünktliches und hochwertiges Kämpfer-Dinner, Bäder, ProVib-Vibrationsplatte oder einfach in Ruhe ein Buch lesen. Sie haben es erraten: Alles, die Regeneration fördernde Aktionen, die an den Ruhetagen *statt* dem intensiven Training meinen Terminkalender mit verbindlichen Terminen mit mir selbst teilweise füllen. Sie sehen: Profi sein heißt 24 Stunden pro Tag den Sport leben und endet nicht an der Ausgangstüre des GYM!

Ist ein Athlet auf seinem individuellen Maximum-Niveau angekommen, steht forcierte, *aktive Regeneration* an der Tagesordnung. Profi sein heißt 24 Stunden pro Tag den Sport leben und endet nicht an der Ausgangstüre des GYM!

Wie gesagt: Ich bin Student, habe die Zeit und kann es mir einrichten. Also zurück zum definitiven Start. Sie meinten soeben, moderat einsteigen und dann phasenweise steigern. Also periodisieren auch Sie Ihr Training für den maximalen Erfolg?

Absolut. Auch ich starte jede neue Saison mit kontrollierten Einheiten nach dem Grundsatz *Training zum Erfolg*. Dies bedeutet immer: *Reserve* für den Peak! Was somit auch für Sie ebenfalls zu diesem Trainingssystem gehört, ist eine wohl überlegte *Periodisierung*. Dieses System über Monate, ohne lockere Wochen der strategischen Dekonditionierung, durchzuziehen, führt geradewegs in eine Sackgasse. Über den gezielten Einsatz dieser aktiven Regenerationstage haben Sie ja soeben auf Seite 87 gelesen. Weitere Details dazu folgen übrigens auf Seite 207.

Und ja, ich weiß: Über Periodisierung schrieb ich bereits auf Seite 36. Doch diesmal ist hier noch mehr Fingerspitzengefühl gefragt. Schließlich handelt es sich um ein, zugegeben recht komplexes Konzept aus dem Hochleistungssport. Sie wollen *alles* – also antworte ich auch entsprechend. Doch immer eins nach dem anderen: Grundsätzlich sind zwei Grundschemen durchführbar. Entweder wechseln sich immer drei schwere Wochen mit einer lockeren ab, oder aber das System ist Bestandteil einer längerfristigen Periodisierung. So könnte eine ca. vier bis sechs Wochen andauernde Intensivperiode für eine Aufbauphase verwendet werden. Um eine solche, sehr fordernde Periode jedoch erfolgreich, also *stärker*, beenden zu können, sollten Sie Ihrem Körper nicht nur die Zeit zum Regenerieren einräumen, sondern zusätzlich die Zeit zum *Wachsen*! Auch zu diesem zweiten, wohl essenziellen Aspekt ist der Weg zum Erfolg im gleich folgenden Kapitel versteckt. Darum ist *wie* Sie trainieren so wichtig für Ihre konstanten Fortschritte. Wenn Sie sich für den Grundsatz »So oft wie möglich« entscheiden, ist dieser mit »so *frisch* wie möglich« zu ergänzen!

> Sie sollten Ihrem Körper nicht nur die Zeit zum Regenerieren einräumen, sondern zusätzlich die Zeit zum *Wachsen*. Wenn Sie sich für den Grundsatz »So oft wie möglich« entscheiden, ist dieser mit »so *frisch* wie möglich« zu ergänzen!

Dies bedeutet, dass die Trainingsintensität auf maximal 70 bis 90 % limitiert wird, dafür aber mehrere Sätze absolviert werden. Muskelversagen hat hier absolut nichts verloren – hoch-laktazide »HIT-bis-ans-Limit-und-darüber-hinaus-Einheiten« sind regenerativ nicht mehr wegzustecken und das Regenerationsdefizit nimmt rasch seinen Lauf! Meine Wochenplanung in einer solchen Periodisierung enthält daher grundsätzlich zwei aufeinander folgende Ruhetage mit aktiver Regeneration. Dazu folgen gleich noch entsprechende Beispielpläne. Auch ich selbst durfte dieses *Optimum* im Verlauf der vergangenen Saison für mich finden. Sie werden es im nächsten Kapitel sehen: Schritt für Schritt näherte ich mich *Ihrem Power-Quest-Idealplan* und meine erfolgreichsten Wettkampfergebnisse folgten postwendend!

Wiederholungszahlen zwischen acht und zwölf empfehle ich Ihnen bei den *ausgewogenen Einheiten* für beide Workouts. Ich weiß: Eine, für Profis unter Ihnen, große Bandbreite. Doch richten Sie sich, speziell in den ersten Wochen nach Ihrem Körpergefühl und variieren Sie je nach Übung. *Instinktivtraining* ist das Schlüsselwort zum Erfolg. Natürlich bei der angesprochenen Zurückhaltung, was die Trainingsintensität angeht.

Ab Woche drei kommen die nun gleich im Anschluss beschriebenen Intensivtage zum Zug. Die Wiederholungszahlen für diese Einheiten? **Bitte orientieren Sie sich an den Vorgaben im HIT-, RAP-, bzw. im Power-Workout-Kapitel auf den Seiten 26, 137 und 84.**

Die Satzzahl richtet sich bei mir übrigens bei allen in diesem Kapitel beschriebenen Techniken nach meiner Auffassung des HIT-Prinzips. Ich habe bereits auf Seite 26 darüber geschrieben. Möglich, dass ich ausnahmsweise bei einer Übung vier Arbeitssätze benötige, um das Gefühl des *idealen Satzes* gefunden zu haben. Normalerweise ist aber bei mir durchschnittlich bei Satz drei *Schluss*. Wichtig: *Training zum Erfolg* bedeutet, ein erfolgreicher Abschluss jeder Übung mit dem guten Gefühl: »Ich war stark und nächstes Mal geht noch mehr!«
Was **die Übungsanzahl** angeht? Orientieren Sie sich an der *Power-Workout-Tabelle* auf Seite 84. Es geht nicht darum, Ihren Tag zu *überfüllen*. Nehmen Sie Ihr normales Tagespensum und *splitten* Sie dies über den Tag, bzw. die Woche. Sollten Sie sich mit der Zeit unterfordert fühlen: Abwarten. Sie werden gleich sehen: HIIT gibt's auch noch in Ihren Wochenplänen ☺ – beim Krafttraining zählt immer noch die *Qualität*, nicht der Umfang – auch bei mehreren Einheiten täglich! Mein Tipp für den erfolgreichen Einstieg: Arbeiten Sie sich langsam von zwei Übungen à drei moderaten Arbeitssätzen hoch. Das obere, sinnvolle Limit sind fünf Übungen à drei Sätze (Gesamt also maximal 15 Arbeitssätze).
Die Trainingszeit? Ich sage nur: »Individueller Biorhythmus«. Wir sprechen hier von Profisport. Wenn Sie mehrere Einheiten pro Tag trainieren, sind Sie *Hochleistungsathlet* und Punkt. Dies bedeutet: Nutzen Sie Ihren Tag, finden Sie jene Phasen, in denen Sie körperliche Höchstleistungen erbringen wollen und suchen Sie auch nach den Pausen. Diese gehören natürlich zu den anderen, elementaren Inhalten des Lebens. Körperliche Entspannung schließt übrigens geistige Höchstleistungen nicht aus – ganz im Gegenteil: Dies kann ich aus erster Hand bestätigen. Mein Praxistipp für den Einstieg, welche ich auch in den Tagesplänen weltbekannter Trainer und deren Athleten immer wieder vorfand: Vier bis sechs Stunden Pause, wenn zwei effektive Einheiten pro Tag das Ziel sind. Zwei bis vier Stunden Pause bei drei Workouts.

Halten Sie einen Split für ideal, also z. B. morgens Beuger- und abends Streckermuskulatur oder besser zweimal dasselbe Programm pro Tag?

Ich habe bereits viel probiert, experimentiert und mit meinen Betreuern diskutiert. Das dürfen Sie mir glauben. Meine, aus momentaner Sicht ideale Strategie ist somit etwas ausgefeilter: Ja, sogar strategisch geplantes Splitten über die *Woche* ist mit äußerster Vorsicht zu genießen. Dazu noch mehr auf Seite 169. Doch glauben Sie mir: Diese Trainingsform an einem *einzelnen Tag* anzuwenden, führt schnell zum mehrfach erwähnten »zuviel des Guten«. Besser: Zwei Mal am Tag *dieselbe*

Muskelpartie trainieren. Auch eine meiner eigenen, favorisierten Methoden in Aufbauphasen. Wenn Sie am Morgen eine intensivere Einheit mit höherem Gewicht und weniger Wiederholungen einlegen, können Sie am Abend dieselben Partien mit weniger Gewicht und höheren Wiederholungszahlen nochmals attackieren. Die Intensität bei dieser zweiten Einheit sollte, in den ersten zwei Wochen, bei maximal ca. 60 % Ihrer möglichen Leistungsgrenze liegen. Für erfahrene und fortgeschrittene Athleten bietet sich hier an den hochintensiven Tagen Ihrer Split-Wochenpläne Folgendes an: HIT- bzw. RAP-System in Einheit eins. Anschließend kommt ein dosiertes Volumen- bzw. Power-Workout in der zweiten Einheit zum Einsatz. Auch ich selbst gehe genau so vor, wie Sie in meinen Tagesplänen ab Seite 182 sehen. Was mit der dritten Einheit geschieht, folgt übrigens in der Detailbeschreibung zu den gleich folgenden Wochenplänen. Doch fürs erste bedeutet dies für Sie, was die alles entscheidende *Trainingsintensität* betrifft, konkret: Zwölf Wiederholungen wären »drin«, Sie beenden aber z. B. in Ihrer zweiten Einheit den Satz frisch und souverän bei der achten. Zusätzlich könnten Sie im Sinne einer aktiven Regeneration noch 15 bis 20 Minuten locker laufen, oder eine Stunde spazieren gehen, um diese optimal einzuleiten. Idealerweise gilt es hier, den Oberkörper mit in die »Bewegungs-Massage« zu integrieren: Also Concept 2 Rudererergometer, Stepper oder auch lockeres Schwimmen ... Sie dürfen wählen – aber halten Sie sich daran ☺.

Für alle Peak-Athleten unter Ihnen, die es nun ganz genau wissen wollen: Das morgendliche kurz-knackige HIT fordert *alle* Fasern, inklusive die für das Wachstum wichtigen, hochschwelligen, motorischen Einheiten Ihrer Typ II-Fasern. Diese Fasern ermöglichen, übrigens entsprechend entwickelt, auch die höchsten »Strandbadkörperqualitäten«. Abends, wenn Sie dann nochmals dieselben Muskelpartien mit moderatem Gewicht, aber mehreren Wiederholungen und Sätzen im Volumensystem fordern, verändert sich bei jedem Satz die Faserrekrutierung und Sie reizen trotz der geringeren Intensität nochmals die hochschwelligen Muskelfasern. Mein Betreuer Julius Benkö bringt es auf den Punkt: »Sie haben Ihren Muskel mit diesem System komplett *durchtrainiert*. Jede einzelne Muskelfaser erfährt einen qualitativen Wachstumsreiz. Voraussetzung ist jedoch auch hier ein qualitativer *Reiz* auf die beim ersten Workout noch nicht zu sehr ermüdeten Muskelfasern. Selbst in d*er zweiten Einheit*. Die Regenerationsansprüche steigen natürlich, egal wie intelligent Ihr System auch sein mag. Deshalb auch die höheren Ansprüche an die Erholungsdisziplin des Athleten!«

HIT- bzw. RAP-System in Einheit eins. Anschließend ein dosiertes Volumen- bzw. Power-Workout in der zweiten Einheit. Cand. Med. Julius Benkö bringt es auf den Punkt: »Sie haben Ihren Muskel mit diesem System komplett *durchtrainiert*.«

Solchen Tagen sollten Sie dann unbedingt auch wieder lockere folgen lassen, oder in der Wochenperiodisierung zwei anschließende Ruhetage einlegen.

Noch einmal kurz wiederholt: Ein möglicher Wochen-Trainingsplan für einen sicheren Einstieg wäre somit in den ersten zwei Wochen:

1. Tag	2 ausgewogene Einheiten (60–70 % Intensität) mit regenerativem Kardio
2. Tag	lockeres Kardio
3. Tag	2 ausgewogene Einheiten (60–70 % Intensität) mit regenerativem Kardio
4. Tag	lockeres Kardio
5. Tag	2 ausgewogene Einheiten (60–70 % Intensität) mit regenerativem Kardio
6. und 7. Tag	jeweils *aktive Ruhe*!

Dann darf die Sache natürlich entsprechend intensiviert werden.
Meine Empfehlung für die Wochen drei bis acht:

1. Tag	2 ausgewogene Einheiten (70–80 % Intensität) mit HIIT und regenerativem Kardio
2. Tag	lockeres Kardio
3. Tag	2 ausgewogene Einheiten (70–80 % Intensität) mit regenerativem Kardio
4. Tag	lockeres Kardio
5. Tag	2 intensivere Einheiten (morgens 90 %, abends 80 %) mit regenerativem Kardio
6. und 7. Tag	jeweils *aktive Ruhe*!

Die Grundsätze des Satz-, Wiederholungs- und Pausenregime kennen Sie, wie erwähnt, bereits. Die Anzahl von Übungen aufzustocken, ist während dieser ersten zwei Monate in meinen Augen nicht notwendig. HIIT und die gesteigerte Intensität sorgen ab Woche drei für eine ausreichende Ausbelastung und somit für die entsprechenden Wachstumsreize.

Nach einer lockeren Woche strategischer Dekonditionierung, also mit maximal 50 % der ansonsten üblichen Intensitäten und Umfänge, gibt's hier noch eine High-End-Version. Der Wochenplan für fortgeschrittene Peak-Athleten. Achten Sie auf Ihre Regenerationsfaktoren bzw. Anzeichen von Übertraining. Erfahrungsgemäß ist, wie beschrieben, spätestens nach den ersten acht Trainingswochen alle drei Wochen eine lockere Regenerationswoche fällig. Wenn Sie das erste Mal nach diesem System trainieren, kann dies jedoch sogar schon nach 14 Tagen der Fall sein.

1. Tag	2 intensivere Einheiten (80–90 %) mit anschließendem HIIT und regenerativem Kardio
2. Tag	lockeres Kardio
3. Tag	3 ausgewogene Einheiten (70–80 %) mit regenerativem Kardio
4. Tag	2 intensivere Einheiten (morgens 90 %, abends 80 %) mit anschließendem HIIT und regenerativem Kardio
5. Tag	3 ausgewogene Einheiten (70–80 %) mit regenerativem Kardio
6. + 7. Tag	jeweils *aktive Ruhe*!

Das Limit: Der Profiplan

Für alle Profis unter Ihnen, welche sich zeitlich und organisatorisch nun noch eine »Zugabe« in Form einer dritten Einheit gönnen wollen: Bei der dritten Krafttrainingseinheit wählen Sie übrigens, was Intensität und Umfang angeht, eine Zwischenform des oben beschriebenen: morgens Schnell- bzw. Maximalkraft, mittags kontrollierte Rohkraft und abends Kraftausdauer mit höheren Wiederholungszahlen – ist ein bewährtes Rezept aus dem Hochleistungssport. Erraten: Dieser Plan entspricht schematisch skizziert meinem eigenen, momentanen Limit in hoch intensiven Aufbauphasen. Auch die Trainingspläne zahlreicher Leistungssportler aus meinem Bekanntenkreis decken sich mit dieser »Obergrenze«.

Manchen »Vollprofis« schwebt jetzt vielleicht noch ein etwas »optimierterer« Wochenplan vor: Warum nicht die HIIT auf einen eigenen Tag legen? Vielleicht sogar auf einen Ruhetag? Da ist es doch eh immer so fad! Vergessen Sie es! Ich habe es in einer »Experimentierwoche« im Winter 2006/07 versucht und es funktioniert definitiv *nicht*. Mein CPK-Wert lag 24 Stunden nach dem HIIT genau so hoch, wie bei einer Messung direkt vor der Einheit. Dies beweist zwei Fakten: Erstens ist zwar ein harter, muskelerhaltender Reiz gegeben ... *aber* – und hier die schlechte Nachricht: Die Regeneration wurde quasi gestoppt. Sie sind Kraftsportler. Ein zusätzlicher Ruhetag für Ihr HIIT ist nicht drin und Ausdauertraining an Erholungstagen macht Sie *müde*! An diesen Tagen sollten Sie Ihrem Körper tatsächlich die notwendige, völlige Erholung gönnen. Lockere Bewegung ist bei mir das Höchste der Gefühle. Details dazu folgen noch auf Seite 207. Glauben Sie mir: Es funktioniert optimal. Nach meinem System!

Mit diesem Plan ist auch widerlegt, dass ein bis zu *drei* Einheiten pro Tag im Tagesplan mehr Trainingszeit mit sich bringen. In meinen Tagesplänen, welche ich auf Seite 182 erstmals in diesem Buch detailliert beschreibe, sehen Sie eben dies: Bis zu *drei* Haupteinheiten sind sehr wohl möglich! Doch gerade aufgrund meiner jüngsten Erfahrungen im Herbst 2007 kann ich klar bestätigen: Mehr »Tagessplit« führt effektiv zu mehr Qualität, Konzentration auf weniger Inhalte und so in Summe sogar zu *weniger* Trainingszeit. Es bleibt mir genug Zeit für Arbeit, Freunde, Schlaf und das *Leben*. Alles eine Frage der Einteilung und der Prioritätensetzung. Zwei Einheiten pro Tag sind in meinen Augen auch für normal Berufstätige durchaus realistisch. Wer sich die Tagesfreizeit einteilen kann, »bilanziert« die Woche mit ca. sechs Trainingsstunden und gönnt sich natürlich nebenbei noch genügend frische Luft und Ausgleich! Selbst in meinem Fall: Natürlich sind entsprechende Fokussierung, die perfekten Trainingsmöglichkeiten und Top-Organisation mit kurzen Wegzeiten absolute Voraussetzung. Doch ca. 4,5 bis 5 Stunden Training pro Tag an 4 Trainingstagen? In meinen Augen auch für einen Vollprofi *genug*. Und nicht vergessen: Ich spreche von meinem *Hauptberuf*!

Zwei Trainingseinheiten pro Tag und dennoch genug Zeit für Arbeit, Freunde, Schlaf und das *Leben*? Alles eine Frage der Einteilung und Prioritätensetzung. Wer sich die Tagesfreizeit einteilen kann, »bilanziert« die Woche mit ca. sechs Trainingsstunden und gönnt sich natürlich nebenbei noch genügend frische Luft und Ausgleich!

Trainingsdisziplin heißt aber auch: Sich nicht auspowern – und bedeutet auf wirklich *allen* Ebenen professionell und effektiv zu agieren! Und jetzt wie erwähnt: Bitte *sofort* weiterlesen, denn keine Medaille ohne die Beachtung der Kehrseite, bzw. der Stolpersteine. Viele Athleten und auch ich selbst haben Fehler gemacht. Dazu gleich mehr. Sie brauchen diese dank *Power-Quest* nicht zu wiederholen. Doch *lesen*, lernen und nach meinen Empfehlungen handeln kann ich Ihnen nicht abnehmen.

Woran erkenne ich als Kraftsportler, dass ich in ein Übertraining gerate. Noch wichtiger: Was unternehme ich gezielt dagegen?

Das Wort Übertraining begleitet den Kraftsport seit Athleten Gewichte stemmen und wird in jedem Fitnesscenter fast so oft ausgesprochen, wie »noch ein Proteinshake, bitte«. Doch meine Erfahrungen zeigten, dass diese Sportler nicht nur *nicht wissen*, wie sinnlos die meisten Ihrer zusätzlichen flüssigen Eiweiß-Shakekalorien sind. Auch was Übertraining eigentlich bedeutet und die Symptome dieses Syndroms sind für den Großteil der Trainierenden ein Buch mit »sieben Siegeln«. Ein kapitales Wissensmanko mit Folgen, wie sich für viele Sportler herausgestellt hat! Was den Meisten bekannt ist, ist dass bei einem übertrainierten Athleten das Verhältnis zwischen Regenerations- und Belastungsphasen nicht stimmt und dies zu einem regenerativen Defizit führt.

Auf dem Weg zur Lösung bietet es sich an, einen etwas genaueren Blick in den Energiebereitstellungsprozess im Körper zu werfen.
Doch eines vorweg: Ich habe Ihnen nicht im Kapitel von soeben das *Mehr* an sinnvoll geplanten Workouts schmackhaft gemacht, um Ihnen hier wieder den »Stecker zu ziehen«. Der »Low-Cost-Flug« um 29 Euro, der im Kleingedruckten dann mit Flughafentaxen zu 90 Euro »aufgewertet« wird – diesmal eben auf Trainingslehre à la Jürgen Reis umgelegt? Oh Nein! Ganz im Gegenteil. Lesen Sie bitte unbedingt alle meine neuen »Nicht-Übertrainings-Strategien« auf den nächsten Seiten. Es geht um Lösungen – auch wenn zuerst das »Eingemachte« bevorsteht.

Übertraining – Bedrohung, Desaster und Chance
Die Energiebereitstellung im menschlichen Körper funktioniert mittels Oxidation von Fetten, Kohlenhydraten und Proteinen, zu welcher Sauerstoff benötigt wird. *Energie* benötigt der Körper für alle Funktionen, angefangen vom Immunsystem,

über die Muskelversorgung bis hin zur Regeneration. Diese Lebensenergie muss in Form von Sauerstoff über das Herz- / Kreislaufsystem zu den jeweiligen Stellen transportiert werden, was über das Herzvolumen und dessen Schlagzahl gewährleistet wird.
Die Steuerung dieses Vorgangs erfolgt im **vegetativen Nervensystem**, welches sich in Sympathikus und Parasympathikus aufteilt! Der **Sympathikus** ist für die Aufrecherhaltung der körperlichen Aktivität verantwortlich und der **Parasympathikus** für die Erholung.

In weiterer Folge kann somit zwischen **sympathischem** und **parasympathischem** Übertraining unterschieden werden. Diese Gliederung scheint aber immer mehr an Bedeutung zu verlieren, da es zahlreiche Kraftsportler gibt, welche von Überschneidungen der Symptome von sympathischen und parasympathischen Übertraining berichteten. Auch meine Coachies gaben mir Rätsel in den Details auf, die oft nicht einmal ein Sportarzt anhand von Blutwerten einwandfrei diagnostizieren und somit zuordnen konnte. Es blieb oft beim »magischen Fragezeichen« ... Doch dieses Kapitel wird mehr Licht in diesen dunklen Bereich des Kraftsports bringen.

Warum die Sache so komplex ist? Nun, als praxisnaher Einstieg vorab die Symptome dieser zwei Hauptkategorien: Sie werden auf einen Blick den eben erwähnten Aspekt, dass diese eben auch *übergreifend* sein können, erkennen.

Symptome, die **parasympatisches Übertraining** ankündigen können, sind:
Verringerte physische Leistungsfähigkeit, verringerter Appetit, erhöhter Ruhepuls, Reizbarkeit, emotionale Labilität (verringerte psychische Belastbarkeit), Schlafstörungen, Trainingsunlust und / oder allgemeine Infektanfälligkeit

Symptome für ein **sympathisches Übertraining**:
Verringerte physische Leistungsfähigkeit, phlegmatisches Verhalten, normaler Appetit, keine Schlafstörungen und / oder niedriger Ruhepuls und schnelles Absinken nach Belastungen.

Doch selbst die Schulmedizin hat bis heute keine genauen *Entstehungsgründe* des Syndroms an sich spezifizieren können. Welche genauen Auswirkungen dieses regenerative Defizit also auf den Organismus hat, ist immer noch ein viel diskutierter Punkt. Mein Tipp: Kinesiologie hilft auch hier. Mehr dazu folgt auf Seite 157.
Ich hoffe, ich habe Sie damit jetzt nicht total aus dem Konzept gebracht, denn – »Nein«, Sie müssen das nicht verstehen. Wichtig daran ist mir, dass Sie erkennen, wie *komplex* die Auswirkungen dieses Syndroms sind und auf welchen Ebenen sich ein ausgeprägtes Übertraining abspielt. Nämlich auf der *nervlichen* Ebene und nicht, wie leicht zu vermuten wäre, auf einer rein körperlichen.

Regeneration bedeutet *kein* Stress am Ruhetag!
Einen weiteren Punkt, der in direkter Verbindung mit diesen Basisfakten steht: *Jede* Tätigkeit gleicht einem Stresszustand. In einem angepassten, professionellen Tagesrahmen, welcher *die* Grundlage jedes erfolgreichen Hochleistungssportlers bildet, ist dies kein Problem für Ihren Organismus. Meine lockeren Ruhetags-Lernwalks mit meinem iPod sind ein solches Beispiel für aktive Regeneration. Doch nimmt dieser Stress überhand, kann sich dies ganz rasch ändern. Erinnern Sie sich? Regeneration benötigt Energie, welche über das Herz- / Kreislaufsystem bereitgestellt wird! Somit erklärt sich, dass Stressfaktoren im Alltag und die allgemeine Stresstoleranz eines Menschen einen großen Einfluss auf dessen Übertrainingsanfälligkeit haben. Klar: Ein im Alltag ausgeglichener Athlet ist hier *grundsätzlich* im Vorteil! »Eat, Sleep & Train«: Nicht nur für amerikanische Bodybuilding-Profis ist dieser Grundsatz gerade vor wichtigen Bewerben, ein »must have«. Noch einmal: Hochleistungssport und der Weg zu Ihrem genetischen Optimum bedeutet ein 24-Stunden-Job – 7 Tage die Woche. Gerade in intensiven Aufbauphasen und natürlich direkt vor den Bewerben ist bei mir klar: Der Sport hat oberste Priorität. Genau das macht mich zum Profi. Eine möglichst freie Tages- und Wochengestaltung, vor allem auch an Ruhetagen, bildet bei mir *die* regenerative Basis für Höchstleistungen und zugleich *die* Sicherung gegen ein zu viel des Guten. Nur wenn ich mich selbst und meinen Körper spüre, bin ich auch vor Übertraining gewappnet.

Ein im Alltag ausgeglichener Athlet ist *grundsätzlich* im Vorteil! »Eat, Sleep & Train« – vor wichtigen Bewerben auch für mich ein »must have«. Hochleistungssport und der Weg zu Ihrem genetischem Optimum heißt 24-Stunden-Job – 7 Tage die Woche. Möglichst freie Tages- und Wochengestaltung, vor allem auch an Ruhetagen, bildet *die* Sicherung gegen ein zu viel des Guten.

Was sind nun typische Übertrainingssyndrome im spezifischen Kraftsport?

Sie haben Recht: Genug der grauen Theorie und des Grundverständnisses der Materie. *Ab* in die *Praxis* und zum Kraftsport. Hier stehen eher in Richtung Sympathikus tendierende Übertrainingssyndrome im Vordergrund, also die Leistungsaufrechterhaltung. Diese kennen Sie bereits von der Aufzählung von soeben. Doch leider ist meistens das zu späte Erkennen dieser Anzeichen dafür verantwortlich, dass der Athlet schlussendlich von einem Übertraining betroffen ist.
Das (Früh)Erkennen eines drohenden Übertrainings ist absolut ausschlaggebend. Die *Trainingsleistung* ist grundsätzlich der allerwichtigste Indikator. Wem früh genug auffällt, dass die Leistung zurückgeht, kann die Kurve noch kriegen. Meist genügen dann ein bis zwei lockere Wochen, bevor ein systematisches Aufbautraining absolviert werden kann, in welchem der Athlet langsam aber sicher wieder an seine früheren Leistungen anknüpfen wird.

Wird der Leistungsrückgang jedoch nicht bemerkt, oder, was leider noch öfters der Fall ist, nicht *akzeptiert*, bedeutet dies auch für den härtesten Peak-Athleten: Über Kurz oder Lang setzt sich definitiv das eine oder andere Übertrainingssyndrom in seiner vollen Schlagkraft durch. Dann kann die erforderliche Zwangspause im Extremfall durchaus einige Monate dauern. Meinen gut gemeinten Rat können Sie sich wohl schon denken: Lassen Sie es *niemals* soweit kommen!

> Wird der Leistungsrückgang jedoch nicht bemerkt, bedeutet dies auch für den härtesten Peak-Athleten: *Übertraining*. Lassen Sie es *niemals* soweit kommen!

Seien Sie objektiv – auch anhand der Meinungen *anderer*!
Motivation und Ehrgeiz machen schnell blind für eine *objektive* Meinungsbildung. Vor allem, wenn es um die eigene Trainingsleistung geht. Sie wollen es sich einfach auch manchmal nicht eingestehen, dass die Leistung nicht passt und entschließen darauf hin, noch *härter* zu trainieren? Der fatalste Fehler, den ein Athlet machen kann! Sagen Sie nicht, ich hätte Sie nicht gewarnt.

Ein Feedback vom Trainingspartner, oder wenn verfügbar von einem Trainer, ist das beste Mittel, sich mit Sicherheit auf eine objektive Meinung berufen zu können. Bei Ihrem Trainingspartner funktioniert dies aber nur dann, wenn Sie ihn auch dafür *sensibilisieren*, also das Thema ansprechen und in weiterer Folge über einen längeren Zeitraum auf die *Trainingsleistungen* achten. Sehen Sie, was *ist* – nicht das, was Sie sehen *wollen*! Auch mit Hilfe eines guten Trainers und / oder einem gewissenhaft geführten Trainingslog, wird Ihnen dies mit Sicherheit gelingen.

> Ein Feedback des Trainingspartners, oder wenn verfügbar von einem Trainer, ist das beste Mittel. Also: Das Thema ansprechen und über einen längeren Zeitraum via Trainingslog auf die *Trainingsleistungen* achten.

Mein persönliches Frühwarnsystem? Ich verliere *meinen* Humor, die »chronisch gute Laune« und auch die tollen und leichten Ideen sprühen nicht mehr. Dann heißt es auch für mich sofort: *Easy Day* und den hungrigen Trainingswolf fürs Erste wieder abwartend in jeder einzelnen Zelle *spüren*. Dieser kehrt dann oft innert weniger Tage zurück zu seinem »treuen Herrchen«. Zusammen mit meiner Passion, dem 100 %igen Optimismus, meinem Durchsetzungswillen und dem einen oder anderen kleinen Scherz unter tags!

Richtig: Sie schrieben von Ihren eigenen Fehlern. Was hat es damit auf sich? Seit dem Peak-Prinzip war ja davon wenig zu lesen.

Dann wird es wieder einmal Zeit für eine große »Beichte« ☺. Ja, ich habe es in den letzten Zeilen des vorangegangenen Kapitels erwähnt und es stimmt: Auch ich habe Fehler gemacht. Die Grippe sowie meine bescheidenen Wettkampfresultate während der nationalen Bewerbe im Frühjahr 2007? Und das Auf und Ab meiner Körperzusammensetzung? Erraten: Auch ein Übertraining war beteiligt. Den Trainingsplan, der mich dorthin führte, finden Sie gleich im Anschluss. Zwei 100%-Tage, zwei weitere, mit ebenfalls hoch intensiven 80% und eben nur ein »Fastruhetag« mit 20%? Ich beschrieb meine Grenzen bereits im vorangegangenen Unterkapitel. Sie wissen es also: Das Quäntchen zu viel brachte das System ins Wanken. Die Lösung? Ich korrigierte entsprechend und bekam, nach einer mehrwöchigen Plateauphase des »kontrolliert trainierenden Abwartens« schließlich wieder Aufwind. Mein Vorbereitungsplan zu meinen erfolgreichsten Bewerben im Frühsommer 2007 (Seite 221) und auch meine WM-Vorbereitungspläne 2007 in diesem Buch sprechen eine klare Sprache: Vier harte Krafttrainingstage wöchentlich sind genug – auch für Vollprofis.

(Über-)Trainingsplan ab 21. Februar 2007 –

8 Wochen mit teilweisen »Breaks« bei nationalen Bewerben
Spezifische Hypertrophie – Weltcupaufbau – get the final (killer)edge

Tag	Tages-Schema	Intensität	Soll-Zustand	Training	Ernährung
1	A-Tag	100%	OK	· **Hangeln** und **qualitatives Wettkampftraining in Weltcupfinaltouren** im letzten Teil evtl. 1–2 Touren evtl. mit Gewichtsweste; jedoch nicht unter 7b-Niveau (mit Weste). · Alternative: **Qualitative Bouldereinheit mit längeren Bouldern, bzw. erhöhtem Umfang** · vollständige Pausen	· Low Carb-Tag · leichter kcal-Überschuss
2	C-Tag +D	80%	OK	· **Aufbauhangeln** und **Systemboulder-einheit Hypertrophie** · Alternative: **Submaximales Routentraining,** d. h. Qualifikationsniveau und unvollständige Pausen · Abends kurzes Krafttraining Schultern kombiniert mit **Peak-Time HIIT** am Concept II Ruderergometer (4–5 Intervalle à 90 Sek.)	· schnelle Kohlenhydrate um das Training · abends Ladetag (Low Carb oder Low Fat im Wechsel mit Tag 5) · kcal-Überschuss *
3	Spaziergang	0%	müde	**Ruhetag** Spaziergang	· Low Carb-Tag · kcal nach Gefühl (abhängig vom Überschuss am Ladetag)
4	A-Tag	100%	voll erholt	· **Hangeln und Bouldertraining (Boulderraum oder sehr schweres Projektklettern)** Maximal-Schnellkraft und Ausklettern frisch beendet – kein »Antesten«, ob noch was »geht« · HIT und ausklettern · Spaziergang oder Cooldownkardio	· Komplexe Kohlenhydrate (Low Fat) oder Low Carb · leichtes kcal-Defizit (im Wechsel mit Tag 7 – entweder / oder)

5	A/B Kombi-tag +D	80 %	voll erholt	· **Aufbauhangeln** und **qualitatives Wettkampftraining in Weltcupqualitouren** (evtl. mit Gewichtsweste), längere Routen als an Tag 4 aber Quality! (laktazidere Belastung) · Alternative: **Qualitatives Bouldern, länger bzw. mit erhöhtem Umfang** · vollständige Pausen · Abends Krafttraining Schwächen spezifisch mit **Peak-Time HIIT** am Concept II Ruderergometer (4–5 Intervalle à 45 Sek.)	· schnelle Kohlenhydrate um das Training · abends Ladetag (Low Carb oder Low Fat – im Wechsel mit Tag 2) · kcal-Überschuss *
6	GLA spezi-fisch	20 %	müde	· **Concept II Ergometer** ca. 20 Min. »Warmupeinheit«, Intensität minimal mit Morgenlauf zum Landessportzentrum Vorarlberg & retour · bei optimaler Regeneration statt dessen **30 Min. GLA spezifisch** oder locker am Ergometer	· Low Carb-Tag · kcal nach Gefühl (abhängig vom Überschuss am Ladetag)
7	Spazier-gang	0 %	erholt	**Ruhetag** Spaziergang	· Komplexe Kohlen-hydrate (Low Fat) · leichtes kcal-Defizit (im Wechsel mit Tag 4 – entweder / oder)

* Beachten Sie dazu die Erklärung auf Seite 218

Vier harte Krafttrainingstage pro Woche sind *genug* – auch für Profi-Athleten! Trainingslog, Schlafqualität, psychische Leistungsfähigkeit, gute Laune und *Enthusiasmus*. Alles aussagekräftige Variablen, welche ein klares Vorwarnsystem bilden.

Vom Über- nun zum Untertraining: Bei mir steht in den nächsten Wochen ein Familienurlaub an. Auch eine Zahnoperation wird mich in den nächsten Monaten garantiert für zwei Wochen zum »Mr. No Sports« machen. Übertraining birgt doch auch die Chance von langfristiger Leistungssteigerung. Oder liege ich da falsch?

Ganz und gar nicht: Derzeit praktiziere ich gerade in der Sonne von Lanzarote nichts anderes als ... *Overreaching*, so nennt sich gezieltes Übertraining zur perfekten Leistungssteigerung hinterher. Natürlich trainiere ich hier auch fast täglich. Doch schon allein die Infrastruktur lässt bei weitem keine so intensiven und häufigen Einheiten wie daheim zu. Warum ich dennoch nicht um meine Form bange? Einfach ausgedrückt: Ich habe in den Wochen zuvor ganze Arbeit geleistet – Ja, ich bin leicht übertrainiert und zwar geplant und *gezielt*!
Sie erinnern sich an die Aussage von Kletterweltcupsieger Andreas Bindhammer von Seite 91? »*Sofern ich mich auf den Bewerb hin wieder erhole ...*« ... Aha! Vielleicht fragen Sie sich auch langsam aber sicher, warum in der Überschrift » Übertraining – Bedrohung, Desaster und Chance« steht, wenn ich hier bislang fast ausschließlich von Super-GAU, Desaster und der hinterlistigen Bedrohung berichte. Nun, das Licht am Ende des Tunnels ist nahe!

Ich habe an dieser Stelle noch etwas ganz Besonderes für Sie: Haben Sie schon einmal etwas vom *Trainingslagereffekt* gehört? Nein? Dann wird's jetzt interessant. Trainingslager werden oftmals für ein gezieltes, über die Grenzen Hinausschießen verwendet. Das Overreaching ist eine Trainingsphase, in welcher die Regeneration immer leicht zu kurz kommt, also ein *Übertraining nach Plan*.

Übertraining nach Plan – der Trainingslagereffekt

Zur Erklärung dient das folgende Diagramm, welches auch den Weg ins Übertraining bzw. einen normalen und erwünschten Trainingseffekt verdeutlicht.

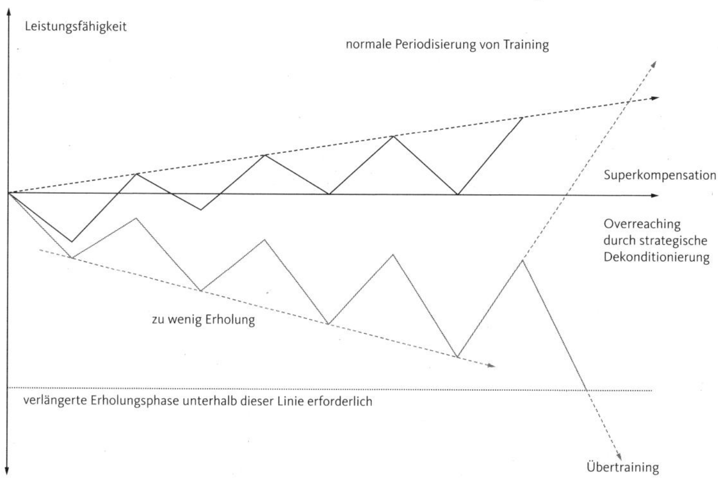

Overreaching: Übertraining, das sogar stark macht.
Quelle: Dr. Kurt A. Moosburger Das Übertrainingssyndrom

Das konstante Erholungsdefizit während einer solchen Phase ist in der Grafik leicht zu erkennen. Die Regeneration ist also immer leicht im *Minus* und dieses Defizit summiert sich Stück für Stück, bis es in eine ein- bis zweiwöchige, lockere strategische Dekonditionierungsphase geht, in welcher nur noch *eines* zählt! »Superkompensation«, also *stärker werden*. Richtig: So gewinnen auch Weltstars wie Andreas Bindhammer im entscheidenden Moment den Weltcup. Dies durfte auch ich selbst oft genug mit erfolgreichen Wettkämpfen in dieser Saison beweisen: Meine Trainingspartner schüttelten aufgrund mäßiger Leistungen noch wenige Wochen zuvor verständnislos den Kopf ... Doch ich wusste: Ich *peake* voll erholt. Aber erst am alles entscheidenden Tag X!

> Warum ich während einer Woche Sonne, mäßigem Training und viel Entspannung auf Lanzarote dennoch nicht um meine Form bange? Das *Overreaching* ist eine Trainingsphase, in welcher die Regeneration immer leicht zu kurz kommt. Also ein *Übertraining nach Plan*.

Dieses Modell bietet sich z. B. vor einem Urlaub ohne Trainingsmöglichkeit sehr gut an. Die Auszeit kann dann durch die Regeneration und die Superkompensation quasi vollwertig als Aufbauphase bezeichnet werden. Aktives Fitbleiben ist auch dann natürlich immer in Ordnung. Aber lassen Sie es sich fürs Erste einfach gut gehen und *wachsen* Sie!

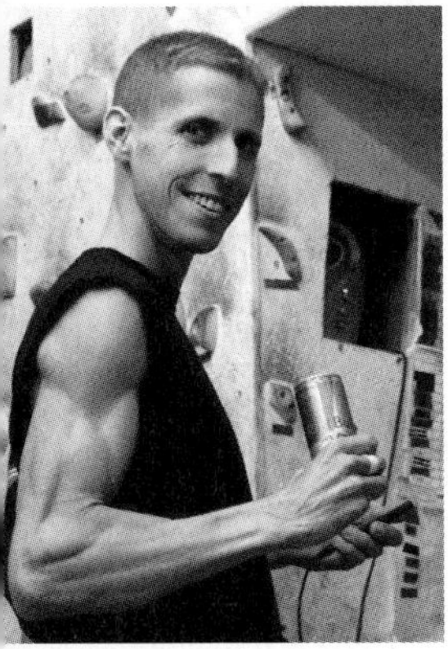

Overreaching und *Power-Quest*-Redaktionsschluss par excellence: Beim Fotoshooting am 29. November 2007 hatte ich leicht lachen. Mit 3,2 % Körperfettanteil bei Kraft- und Muskelzuwachs nach einer lockeren Sonnen-Woche auf Lanzarote.

Doch Vorsicht: Nur wenn Sie ein Gefühl für sich selbst entwickeln, lernen zu *spüren*, wie viel Umfang gut für Sie ist und wie viel Regeneration Sie wann benötigen, um sich gut zu entwickeln, können Sie sich erstens effektiv vor einem Übertraining schützen und zweitens mit *Overreaching* hocheffektive Phasen in Ihre Trainingsperiodisierung einbauen. In Ihrem Fall ist mein Rat aber glasklar: Wie lange ist es noch bis zur Zahnaction samt *»Family & Beach Auszeit«*? Am besten *sofort* zurückblättern zum letzten Kapitel mit mehreren Workouts pro Tag auf Seite 90 und rechtzeitig starten! Das *Overreaching* ist mit Sicherheit Ihr Schlüssel zum Erfolg.

Dass meine, dieses Unterkapitel einleitenden Zeilen von der Sonneninsel ins Schwarze trafen, zeigte sich übrigens zwei Wochen später: Das Ergebnis sehen Sie auf der zweitletzten Seite von *Power-Quest*.

Zurück zum »zu viel des Guten«. Ist Muskelraubbau durch zu langes und / oder intensives Training nun eine Tatsache oder nicht?

Lassen Sie mich für die exakte Antwort bitte ein wenig ausholen. Ich habe Ihnen in *Power-Quest* eine neue Dimension versprochen. Die Grafik in der Einleitung kennen Sie noch? Klar doch ... der Kreis! Genau der schließt sich an dieser Stelle, mit dem letzten, entscheidenden Element. Beachten Sie die nächsten Seiten und auf zu *Ihrem* nächsten Level des *Peaks*. Also: Warum genießen viel Bewegung und Aktivität im Kraftsport eigentlich einen so viel schlechteren Ruf, als ihnen in meinen Augen zustehen? »Cortisol« ist wohl *das* Killerwort, welches in diesem Zusammenhang meist fällt. *Das* katabole Hormon schlechthin. Der Erzfeind Nr. 1 jedes Eisenmannes! Der Körper ist ein ökonomisches System und auch dieser Botenstoff erfüllt natürlich einen Zweck. Ein Steinzeitjäger mit einem Übermaß an Muskulatur und hoch aktivem Stoffwechsel? Wohl in knappen Zeiten ein Todesurteil. So benutzt der Körper bei einem Übermaß dieses katabolen Hormones auch Jahrtausende später nach wie vor gerne Ihre Muskeln: Und zwar als *Brennstoff*. Zugleich wird unter Umständen sogar Körperfett aufgebaut. Genial! Scherz beiseite: Ich denke, auch *Ihre* Ziele als Kraftsportler sind anders gelagert!

Existiert die katabole »45-Minuten-Cortisolzone« denn nun wirklich?

»Maximal 45 Minuten Training für Kraftsportler«! Der absolute Dauerbrenner unter den ewigen Kraftsportmärchen: »Am besten sogar nur eine halbe Stunde Krafttraining – alles darüber hinaus ist *katabol*!«. Alle diese Aussagen gehören hinterfragt. Warum fürchtet sich dann ein Kleinkind nicht instinktiv vor dem einstündigen Familienspaziergang? Einen anabolen Zustand beizubehalten ist schließlich die einzige Chance für den Nachwuchs, um auch wirklich zu *wachsen*! Und was ist mit Hochleistungssportlern? Sie haben es eben im Kapitel mit den »mehreren Trainingseinheiten pro Tag gelesen«. Dabei spreche ich immer noch von Kraftsport. Die Dimensionen, die beispielsweise Profiradsportler im Sattel verbringen, liegen, wie Sie vermutlich wissen, noch eine deutliche Stufe über meinem »Halbtags-Workout-Arbeitstag« als Kletterprofi.

Stimmt, aber dennoch: Die Kraftsportfachpresse und auch die Supplementehersteller ... Überall lese ich von Cortisol & Co., speziell im Bodybuilding.

Es stimmt: Ich nenne sie mittlerweile die »45-Minuten-Phobie«. Diese hat bei manchen »starken Männern« tatsächlich schon bedenkliche Dimensionen erreicht! *Hilfe*! Doch was, wenn ich Ihnen nun sage, dass der eben genannte Botenstoff, wissenschaftlich betrachtet, weder ein 45-Minuten-Hormon, noch ein »Zu-viel-Kardio-Hormon« ist? *Stress* ist der Hauptgrund eines erhöhten Cortisolniveaus im Organismus. Natürlich reichen Ihre komprimierten, kurzen Krafteinheiten, wie ich diese in meinen Büchern beschreibe, für Ihre Trainingsziele aus. Wozu auch mehr Zeit als nötig am Eisen verbringen? Doch *könnte* ein Kraftathlet wirklich nur 45 Minuten trainieren, bevor die Katabolie jeden Fortschritt zunichte macht ... Na gut, unter meinen Sportkletterleistungen können Sie sich vielleicht zu wenig Konkretes vorstellen. Zugegeben: Auch Radrennfahrer haben vielleicht andere Ziele, als Sie als reiner Kraftsportler. Doch was ist mit 10-Kämpfern oder Strongmen auf Weltklasseniveau? Diese trainieren, genau wie ich, aufgrund der vielfältigen Anforderungen und Disziplinen oft mehrere Stunden (!) täglich. Sieben Stunden und mehr stehen übrigens auch bei Weltklasseturnern an sechs bis sieben Tagen pro Woche auf dem Trainingsplan! Fit? Stark? Muskulös? Top-Athleten? Schon – oder nicht? Auch Sie könnten, genau wie ich, *lernen* mehrere Stunden zu trainieren. Es ist nichts anderes als durchdachte Workout- und Pausengestaltung, passende *During-Workout-Snacks* und strategische Supplementierung. Dann bleibt das »Katabolie-monster« hinter Gitter.

Wie lautet also die Lösung?

Die *Trainingszeit* allein ist weder der Schlüssel zum Erfolg, noch führen mehr als 45 Minuten Krafttraining automatisch zum Super-GAU für Ihre Muskeln. Erraten! *Gedanken* können aus ein und derselben Handlung *Stress* oder eben eine souverän kontrollierte Trainings- bzw. Wettkampfsituation machen. In welcher Einheit kommt wohl mehr Stress auf: Einem zwangsbeschleunigten Power-Workout gegen die Uhr mit der ständigen Angst vor der 45-Minuten-Kataboliegrenze im Rücken? Oder einem kontrollierten, einstündigen Krafttraining mit ausreichenden Satzpausen? Sie haben es erraten: Primär sind es Ihre *Gedanken*, die den zusätzlichen Stress verursachen – oder eben *nicht*! Erinnern Sie sich an das Übertrainingskapitel von soeben?

> Die *Trainingszeit* allein ist weder der Schlüssel zum Erfolg, noch führen mehr als 45 Minuten Krafttraining automatisch zum Super-GAU für Ihre Muskeln! Primär sind es Ihre *Gedanken*, die den zusätzlichen Stress verursachen.

Also ist die Bewegungsqualität mit entscheidend? Liege ich richtig?

Absolut! Ist es möglich, dass bei manchem Leser bereits seit Seite 82 ein kleines »Alarmlicht« ständig im Hinterkopf blinkte? Sie betreten ja plötzlich, bereits in den Power-Quest-Hells-Weeks, dank der Kombination aus Ihrem Power-Workout und dem direkt anschließenden *Peak-Time-HIIT*, die »verbotene Zeitzone« der »Mehr-als-45-Minuten-Trainings-ist-katabol«-Aposteln. Eine gute Stunde Krafttraining und dann noch zusätzlich 20 Minuten *Peak-Time-*HIIT. Das Cooldown noch gar nicht eingerechnet! Noch fataler gestaltete sich die Lage freilich ab Seite 90. Mehrere Einheiten täglich – wieder mit HIIT. Schicke ich Ihren Körper nun endgültig auf eine »Muskelverbrennungsodyssee«? Nicht so schnell!

In der Ruhe liegt die Kraft ... Bin ich auf dem richtigen Weg?

Langsam wird es interessant. Jawohl, Sie haben den Schlüssel zum Erfolg entdeckt: Wenn Ihr Ziel ein muskulöser *und* topdefinierter Körper ist: Entschließen Sie sich also ab sofort nicht nur, sich *mehr* zu bewegen, sondern machen Sie sich auch Gedanken über das *wie*.

Ein gehetztes Rennradexperiment unter Zeitdruck auf der viel befahrenen LKW-Landstraße? Cortisol und Disstress pur? Fehlanzeige! Doch dieselbe Einheit, zumindest aus körperlicher Sicht, entspannt auf dem Hometrainer zu einer Konzert-DVD einer meiner »Best of Bands« ausgeführt: Reiner Balsam für Körper *und* Geist.

Fazit: Cortisol ist wissenschaftlich betrachtet weder ein »45-Minuten-Hormon«, noch ein »*ZuvielKardio*Hormon«. *Stress* ist der Hauptgrund eines erhöhten Cortisolniveaus im Organismus!

Kapitel 4

Kämpfer-Diät Spezialstrategien: 100% High-End-Peak-Ernährung

In Peak-Time erwähnten Sie Antioxidantien in Nahrungsmitteln. Was hat es damit genau auf sich? Ich kenne Vitamine & Co. ... wie wirken diese Mikronährstoffe im Körper?

Wissen Sie, warum Jod in der Medizin zum Desinfizieren verwendet wird? Weil es in der Lage ist, Sauerstoff aus Wasser abzuspalten. Der frei gewordene Sauerstoff ist, in der dann vorliegenden Form, extrem darauf besessen, anderen Atomen und Molekülen Elektronen zu rauben. Dieser Vorgang bewirkt, dass die Molekularstruktur von Bakterien und Viren stark angegriffen wird. Die durch die Oxidantie Sauerstoff bzw. O_2 beschädigten Organismen und Moleküle werden von den weißen Blutkörperchen entsorgt und ein Feind im Körper ist *eliminiert*.

Was in diesem Fall praktisch ist, kann unter anderen Umständen zum Nachteil für Sie als Peak-Athlet werden. Oxidantien in unserem Körper schaden nicht nur Bakterien oder Fremdkörpern, sondern den Körperzellen und im schlimmsten Falle dem Erbgut der Zellen.

Gibt es nun einen möglichst natürlichen Weg, diese freien Radikale oder auch Oxidantien in Schach zu halten?

Klar doch! Bevor Sie die »Chemiekeule« schwingen: Flavonoide (Pflanzenfarben), Saponine (stickstoffhaltige Steroide), Carotinoide (Vitamin A-Vorstufen), Vitamin E und das in Tomaten enthaltene rote Lycopin sind in einer ausgewogenen Ernährung Ihr Sicherheitsservice gegen die radikalen Fieslinge. Wie gut, dass viele Nahrungsmittel voller Antioxidantien stecken!

Wo finde ich diese kleinen Helferlein und was können diese kleinen Geheimwaffen für meine Kraftsportziele bewirken?

Werfen Sie doch einen Blick auf die folgende Liste von wertvollen *Lebens*mitteln, die eine große Menge Antioxidantien beinhalten. Diese haben die Eigenschaft, dass sie den so aggressiven freien Radikalen genau die Elektronen geben können, die sie zur Neutralisierung benötigen. Auf eine »Reihung« oder »Hitparade« habe ich hier bewusst verzichtet. Ich weiß: Es existieren zahlreiche Studien. Doch ich habe noch keine entdeckt, die in meinen Augen für Athleten wirklich repräsentativ wäre. Mein Tipp: Ein gesunder, wohlschmeckender *Mix*!

Kräuter und Gewürze	Nelken, Knoblauch, Süßholz, Rosmarin, Gelbwurz, Curry, Petersilie, Ingwer, Kerbel, Minze, Basilikum, schwarzer Pfeffer, Chili, Zimt, Anis
Gemüse	Brokkoli, Kohl, Zwiebeln, Tomaten (besonders gekochte), Gurken, Rosenkohl, Spinat, Grünkohl, Karotten, Porree, Lauchzwiebeln und Spargel
Getränke	Kaffee, Tee, Kakao, Rotwein, Lapachotee, Macatee
Öle	Oliven-, Leinsamen-, Walnuss-, Leinöl (auf Top-Qualität achten und entsprechend lagern!)
Früchte	Zitrusfrüchte, Aprikosen, Pfirsiche, Waldbeeren, Äpfel, Sanddorn, Johannisbeeren
Nüsse	Mandeln, Walnüsse, (möglichst ungesalzene!) Macadamianüsse
Hülsenfrüchte	Erdnüsse, naturbelassene Sojabohnen
Sonstige	Imkerhonig, Ahornsirup

Worauf es mir ankommt ist, unterschiedlichste Gewürze mit »antioxidativem Mehrwert«, die mir schmecken und zum Kämpfer-Dinner passen, aus der oben genannten Liste zu verwenden.

Doch Vorsicht bei zu viel »Naturküche«: Wo Substanzen wirken, sind auch *Nebenwirkungen* oft nicht weit. Beruhigend wirken beispielsweise nicht nur meine *JR Relax Plus* Kapseln. Auch Vata-Tee, Johanniskrauttee, Baldrianwurzeltee, Anis und Nelken sind vor dem Workout klar fehl am Platz. Auch Lachsölkapseln – ich weiß, Studien über Studien, welche deren fast schon dopingverdächtigen Auswirkungen auf Ihre allgemeine Gesundheit, die beschleunigte Regeneration und sogar deren entzündungshemmende Eigenschaften beweisen. Doch so gesund diese auch sein mögen: Direkt vor dem Training eingenommen, können sie Ihren *Workoutdrive* drosseln. Mein Internet-Tipp für nähere Recherchen über weitere Wirkungen und eben auch Nebenwirkungen der natürlichen »Fitmacher«: DE.WIKIPEDIA.ORG.

»16 Jahre ohne Grippe oder gröbere Erkältung« ... Davon schrieben Sie ebenfalls in Ihrem letzten Buch. Gehe ich richtig in der Annahme, dass Sie auch hier entsprechende Vorbeugestrategien entwickelt haben?

Absolut! Medikamente und andere Pharma-Bomben, wenn es schon zu spät ist? In meinen Augen sinnlose Energie- und Lebenszeitverschwendung. Hier eine Gesundheitsversicherung der einfachen Art als Geheimtipp für nasskalte Wintertage: *Die* Abkürzung, die ich immer dann wähle, wenn in meiner Umgebung Erkältungen oder Infekte auftauchen. Preiswert und effizient ist dann der Griff zum Basisvitamin C. Drei mal täglich eine ordentliche Messerspitze davon reicht und der Virus hat schon im Anflug denkbar schlechte Karten.

Überdosis erwünscht!

Natürlich sorge ich dafür, meinen Körper durch eine ausgewogene Ernährung ideal mit Antioxidantien einzudecken, aber bevor es mich »erwischt«: Der *Vitamin-C-Hammer* schützt! Von der säurefreien Variante kann ich guten Gewissens bis zu 5 Gramm pro Tag empfehlen. Jedoch möglichst in Verbindung mit einem Kämpfer-Snack. Da überschüssiges Vitamin C aber schnell ausgeschieden wird, stellt es keine Gefahr dar. Während andere Sportler noch mit Taschentuch und Nasenspray ihre Leiden beklagen, bin ich schon wieder beim nächsten *Workout*!

In Ihren Tagesplänen sind in der gesamten Peak-Trilogie immer wieder reichlich Supplemente und Nahrungsmittelergänzungen, wie Antioxidantienpräparate und Protein-Konzentrate enthalten. Ist Sport mit natürlichen Nahrungsmitteln, also ganz ohne Chemie und Supplemente nicht möglich?

Mein Betreuer Julius Benkö bezog bereits im *Peak-Prinzip*, in seinem dort veröffentlichten Interview klar Stellung: *»Ich empfehle eine Supplementierung zusätzlich zur normalen Ernährung, sobald ein Athlet mehr als drei Trainingseinheiten pro Woche absolviert und das Ziel hat, sich zu verbessern und an Wettkämpfen teilzunehmen.«* Er und auch ich selbst sind nach wie vor dieser Meinung. Wirksame Supplemente in angemessenen Dosierungen sind im Leistungssport ein absoluter *Fixpunkt*. »Sparefroh-Mentalität« habe ich noch nie verstanden. Gerne investiere auch ich nach wie vor soviel Geld und Energie in diesen Bereich, wie es sich eben als sinnvoll erweist. Daran hat sich seit dem *Peak-Prinzip* nichts geändert! Im Training und bei der Ernährungsdisziplin alles geben und dann Leistung und Regeneration aufgrund des fehlenden »Tüpfelchens auf dem i« sabotieren? Wo liegt da der Sinn? Ein Vergleich gefällig? Es erinnert mich an manche Weltcupathleten aus meinem Sport: Sie nehmen zwar aufwendige Flugreisen um den halben Globus in Kauf. Dann »attackieren« Sie jedoch mit Kletterschuhen die Wand, die ich bestenfalls für »Training unter erschwerten Bedingungen« einsetzen würde. Tolle Strategie ... ☺

Ja, Supplemente sind absolut wichtig für hart trainierende Peak-Athleten mit hohen Zielen – auch für Sie! Diese Präparate ersetzen jedoch kein starkes Fundament. Halten Sie sich bitte vor Augen, dass Supplemente *immer* nur den *Feinschliff* eines der Leistung und Regeneration angepassten Lebensstils bilden können. Nicht mehr aber auch nicht weniger!

> Supplemente können immer nur den *Feinschliff* eines der Leistung und Regeneration angepassten Lebensstils bilden. Nicht mehr aber auch nicht weniger!

Was halten Sie von Appetitzüglern und Co.? Die 4-farb-Anzeigen sind ja voll von solchen, dubiosen Präparaten. Auch die meisten Fatburner der Supplementehersteller werden mit diesem »Zusatznutzen« beworben.

Ich will nicht übertreiben und Ihnen empfehlen, sich ein Bild von Schlachtabfällen über Ihren Essenstisch zu hängen. Auch rate ich von Medikamenten ab, die appetithemmend wirken. Wer weiß, wann Sie von denen abhängig werden, nur weil es Ihnen kurzzeitig das Kochen abnimmt? Achten Sie als Abspecker darauf, dass Ihr

Essen möglichst heiß serviert wird und / oder *scharf* gewürzt ist. Das wirkt Wunder auf die Essgeschwindigkeit und macht es schwerer, in Heißhunger zu verfallen.

Was viele meiner Coachies praktizieren: Essen in der *richtigen* Gesellschaft. Nähren Sie mit anspruchsvollen Gesprächen zugleich Ihr *Gehirn* und essen Sie so automatisch weniger, langsamer und bewußter. Es funktioniert »automatisch« – Sie werden sehen.

Wo kann ich Hintergründe zur Kämpfer-Diät finden? Wie ich Ihrem Internet-Newsletter Ende 2007 entnehmen durfte, veröffentlichte Ori Hofmekler eine Neuauflage der Warrior Diet. Auch sein Maximum Muscle, Minimum Fat ist inzwischen in überarbeiteter Form erschienen. Geht's noch besser?

Mein spezieller Buchtipp: *The Anti-Estrogenic Diet Book*. In Hofmeklers neuem Buch geht's in die Tiefe: »Kalorien und Nährwerte waren gestern. Was heute zählt ist, den Hormonhaushalt durch die richtige Ernährung zu optimieren. Nur wenn das ›System‹ optimal arbeitet, werden auch die Ressourcen der physischen und psychischen Leistungsfähigkeit zu 100 % verfügbar sein.«, so Ori Hofmekler.

Seine Erkenntnisse und Ansätze gehen weit über Leistungs- oder gar Sporternährung hinaus. Wie Sie richtig erwähnten: Auch seine *Warrior Diet*, sowie *Maximum Muscle, Minimum Fat* sind sicher mehr als nur Basiswerke. Dies zeigen auch die Bestsellererfolge. Natürlich sind in allen seinen Büchern gerade für Peak-Athleten spezielle Ansätze enthalten: Raschere Regeneration durch optimale Entgiftung innerer Organe und vor allem gezielte Leistungssteigerung durch die richtige Nährstoffzufuhr rund um das Training. Alles auf absolutem »High-End«-Niveau und trotzdem anhand konkreter Tages- und Wochenpläne praktisch umsetzbar.

Einziger Wermutstropfen: Sämtliche Bücher sind nur in englischer Sprache verfügbar. Obwohl für Fachliteratur mit sehr einfachem und leicht verständlichem Satzbau geschrieben, ist ein gutes Wörterbuch für alle »Nicht-Native-Speaker« empfehlenswert. Nähere Infos finden sich unter www.defensenutrition.com. Ori Hofmeklers Bestseller sind, wie auch die meisten anderen Quellen, die ich für *Peak-Time* verwenden durfte, unter www.juergenreis.com/shop bei meinen »Buchtipps« gelistet. Diese führen Sie direkt zu den entsprechenden Amazon-Links. Bei Liefer- oder Verfügbarkeitsproblemen: Ori Hofmekler verkauft auch über seine Homepage. Amerikanische Buchlieferungen verlaufen normalerweise stressfrei.

Doch noch ein »Import-Tipp« am Rande: Vorsicht ist bei Supplemente-Bestellungen aus den USA geboten. Klären Sie zuerst ab, ob das Präparat importiert werden kann. Ich selbst habe hier leider schon so manche Überraschung erlebt.

Belohnung durch During-Workout-Snacks? »Essen nicht als Belohnung ...« – oder doch Herr Reis? Wie ist das nun mit Ihrer Disziplin und den immer wieder über die Peak-Trilogie verstreuten »Zuckerstückchen« wie Diätschokolade, Proteinriegel, Cappuccino, Traubenzucker, etc.? Sogar ein Croissant war im letzten Buch dabei!

Der Hauptgrund: Ori Hofmekler überzeugte mich in seinen Coachings immer mehr von seiner *constant recovery Strategie*. Ja, ich bin häufig am Mini-snacken während meiner Trainings-Einheiten. Ein halber Eiweiß-Riegel über das gesamte Workout verteilt ist kalorienmäßig ein Witz, aber das Gefühl Stunden danach merklich besser! Genau dasselbe gilt auch für das Dinkel-Croissant. Als *During-Workout-Snack* mit einem Cappuccino kombiniert zwischen zwei Einheiten: 100% grünes Licht. Wie Sie sich aufgrund meiner Tagespläne (ab Seite 182) leicht vorstellen können: Für mich als Morgentrainierer darf so natürlich ab und zu sogar Kämpfer-Diät-gerecht ein »gesellschaftstaugliches Frühstück« in netter Begleitung sein.

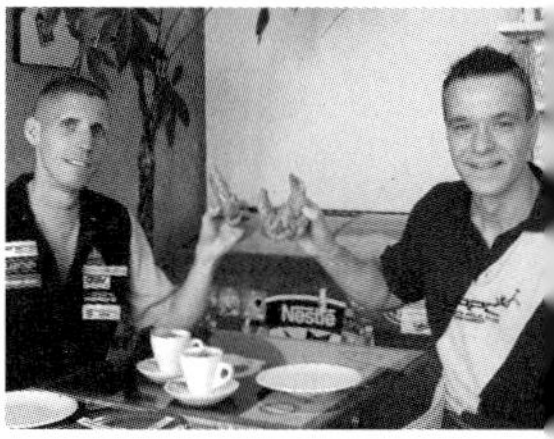

Mit der *constant recovery Strategie* zu erfolgreichen Workouts und optimaler Regeneration. Ob Proteinriegel mit Red Bull Sugarfree oder Bio-Dinkel-Croissant plus Cappuccino. Das *wann* ist entscheidend! Im Bild: »*Power-Quest*-Testpilot« und Peak-Athlet Sebastian Wedell.

Egal *wann* Sie trainieren. Machen Sie sich Ihr Peak-Athleten-Trainingsleben und auch das Drumherum immer so motivierend wie möglich. Etwas Zusatzmotivation gefällig? Blättern Sie ruhig vor auf Seite 191 und verinnerlichen Sie sich die Aussage des Erfolgstrainers Andrzej Molischewski? Es ist immer wieder verblüffend, wie leicht auch mein innerer Schweinehund zu überzeugen ist: *»Komm – noch ein Arbeitssatz und vielleicht noch ein zweiter hinter her ... Dann ist eh Frühstück mit Trainingspartnerin Eva* ☺«. – »OK *Jürgen ... Ausnahmsweise!«*. Ein typischer Dialog zwischen mir und dem wohl jedem Peak-Athleten wohl bekannten »inneren Bremser«.

Klingt nach tollen Aussichten, sogar für mich als Abspecker. Also sind kleine Sünden gar nicht ... wirklich so schlimm?

Stopp! Nicht falsch verstehen. Das Training gibt mir mehr als genug – ohne *jede* Belohnung. Die *Qualität* der »Sünde«, wie Sie es soeben bezeichneten, ist bei mir absolut indiskutabel.
Die Schattenseite dieser »neuen Medaille« war natürlich auch schon immer präsent. Wie in *Peak-Time* erwähnt, für mich selbst bis vor kurzem noch nicht definierbar. Doch Opfer des »Ausrutscher-Phänomens« wurde ich auch selbst während der letzten Jahre immer wieder. Zugegeben: Auch bei mir selbst war in den ersten Profi-Jahren noch ab und zu ein Fehlgriff in Form eines Stück Kuchens, eines Kaiserschmarrens oder einer ähnlichen Sünde dabei. Doch ich lernte mit den Jahren dazu. Das Tückische sind die eben erwähnten Kalorien. Werfen wir doch einmal einen Blick auf eine Auswahl möglicher »Ladeausrutscher«.

Junkfood, Süßgebäck & Co.

Moment! Was Ihnen bisher in meinen Büchern nicht unterkam: Negativbeispiele! Doch *genau so* ist dieses Kapitel aufgebaut. Über das, was Sie *nicht* kochen oder gar essen sollen zu den richtigen Strategien für Ihr Kämpfer-Leben zur Hochform. Ich werde Ihnen ein letztes Mal mitteilen, wie es *nicht* gemacht wird. Genau *jetzt*. Nahrungsmittel, die speziell von Abspeckern ein für alle mal vermieden werden sollten: Schlechte Fette, Killerkombinationen und vieles mehr. Vorhang auf für die »Nährwerte« von Fast Food und »Anti-Peak-Athleten-Form-Spezialitäten« auf gutbürgerlichen Speisekarten und »On the road«.

Nahrungsmittel	kcal
Hamburger (mittel)	500
Hamburger (groß)	ca. 1.000 (!)
Cordon bleu Schnitzel (groß)	700
Portion Pommes (klein)	250
Donut Schoko	250
Gebackenes Früchtedessert Apfeltasche	176
Kaiserschmarren mit Kompott	750
Döner Kebap (groß)	680
Cola (groß)	220
Spaghetti Carbonara	750
Tiramisu	450

Es handelt sich dabei natürlich um Durchschnittswerte für eine Portion. »Wo liegt das Problem?«, fragen Sie. Schließlich haben Sie, wie ich selbst, bei einer Kämpfer-Kalorien-Bilanz jenseits von 2.000 kcal noch reichlich »Polster« für ein ordentliches Junkfood- oder Süßspeisen-Kämpfer-Dinner.

Wenn selbst Salat zum Tabu wird ...

»*Jürgens-Null-Kalorien*« – Sie erinnern sich? In vielen der »Restaurants« und auch in Kantinen, in denen Ihnen manche der eben genannten Gerichte serviert werden, kann ich leider nicht einmal dafür bürgen. Interessant ist dabei, dass die Produkte wie Hamburger & Co. zwar eine sehr hohe Kaloriendichte haben, sich nach dem Verzehr aber unmittelbar noch kein Sättigungsgefühl einstellen will. Modernes Food-Design kommt zum Einsatz: Die Menge der Saucen, die Platzierung der Zutaten ... alles keine Zufälle. Im Gegenteil: Ideal »vorprogrammiert« für heiße Insulinattacken! Die besondere Konsistenz der (Weiß-)Brötchen vieler Fastfoodketten und Einfachzucker in rauen Mengen in fast allen Produkten. Oft eben sogar in Salaten. All dies soll dafür sorgen, dass möglichst viel Speichel in den Mund gelockt wird, denn dadurch wird ein suggestives Hungergefühl ausgelöst.

Aber, Sie sagen sich ja: »Ich esse eh nie Fast Food, sondern wenn, dann was *schnelles und praktisches* aus der Bäckerei, vom Konditor, oder der Eisdiele?«
Nun gut: Weiter geht der Weg ...

Gramm	Gebäck	kcal
70	Butterhörnchen	250
50	Butterkeks	230
50	Croissant	180
50	Nusskuchen	220
150	Schwarzwälder Kirsch-Torte	400
500	Erdbeer-Milch-Shake mit Sahne	450
1 Portion	Großer Früchteeisbecher mit Sahne	600
1 Portion	Bananensplit	550

Auch hier wieder gerundete Werte für äußerst »humane« Portionen. Wiegen Sie doch einmal 50 Gramm Nusskuchen ab und vergessen Sie beim Croissant nicht, evtl. den »kleinen Schokozuschlag« zu bilanzieren! Und dann? Sind Sie hinterher satt, energiegeladen und zufrieden? Vermutlich nicht.

Geht's noch schlimmer? Mit der »richtigen« Killerkombi quasi zu einem kalorisch unkalkulierbarem »Faktor X«? Gerade in Peak-Time erwähnten Sie, dass die lieben Kalorien nur das zweitletzte Wort haben ...

Sie haben Recht. Was *Stress* hormonell bewirkt, haben Sie soeben auf Seite 106 erfahren. Also: Schummeln, wenn es unbedingt sein soll *ja*, aber bitte mit *Hirn* ☺ Worauf ich hinaus will: Vermeiden Sie als Peak-Athlet tunlichst ausufernde Fastfood- oder Kuchenorgien und ziehen Sie rechtzeitig die Bremse. Aufgrund meiner persönlichen Erfahrungen und der meiner Coachies ist, bei eben definierten Killerkombinationen jedoch durchaus ein Faktor X möglich, was die negativen Auswirkungen der »zu viel an Kalorien« angeht.

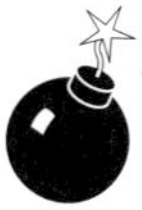

Konkrete Zahlen gefällig? Im direkten Vergleich von den eben gelisteten »Killern«, verglichen mit einem »sauberen« Kämpfer-Dinner aus meiner Nichtkochecke veranschlage ich Faktor 5. Im Ernst. Sie können dies ausprobieren, doch ich rate Ihnen: *besser nicht*! Ja, 500 kcal mehr sind tatsächlich *2.500 kcal*, die sich leider meist erst Tage später als definitive Körperfettzuwächse im Spiegel und auf der Waage bemerkbar machen. Noch einmal: Ich bin nach wie vor kein »Angstmacher-Autor«. So extrem wird das Ergebnis natürlich nur ausfallen, wenn ich eines der Kämpfer-Dinner in diesem Buch einer wilden Fastfoodalternative mit reichlich trans-Fett, Einfachzucker & Co. gegenüberstelle. Doch gerade Kohlenhydrate mit Nahrungsfett – egal welcher Art, zu kombinieren, kann ich generell nicht empfehlen.

Faktor 5? Wow! Ich bin langsam wirklich motiviert, ein richtiger Kämpfer-Nichtkoch zu werden. Können Sie mich noch bestärken? Geht's nicht noch schlimmer?

Sie mit dem nötigen Wissen zu motivieren ist genau mein Ziel. Fehler aus meiner eigenen Vergangenheit und auch der von mir betreuten Athleten zu wiederholen? Diesen Umweg dürfen Sie sich nach *Power-Quest* anhand konkreter Fakten und Zahlen getrost ersparen. Doch zu Ihrer Frage: Ja, es geht. Nämlich dann, wenn Sie zusätzlich die von mir beschriebenen Timingregeln der *Kämpfer-Diät* außer Acht lassen. Mir liegen hierzu noch keine Vergleichswerte vor ... Doch der Akteur im Film *Supersize Me* machte das Experiment, 30 Tage ausschließlich von Fast Food zu leben. Das Ergebnis sind 14 kg mehr auf den Rippen, erhöhte Blutwerte, sexuelle Unlust, Kopfschmerzen, Durchfall und Herzprobleme. Ja, eine *sehenswerte* DVD. Ich persönlich bezweifle, dass es »nur« die Kalorien waren. Auch Ori Hofmekler nannte mir in einem Telefoncoaching konkret den *Faktor 10*! Er verglich dabei übrigens Einfachzucker mit Mandeln.

Ich habe in Ihren Tabellen in der Peak-Trilogie bemerkt, dass Sie immer wieder Anregungen bezüglich Bio-Produkten geben. Werden Sie neben dem Kletterweltcup nun noch zum Sprossen züchtenden Fallobstesser, der nur mit Kraftstein und Klangmeditation die »Wand hoch schwebt«?

Ganz im Gegenteil! Warum ich in meinen Büchern immer wieder *Alternativen* eine Chance gab, hat mehrere Gründe: Erstens verfolge ich als natural trainierender Athlet natürlich jede Neuigkeit, sobald sich andeutet, dass sie zur Grundgesundheit und / oder Leistung beiträgt. Zweitens will ich am Ball bleiben: Ich habe zum Beispiel zahlreiche Musterportionen neuer Produkte aus Amerika mit nach Österreich und zunächst zu meinem kinesiologischen Berater Rudi Pfeiffer gebracht. 90 % erwiesen sich bei mir als wirkungslos, oder gar schädlich und landeten im Müll. Leere Versprechungen, die in keinem Zusammenhang mit der Realität standen. Zu häufig wird aus der Bequemlichkeit, den Ängsten und der Uninformiertheit der Sportler Profit geschlagen. Das hilft bestenfalls dem Wohlbefinden der Händler. Meine gleich folgende *Biomülltabelle* wird auch Sie gleich auf das *Grundsätzliche* hinweisen und Athleten aufwecken, die schon an verkaufsfördernde Aussagen wie Leistungssteigerung glauben, wenn es nur auf der Hochglanzverpackung steht.

Sauber »versaftet«? Ja, auch Bio-Apfelsaft hat Kalorien!
Ein Liter Apfelsaft wird für die meisten Athleten nicht dadurch zum optimalen Nahrungsmittel, weil ein Bio-Prüfsiegel draufsteht. Die Kalorien zählen! Bio-Zucker oder »Sonnengereifte Äpfel« machen für mich *dort* keinen Unterschied. Wenn die grundsätzlichen Eigenschaften eines Nahrungsmittels oder einer Strategie nicht leistungsfördernd sind, dann ist es auch nicht das entsprechende Bio-Produkt. Andersherum bin ich nun auch kein Bio- oder Frischkost-Gegner: Doch meine Steaks

und meinen Lachs kaufe ich immer noch in praktischen, tiefgefrorenen Großpackungen. Auch wenn es direkt vom Bauern oder vom Fischer vielleicht etwas besser wäre. Ja, ich bin ein »praktisch / spartanischer« Großmarkt-Einkäufer geblieben. Ergibt sich die Gelegenheit, ziehe ich Bio manchmal vor, aber es ist nicht *der* entscheidende Faktor. Mehr dazu haben Sie bereits in meinem *Nichtkochkapitel* auf Seite 66 erfahren. *Bio* ist nur in sehr geringem Ausmaße ein Leistungsfaktor. Für mich ist es ein Verantwortungsfaktor und eine Frage der Lebenskunst. So frisch und natürlich wie möglich, so praktisch und portioniert wie notwendig! Manchmal nehme ich bewusst den Kompromiss in Kauf. Mit der so ersparten Zeit und Energie *trainiere* ich dafür etwas härter und konzentrierter.

Die bitterböse Biomülltabelle

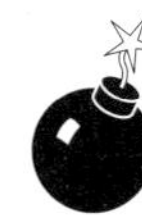

Bevor ich mit der richtigen Timingstrategie näher in die Materie des zweiten, großen Geheimnisses des Kämpfer-Dinners vordringe, hier also noch eine Tabelle »einfach zum Nachdenken« ☺. Dass Fast Food und Süßgebäck echte »Killer« für Ihre Top-Form darstellen, haben Sie soeben gesehen. Doch wie sieht es nun mit den »gesunden Bioprodukten« aus? »Klar, viel besser!«, denken Sie vielleicht. Werfen Sie bitte zuerst einen Blick auf die folgende Tabelle. Fällt auch Ihnen etwas auf? Meine Gründe, weshalb *beide* Gerichte, sowohl die Bio-, als auch die Müllvariante, gleichermaßen Killer für Ihre Athletenziele sind, finden Sie in der rechten Spalte.

Bio	**Müll**	**kcal jeweils**	**beides Killer? Warum?**
1 Schüssel (100 Gramm) Bio-Haferflocken mit Imkerhonig, Vollfett-Bio-Quark und Bio-Bananen	100 Gramm Cornflakes mit Noname Diätfruchtjoghurt und Dosenobst	500 kcal	Einfachzucker, Obst, Getreidekombi und *Fett* in Vollfettquark und Vollfettjoghurt
3 Freilandeier in Omega-3-Butter mit Bio-Kornspitz	Fastfood-Ham & Eggs mit Brötchen	500 kcal	Fett und Kohlenhydrate
30 Gramm Bio-Paranüsse / Mandeln, Bio-Schokoüberzug	Schoko-Nussriegel	250 kcal	Bio-Schoko mit viel künstlicher Fruktose und Süßstoffen gegen trans-Fett-Bombe ☺
100 Gramm Bio-Mehrkornmischung weich gekocht mit 100 Gramm Wildlachs	Weiße Nudeln mit Käsesoße	550 kcal	Fett und Kohlenhydrate
1 großes Glas von Mamas Bioapfelsaft	1 Glas Cola, Fanta, Sprite, etc.	200 kcal	Tja ... für sich allein kein Killer ... Aber bitte den Sättigungseffekt dieser »Mahlzeiten« beachten!
200 Gramm Bio-Rinderhack in nativem Olivenöl gebraten, mit 100 Gramm Bio-Wildreis	Riesen Tellerkebab mit *viel scharf* samt Fladen-Brot und Soße	800 kcal	Fett und Kohlenhydrate *mit viiiiiiiel* »Bio-Stress«! Dann doch lieber *viiiiiiiel scharf bei Kebab* ☺

Ich denke *eines* zeigt diese Tabelle sehr deutlich: Bio ist *nicht* automatisch optimal! Falsche Nahrungsmittelkombinationen sind *immer* tabu! Egal wie hochwertig die einzelnen Komponenten sind! Also: Auch hier ist Vorsicht geboten. Bio? Unter uns: Peak-Athleten essen den ganzen Tag schon viele gesunde Snacks, bewegen sich genug und trainieren hart. Wenn es sich anbietet, okay! Aber »Bio-Stress«? Nein danke!

Ziehen Sie Ihre Schlüsse – auch außer Haus!

Habe ich Ihnen vielleicht so manches »Fettnäpfchen« Ihrer Vergangenheit oder sogar der Gegenwart überdeutlich gezeigt? Dies war mein Ziel! Schließlich wollen Sie auf schnellstem Weg zu Ihrer wohl verdienten Topform! Verbinden Sie dabei ruhig die unter den Grundlagen der *Kämpfer-Diät* genannten Fakten mit den eben beschriebenen »Phänomenen«. Sie werden sehr schnell zu einem eindeutigen Ergebnis kommen und, wie ich, das Geheimnis lüften, das auch Ihr Leben einfacher, stärker und leichter macht. Natürlich dürfen Sie weiterhin außer Haus essen. Auch meine Bäckereibesuche zwischen meinen Workouts habe ich bereits auf den letzten Seiten erwähnt. Doch wählen Sie clever! Die drei Tabellen von soeben und auch das, was Sie bereits über die richtige Wahl beim Kämpfer-Dinner wissen, sollte genügen. Sie haben gesehen: Auch in Nobelrestaurants finden Sie »Killer« auf der Speisekarte. Andererseits ist es sogar möglich, sich im »Notfall« am Imbissstand wie ein Kämpfer zu verhalten! Die meisten Köche in guten Restaurants werden sogar Ihre Sonderwünsche akzeptieren. Natürlich finden Sie vermutlich kein Gericht, das 100 % meinen *Nichtkoch-Vorgaben* entspricht auf einer üblichen Menükarte.

Doch Manuel, einer meiner »Gourmetkochfreunde« aus dem *Nichtkochkapitel* und Trainingspartner, bestätigte mir: »Ob ich Pommes, weißen Reis oder Gemüse zum Fleisch serviere? Wenn ein Gast mich darum bittet – gerne doch. Und zwar ohne Aufpreis versteht sich!« Ich bin sicher: Auch jeder andere, engagierte Restaurantkoch wird genau so handeln. Kein Witz: Einer meiner Coachies ließ sich, von Anfang an meinen Anweisungen folgend, statt Brot, Mandeln servieren. In einem Tiroler Wirtshaus! Seine bis vor wenigen Wochen noch lästernde Stammtisch-Kollegen sind inzwischen endgültig verstummt: Im Gegensatz zu ihnen hat er nämlich inzwischen bereits sichtbare Bauchmuskelansätze vorzuweisen!

Natürlich dürfen Sie weiterhin außer Haus essen. Doch wählen Sie clever! Auch im Nobelgourmettempel finden Sie »Killer« auf der Speisekarte. Andererseits ist es möglich, sich im »Notfall« am Imbissstand wie ein Kämpfer zu verhalten!

Das Fazit: Die Kalorien sind das geringste Übel. Falsche Nahrungsmittel, Killerkombinationen und eben falsches Timing sind die wahren Auslöser für Körperentwicklungen in die Gegenrichtung des Erwünschten »Low Fat Bodys«. Nun ich denke, die Fragen zum Thema »*Was* esse ich als Kämpfer« sind fürs Erste beantwortet. Doch was noch bleibt, ist das zweite entscheidende Schlüsselelement: Das *Wann* – also das *Timing* Ihrer Kämpfer-Snacks und des -Dinners.

Aber noch einmal zu Ihrem »magischen Dinkel-Croissant«. War das nicht eben sogar in einer der »Killer-Tabellen« eingereiht?

Nicht in der Bio-Variante ☺. Doch im Ernst, es ist und bleibt ein einfacher »Deal«: Mein Betreuer Julius Benkö spendiert mir manchmal vor dem Training einen original italienischen Espresso. Exquisite Dinkel-Croissants zu besorgen ist »mein Job«. Für mich heißt das dann: Zusammen mit dem Espresso – an sehr fitten Tagen vielleicht sogar mit einer »Zugabe« des pechschwarzen Herzschrittmachers genießen, und *ran* an die Wand bis alle Kalorien Höhenmeter geworden sind! Auch Jan Prinzhausens persönliche Erfahrungen *decken* sich hier mit den meinen: Gerade bei Low Carb betonten Ernährungsformen ist der gezielte »Kick« der *richtigen* und vorsichtig dosierten Extra-Portion an Kohlenhydraten vor dem Training deutlich spürbar. Top Leistungen auch ohne exakt bilanzierte *»Supplemente-Pre-Workout-Snacks«*? Gerade, wenn Körper und Geist mit einem klaren »Ja!« auf die »kleine Sünde« antworten, stehen dem anschließenden Rekord-Workout meist alle Türen offen! Doch Achtung: Nur sporadisch und am besten direkt vor, oder wie bei mir, *während* einer Pause zwischen zwei Workouts. Also Augen auf: Auch bei der Bio-Bäckerei in Ihrer Nähe finden Sie bestimmt Süßes, dass nicht mit der »Extraportion« Insulin untertags, trans-Fett und Einfachzucker aufwartet!
Übrigens: Körperfett durch Krafttraining wird nach dem Training primär durch die *Nachbrennphase* verbrannt – nicht durch Hungern beim Workout!

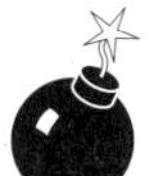

Kohlenhydrate-empfindlichen Athleten empfehle ich jedoch solche »Carb-Turbo« am Workout-Tag nur äußerst dezent zu testen! Ideal: Ein mit dem Trainingspartner geteiltes Croissant mit einem kleinen Eiweiß-Shake oder einem großen Cappuccino kombinieren. Sonst kann Ihr Körper aufgrund einer zu starken Insulinantwort das Training rasch beenden und zum »zufriedenen Cooldown« einladen!
Doch nun noch einmal die Peitsche nach dem Zuckerbrot. Das ist *wichtig*. Weder sogenannte Massephasen noch »Belohnungen« in Form von Ladetagen oder -Mahlzeiten bilden die Grundlage meiner sportlichen Motivation.

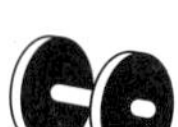

Ein kleiner Auszug aus den »Essensbelohnungen« für meine erfolgreichsten Bewerbe gefällig? Nach einem meiner bisher besten Mastersbewerben in Friedrichshafen 2002 genoss ich nach dem zweiten Platz gemeinsam mit *Peak-Prinzip* Fotograf Jürgen Christmann und einigen Freunden ein absolut gesundes, vollwertiges und somit *sauberes* Low Fat Kämpfer-Dinner bei einem Inder. Auch Singapur 2002 und die Bewerbe in Asien 2006 endeten gemeinsam mit dem Team, meinem Vater oder sogar allein in einem ähnlichen, gemütlichen, aber *kontrollierten* Ambiente.

Radikal? Überdiszipliniert? Vielleicht! Doch ich stehe mit meinen Strategien nicht allein da. Schauen Sie, was ich kürzlich vom inzwischen zweifachen Mr. Olympia Jay Cutler, in dessen Buch *CEO Muscle*, lesen durfte:

»In der Vorbereitung auf meinen ersten Sieg der Arnold Classics gab es drei Wochen vor der Show einen Punkt, an dem ich komplett bereit war. Ich hatte kaum mehr ein Gramm Körperfett zu viel. Ich war ein wenig beunruhigt, dass ich meinen Peak verpassen würde. Drei Wochen bis zum Bewerb und nichts mehr zu verbrennen. Was sollte ich tun? Als ich meinem Ernährungscoach Chris Aceto einige Bilder schickte, nötigte dieser mich geradezu, auszugehen und etwas richtig Kalorienhaltiges zu essen. Ich höre ihn heute noch rufen: ›Jay, du bist mehr als bereit, du isst besser etwas. Gönn dir einen fetten Burger!‹ Später an diesem Tag rief er mich an und fragte, ob ich seinen Rat befolgt habe. Ich sagte ja. Aber meine Frau Kerry erzählte ihm die Wahrheit: Ich war zum Supermarkt gegangen, hatte mir ein extra mageres Steak und Low Fat Käse gekauft und mir meinen eigenen Burger gemacht. Das bin eben ich!«

Sie sehen: Nicht nur ich halte mich an Strategien. Die Geschichte liegt fünf Jahre zurück und Sie wissen, wohin dieser Weg führte. Top-Athleten aus allen Sportarten und Disziplinen schöpfen oft unfassbare Kräfte aus der Ehrlichkeit zu *sich selbst*. Jay Cutler ist sicherlich kein Heiliger – genau so wenig wie ich. Doch auch er ging und geht seinen Weg. Konsequent und klar bis hin zu eigenen, gesunden Keksen. Ich bin kein Bäcker, aber ein Rezept für *Kerry's Special Fat Free Oatmeal Cookies* finden Sie auf WWW.JAYCUTLER.COM unter »Training« – kein Witz!

Sind also gezielte Carb Loadings für mein Krafttraining generell kontraproduktiv?

Nicht unbedingt: Auch ich empfahl in *Peak-Time* gezielte, strategisch dosierte High Carb-Kämpfer-Dinner *vor* den Power-Workout-Tagen. Dies ist auch in *Power-Quest*, wie Sie es bereits seit Seite 82 wissen, so geblieben. Doch die Dosis macht auch hier das Gift: Der Wienmarathon ist berühmt für einen besonderen, kulinarischen Höhepunkt am Vorabend: »Die größte Kaiserschmarrn-Party der Welt«, so liest es sich in der Ausschreibung. Glauben Sie mir: Ich kenne eine Ernährungsberaterin, welche mehrere Läufer, die dort antreten, persönlich betreut. *Keiner* der Topkandidaten auf eine Rekordzeit schlägt dort über die Stränge. Die Favoriten ziehen einen gemütlichen »Standard-Normkostabend« im Hotel, der »Eier- und Zuckerschlacht« vor. Was für die Megalangstrecke gilt, ist natürlich erst recht für Ihr HIT- oder Power-Workout entscheidend.

Ori Hofmekler berichtete mir bei einem Coaching im Sommer 2007 sogar von einem Boxer, der nach drei Wochen Low Carb ohne Unterbrechung nach nur *einem* moderaten Ladeabend mit Vollkornnudeln den erfolgreichsten Kampf seines Lebens lieferte. Klar: Gewichtsreduktion war das Ziel dieser Vorbereitung. Mit einem Fettverlust von über 7 kg wohl auch mehr als erfolgreich. Liegen Ihre Ziele primär beim Muskelaufbau, sind High Carb Tage sehr wohl angebracht. Doch bitte nicht mehr als zwei Tage in Folge!

Ich wache öfters mit Hunger in der Nacht auf ... kennen Sie dieses Phänomen? Wie bekomme ich das am einfachsten in den Griff? Ich greife dann oft zu einem Proteinriegel, oder etwas Käse aus dem Kühlschrank. Danach fühle ich mich aber meist so richtig mies und auch mein Magen rebelliert – obwohl der Snack nur 150 oder 200 kcal hat.

Manche Coachies berichteten mir davon. Mit der *Kämpfer-Diät* fällt diese »Überraschung« jedoch meist bereits nach wenigen Tagen automatisch aus. Dennoch meine Grundregeln: Nachts am besten trinken und zwar *Wasser* ... oder Glutamin, Aminos, aber gewöhnen Sie sich das *Essen* ab. Nachtsnack und dann 8–10 Stunden *Friede*. Sie regenerieren so auch viel schneller, glauben Sie mir. Glutamin in Wasser anrühren ist auch eine Möglichkeit. Schon das Licht anzumachen, stört jedoch empfindlich Ihren Tag- Nachtrhythmus und somit die innere Uhr. Diese Angewohnheit gefährdet langfristig sogar Ihre Gesundheit. Idealerweise bereiten Sie sich, was auch immer Sie zu sich nehmen wollen so vor, dass dieser Midnight-Snack im Dunkeln, oder sogar mit geschlossenen Augen gelingt (z. B. Aminos am Nachtkästchen).

Ich bin Wettkampf-Bodybuilder, wiege in der Off-Season ca. 105 kg und ernähre mich mit 8 Mahlzeiten, mehr oder weniger gleichmäßig durch den Tag verteilt. Die Kämpfer-Diät ist somit, wie Sie sich leicht vorstellen können, für mich mehr als nur eine Herausforderung! Gelten die Grundlagen der Kämpfer-Diät nun ebenso für »große, schwere Jungs«, zu denen auch ich mich zähle? Oder habe ich doch während des Tages auf mehr Kalorien und Mahlzeiten zu achten? Speziell beim Aufbau von Muskulatur bzw. Masse ... funktioniert da diese Ernährungsform wirklich? Ist die Kämpfer-Diät auch somit für »Nicht-Leichtgewichts-Kletterer« ein idealer Ernährungsweg? Ich habe Angst, an Kraft und Substanz zu verlieren.

Klar! Überzeugten Anhängern des »8-Mahlzeiten-pro-Tag-Mantras« der »systematischen Kraftsporternährung« zur »Vermeidung kataboler Phasen« mag dieses Konzept wohl mehr als nur leichtes Unbehagen bereiten. Nun, speziell, wenn Sie zur »Schwergewichtsklasse« des Kraftsports gehören, oder sogar im Leistungs- oder Wettkampf-Bodybuilding aktiv sind: Ihnen wird die *Kämpfer-Diät* wohl, gelinde gesagt, schwer gegen den Strich gehen. Auch meine 55 kg Kampfgewicht und die durchwegs sensationellen Erfahrungen mit dieser Ernährungsform werden zu Recht Ihren inneren Schweinehund nicht vollends überzeugen. Dieser ist übrigens primär für Ihre Sicherheit verantwortlich und wird Ihnen, wie Sie es mit Ihrer »Angst« beim Namen nannten, somit bereits im Vorfeld das Kataboliegespenst von schwindender Muskelmasse ausmalen.

Doch wie wäre es, wenn ich nun einen echten »Hünen des Kraftsports« für mich sprechen lasse? 110 kg *Off-Season* Gewicht bei 10 % Körperfettanteil ... Überzeugender Testimonial-Peak-Athlet für Sie? Die folgenden Sätze stammen aus einem

Interview mit Stefan Streich, einem langjährig von mir betreuten Peak-Athleten und Ex-Wettkampf-Bodybuilder. Den vollständigen Bericht finden Sie übrigens unter WWW.JUERGENREIS.COM/SUCCESS.

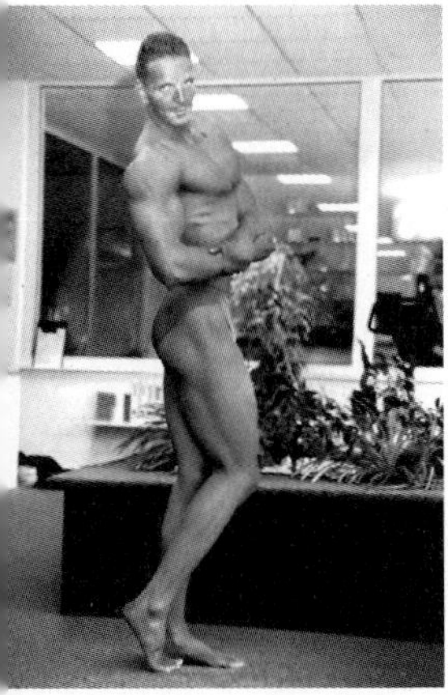

Erfolg mit der *Kämpfer-Diät* auch für Schwerathleten? Der erfolgreiche Ex-Wettkampfbodybuilder und Peak-Athlet Stefan Streich hielt während seiner *Off-Season* den Körperfettanteil meist unter 10 % und baute gleichzeitig konstant Kraft und »Qualitätsmasse«, also pure *Muskulatur*, auf.

»Natürlich war es erst einmal ungewohnt, sich von jemandem coachen zu lassen, der etwa halb so ›Huge‹ ist ☺. Ein 55 kg Leichtgewicht – zweifelsohne stark, dennoch entspricht sein Körper kaum dem eines Wettkampfbodybuilders. Doch ich sollte mich noch wundern: Jürgens Wege sind nach wie vor neu, gewagt aber ungemein effektiv und vor allem langfristig praktizierbar.
Ich war ein ›old school‹ Bodybuilder mit Schwerpunkt auf sogenannte ›Bulk-Up‹-Phasen. Der Blick zurück zeigt es jedoch nun deutlicher denn je: Wirkliche Massephasen funktionieren nur für den, der Körperfettzuwächse als erfolgreiche ›Masse‹ definiert. Meist wird dabei einfach eine stark überkalorische Ernährung, kombiniert mit umfangreichem ›Pumptraining‹ mit zahlreichen Sätzen und Übungen, die zwar im Spiegel toll aussehen, aber bereits am nächsten Morgen vom Körper leider vergessen sind. Das kann wirklich jeder, dazu braucht es weder viele Bücher, Grips oder gar Coachings. Doch wie gesagt: Es klappt nicht! Der Köper wird nicht stärker – nur müde und fett! Wirf doch einmal einen Blick ins nächste Studio. Schau ihnen zu, den ›Profis‹ an der Shake-Bar. Oft sind diese mit deutlich über 15 % Körperfettanteil ›begnadeten starken Männer‹ nie im Leben auch nur in die Nähe einer echten Peak- oder Wettkampfform gekommen!

Bei unseren Coachings haben wir erst einmal einige ›heilige Kühe‹ des Kraftsports geschlachtet. Angefangen mit dem Ernährungsverhalten, das schon fast den Tatbestand der Essstörung erfüllt ☺! Wie bereits erwähnt: Massephasen, samt ›Kataboliepanik‹, wenn ich über drei Stunden nichts zu essen bekommen hatte und sogar die ›berühmten Eiweiß-Shakes‹ zu nachtschlafener Stunde gehörten zu meiner ›professionellen Bodybuilding-Ernährungs-Vergangenheit‹. Doch hier gelangte ich auf den nächsten Level: Dieser lautete Kämpfer-Diät. Diese individuell auf meine Bedürfnisse angepasste Ernährungsform macht meinen ›Ernährungs-Alltag‹ nun einfach. Ich bin sicher der beste Beweis, dass diese, für manche ›Männer des Eisens‹ wohl mehr als provokante Ernährungsform, funktioniert. Und wie! Fettfreie Muskelzuwächse oder eben auch Körperfettverluste können bei entsprechender Planung damit völlig stressfrei realisiert werden. Ohne ›Mega-Frühstück‹, üppiges Mittagessen oder ›Zwangsmahlzeiten‹ alle paar Stunden. Ein wohl geplantes, strategisch individuell auf mich und meine Woche abgestimmtes Kämpfer-Dinner, beendet und krönt dafür jeden Tag mit einem kleinen Fest! Gesunde Nahrungsvielfalt inklusive! Das freut Sportlerherz und -magen (lacht)!«

Ein Blick ins nächste Studio genügt: Schau ihnen zu, den »Profis« an der Shake-Bar. Oft sind diese mit deutlich über 15% Körperfettanteil »begnadeten starken Männer« noch nie im Leben auch nur in die Nähe einer echten Peak- oder Wettkampfform gekommen! Ich bin wohl der beste Beweis, dass diese, für manche »Männer des Eisens« wohl mehr als provokante Ernährungsform, funktioniert. Und wie! Fettfreie Muskelzuwächse oder eben auch Körperfettverluste können bei entsprechender Planung damit völlig stressfrei realisiert werden. – Stefan Streich

Auch ich bin wohl eine echte Kraftsportnaschkatze ... Süß und viel Volumen versprechen ja auch Ihre Nichtkochrezepte teilweise. Gibt's nicht noch ein paar Heinzelmännchen für »Nichtkoch-Genießer«?

Nun gut ... Ein kleines Stückchen Zuckerbrot steht Ihnen an dieser Stelle wieder zu: Sie haben es in meinen Rezepten gesehen. Ich stehe ebenso auf *Süßes*.

Doch Low Carb und süß? Wie verzichten Sie dabei, besonders an kohlenhydratarmen Tagen, auf Honig, Zucker & Co.? Sind Unmengen an Süßstoff die einzige Lösung?

Seit dem *Peak-Prinzip* kennen Sie meine Meinung zu Süßstoffen aller Art: *Ja*, aber in Maßen. Ich habe jedoch inzwischen zwei chemiefreie Alternativen entdeckt, welche die oft kritisierten »Null-Kalorien-aus-der-süßen-Flasche« bei mir rasch in den Hintergrund drängten. Beide sind hervorragend für »süßlastige« Athleten, zu denen auch ich mich zähle, geeignet. Absolute Hits in Sachen Gesundheit, Funktion und dennoch gilt: 0 Kalorien, 0g Fett und weniger als 1g Carbs.

Stevia: Ich verwende derzeit den pflanzlichen Trocken-Extrakt »Stevia Pulver weiß 100% Konzentrat« sowie »Stevia Blätter fein gemahlen«. Das Konzentrat wird durch das Extrahieren eines bestimmten Pflanzenteils gewonnen. Vorsicht: hohe Süßkraft! Ein Teelöffel Zucker entspricht beim Konzentrat wohl ca. einer Messerspitze. Die gemahlenen Blätter sind hier mit »nur« 20facher Süßkraft, wieder im Vergleich zu Einfachzucker, etwas humaner. Im Gegensatz zu manchen künstlichen Süßstoffen *dämpft* Stevia sogar den Appetit! In Studien wurden gefäßerweiternde, blutdrucksenkende, blutzuckersenkende, antimikrobielle und hautverbessernde Eigenschaften beobachtet. Diese, auch für Sie als Peak-Athlet, willkommenen Nebenwirkungen gelten jedoch nur für die naturbelassene Form dieser »Medizin aus der Natur« – also die grünen Blätter, nicht für das Konzentrat.

Splenda®: Wird aus Zucker hergestellt und daher hat es nicht den üblichen Nachgeschmack, den Sie von Süßstoff kennen. Die Dosierung ist einfach: 1 Gramm Splenda süßt genauso stark wie die selbe Menge an weißem Zucker.

Lohnt es sich, auf Süßstoffe völlig zu verzichten? Viele Zeitgenossen haben inzwischen schon panische Angst vor diesen entwickelt.

Ui, das wird aber stressig. Gerade als Peak-Athlet werden Supplemente und Proteinpulver vermutlich auch Ihren Nahrungsmittelgrundplan ergänzen. Außerdem: Nebenwirkungen, die bei künstlicher Süßkraft diskutiert werden, sind bei den »Bio-Varianten« Tatsache: Stevia kann müde machen und Splenda® den Appetit anregen. Nicht nur für Abspecker sondern für alle drei Kämpfertypen also wohl kaum das Wahre vor dem Workout. Also bevor Sie sich das nächste Training »Bio-bedingt« sabotieren: Ein neues, süßstofffreies Protein- oder Pre-Workout-Supplement aus den USA? Toller 4-farb-Hochglangzflyer samt Vorher- Nachherbildern? Bitte lesen Sie *zuerst* das Etikett! Ein Geheimtipp: Sucralose *ist* Splenda® und wie soeben erwähnt, in meinen Augen vor dem Training suboptimal.

Die Dosis macht das Gift!

In *Maßen* schrieb ich soeben. Sogar Aspartam, nachweislich einer der äußerst problematischen künstlichen Süßstoffe mit dem größten toxischen Potenzial führte bei mir in kinesiologischen Testungen noch nie zu negativen Resultaten. Wohlgemerkt: Bei *humanen* Mengen, wie z. B. in Protein-Supplementen. Ein Kommentar von Weltcupsieger Andreas Bindhammer entspricht in diesem Punkt 100 %ig meiner Auffassung und Erfahrung: *»Ob Süßstoff schädlich ist? Nach wie vor umstritten. Bei Zucker ist der Fall jedoch glasklar: Zu viel davon und der Körper ist kaputt!«*

Auch Clarence Bass schloss sich als pensionierter Anwalt dieser Meinung äußerst überzeugend an: *»Alles nur Angstmacher!!! Mikrowelle, Plastikverpackung, Zimt, Zucker, Süßstoff ... Unsinnige Studien ohne Beweise. Gerade in den USA, mit unseren extrem Konsumenten schützenden Rechtssystemen würde, wenn wirklich nur ein einziger Beweis haltbar wäre, jedes dieser Produkte* sofort *vom Markt verschwinden. Auf die Menge kommt es an. Mikrowelle fürs ›No-Stress-Früstück?‹ – voll OK. Etwas Zucker nach dem Training oder im Eiweiß-Riegel davor? Wohl auch kein Beinbruch. Aber gibst du diesen Studien deine* Energie, *gibst du ihnen* Macht *und* das *macht krank!«*

Ist das ein Wort? Ich fühle mich jedenfalls zuckerfrei und bei einem mit »normalem Geschmacksinn« kombinierten Mix aus den soeben genannten Alternativen *und* Süßstoffen auf der sicheren Seite!

Johannisbrotkernmehl für Nullkalorienvolumen!

Soßen, Eierspeisen und natürlich süße Kämpfer-Dinner, die satt machen sollen? Aber nicht mit zu vielen Kalorien sondern mit ordentlich Volumen? Klar doch: Gemüse und Salat. Doch **Johannisbrotkernmehl** ist ein weiterer meiner Geheimtipps. Nicht nur für Shakes und Soßen. Einfach einrühren und fertig. Lassen Sie sich überraschen! Ich sage nur »unlimitiert satt essen am Null-Kalorien-Pudding«.

Wo Sie alle eben genannten Produkte bekommen? Naturkostladen, Reformhaus oder *meine* erste Adresse: EBAY.DE – auch schon gehört? Nein, dort gibt's nicht nur Computerspiele und Gebrauchtwaren. Tippen Sie doch die Begriffe in diesen Onlinemarktplatz, vergleichen Sie die Preise und viel Spaß beim Ersteigern!

In Peak-Time empfehlen Sie, im Gegensatz zu manch anderem »Low Carb Autor«, kein gezieltes Laden nach dem Power-Workout-Tag mehr. War diese Strategie nicht sogar noch in Ihrem Peak-Prinzip enthalten?

Richtig, jedoch ändern sich die Zeiten – auch in den »Low Carb Wissenschaften« für Kraftsportler. Die Meinung, welche ich auch zu *Peak-Prinzip-Zeiten* noch für teilweise richtig hielt, nämlich dass umfangreiche, laktazide Power-Workouts das »Laden« mit Kohlenhydraten begünstigen, ist inzwischen überholt. Bei mehreren amerikanischen Quellen fand ich klare Hinweise, die meine eigenen Erfahrungen bestätigten. Ob es mit der vorübergehenden Insulinresistenz nach zu viel Milchsäure beim Training zusammenhängt? Möglich. Doch Tatsache ist: HIT bzw. RAP macht die Muskeln so richtig scharf auf das anschließende Kohlenhydratspeichern. Die Fettzellen gehen, sofern Sie sich an meine Regeln halten, 100 %ig leer aus!

Welche schmackhaften Möglichkeiten bzw. welche Lebensmittel sind dafür die besten?

Ideal sind für diesen Zweck Kombinationen aus Körnern bzw. stärkehaltigen Kohlenhydratquellen und Protein. Ob Sie dabei Bio-Dinkel-Brot mit fettarmem Käse, Vollkornreis mit magerem Putenfilet oder die »guten alten Bodybuilding-Kohlenhydrate erster Wahl«, wie Hafer mit Quark und Proteinpulver bevorzugen, überlasse ich ganz Ihnen.

Ich habe noch eine Frage bezüglich Creatin: Muss nach ca. vier bis sechs Wochen eine Pause eingelegt werden oder ist dieser »Grundregel« keine Beachtung zu schenken?

Ich persönlich bevorzuge ein bis zwei Wochen Pause ca. alle acht bis zehn Wochen. Jedoch gibt es in dieser Hinsicht verschiedene Empfehlungen. Ich merke aber sehr wohl, dass das Creatin nach der Pause wieder besser wirkt. Allerdings dosiere ich dieses Supplement auch generell nicht sehr hoch (ca. 6 Gramm an Trainingstagen, 3 Gramm an Ruhetagen und 10–15 Gramm an kohlenhydratreichen Ladetagen). Auf ebenfalls oft empfohlene mehrtägige »Ladephasen« mit den entsprechenden Megadosen jenseits von 20 Gramm pro Tag verzichte ich bewusst. Diesbezügliche Tests führten bei mir selbst, jedoch auch bei von mir gecoachten Athleten, durchwegs zu Verdauungsproblemen.

Müde beim Workout. Kennen Sie das als Morgenmensch nicht auch? Ich trainiere oft am frühen Abend, nach acht Stunden »Büro-Action« oder gleich morgens vor Arbeitsbeginn. Wie Sie sich vielleicht vorstellen können, oft mehr als zäh ... zumindest manchmal ... Haben Sie einen Spezialtipp für mich?

Nach wie vor mein Geheimtipp? Ahnen Sie es? *Koffein* ... einfach aber wahr! Was will ich denn nun schon wieder mit diesem »harmlosen Muntermacher«? Der *nächste* Level ist angesagt! Also *auf* und direkt zum »Pseudoephedrin-Unterkapitel« auf Seite 129? Nicht so schnell. Pseudoephedrin (Ja! Es folgen gleich Details) ist selbst für Profis nur mit *äußerster Vorsicht* zu genießen. Weit weniger kritisch, aber dennoch äußerst wirkungsvoll, kann dieser »Cappuccino-Wirkstoff« Ihr *100 %-Peak-Training* unterstützen.

Ein kleines Koffein-Update

Wie Sie bereits wissen: Meine *Pre-Workout-Snacks* sind meist koffeinhaltig. Doch die »Seele des schwarzen Wachmachers« *richtig* zu nutzen? In meinen Augen handeln hier die allermeisten Athleten suboptimal. Doch zuerst zu den Wirkungen:

- Mehr **Adrenalin** erzielt eine gesteigerte Wachheit. Auch ist dieses Hormon indirekt ein Appetitzügler und sorgt für eine gesteigerte Körperfettverbrennung. Letzteres gilt allerdings nur dann, wenn entsprechend geleerte Kohlenhydratspeicher dies zulassen!
- Indirekte, positive Hormoneinflüsse erfolgen auch auf den **Testosteronspiegel**. Dopamin heißt ein wichtiger Neurotransmitter, der durch das Koffein beeinflusst wird. Zahlreiche, die Leistung, jedoch auch anabole und antikatabole Prozesse fördernde Abläufe im Körper sind daran gekoppelt. Unter anderem eben auch *das* Kraftsporthormon Testosteron.
- Natürliches **Antioxidans** (gilt für Bohnenkaffee – nicht für reines Koffein)
- Bis zu 40 % **reduziertes Diabetes Typ 2 Risiko** laut einer Harvard-Studie.

Soweit so gut. Nur wie *profitieren* Sie nun optimal davon? Ganz einfach:

- Koffein wird *ausschließlich* vor dem Training eingesetzt – **maximal 4 mal** pro Woche. Ansonsten: Koffeinfreier Kaffee oder koffeinfreie Getränke.
- Steht **Fettverbrennung** als oberstes Trainingsziel im Vordergrund: Kombinieren Sie den sanften Pusher mit 400 bis 600 mg **L-Carnitin** und trainieren Sie auf nüchternen Magen ... Ich garantiere: Nur Schnee in der Frühjahrssonne schmilzt rascher! Mehr **Kraft** ist gefragt? Der L-Carnitin-Turbolader für eben diesen Zweck folgt auf Seite 128.

Wie und wann setzen Sie Koffein nun gezielt ein?

Wie? Nun, mein Trainingsurlaub bei Mr. Past 40 Clarence Bass im Januar 2007 hielt auch für Sie noch so manche Perle bereit! Das Rezept finden Sie auf Seite 58.

... und wann?

- 30 Minuten vor dem Workout bei reinem, schwarzem Kaffee oder beim *Peak-Time-Pre-Workout-Shake*. Kommt, wie beim Clarence Bass Cappuccino, etwas Fett mit ins Spiel, empfehle ich sogar 60 Minuten »Wartezeit«.
- Nach dem Workout, speziell wenn mehr als 200 mg Koffein (also mehr als zwei Tassen) zum Einsatz kamen: *Cooldown* auf allen Ebenen! Bei mir nicht nur in Form eines Walks oder dem Cross-Stepper, sondern auch als Supplement. Dazu gleich mehr.

Der schwarze Muntermacher soll also nur noch, quasi zum Pre-Workout-Supplement degradiert, strategisch eingesetzt werden?

Immer locker bleiben! Hier ein Geheimtipp für die Ruhetage. »Koffeinfreier Kaffee oder Cappuccino«, findet sich des öfteren auch in meinen eigenen *Peak-Log*-Ernährungstagebucheintragungen. Ja! Ich genieße gerne auch ohne »Trainingsstrategische Hintergedanken« doch dann bitte auch ohne »Push-Effekt«. Eine aktuelle Studie macht diese Gewohnheit nun sogar wertvoll: Nämlich für die Regeneration. Die soeben erwähnte, antioxidative Wirkung gilt generell. Auch *ohne* Koffein!

Coffee Time für Ruhetagsgenießer

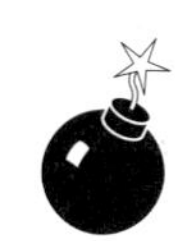

Mehr als vier Tassen pro Tag halte ich jedoch immer für bedenklich. Koffeinfrei und Antioxidantien ... Alles schön und gut, *aber*: Die Verletzungs- und Übertrainingsanfälligkeit kann durch Übersäuerung steigen. Auch Magenprobleme und Störungen im Mineralhaushalt sind vorprogrammiert.

Lässt sich die Koffein-Wirkung bei gleicher Dosierung eventuell sogar noch steigern?

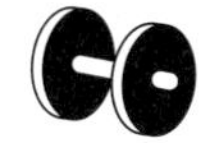

Der einfachste Weg: *Wasser*! Ja, reines H_2O aus dem Wasserhahn, ganz im Ernst. Trinken Sie zusätzlich zu jeder Tasse normalem Kaffee die selbe Menge dieses kalorienfreien »Supersupplements« vor dem Training. Bei einem Espresso gilt ca. ¼ Liter Wasser pro Tasse. Sie werden sehen: Die Wirkung steigt. Wissenschaftler entdeckten, dass nicht nur Stresshormone durch vernünftige »Einwässerung« des Körpers vor dem *Workout* teilweise geblockt werden. Auch verschiedene Supplemente – und eben auch Ihr Startkick – werden in deren Wirkung verstärkt. Grapefruitsaft habe ich in *Peak Power* erwähnt. Zwischendurch immer wieder einen Versuch wert. Die Push-Wirkung wird nicht verstärkt, dafür verlängert. Ein Glas genügt.

> Ein Glas Wasser genügt um die Koffein-Wirkung bei gleicher Dosierung sogar noch zu *steigern*. Mein Praxistipp: Trinken Sie *zusätzlich* zu jeder Tasse normalem Kaffee oder zu jedem Energydrink dieselbe Menge dieses kalorienfreien »Supersupplements« vor dem Training.

Ein wichtiger Tipp, den Sie aus dem »Koffein-Update« von soeben kennen, darf ich an dieser Stelle sogar noch erweitern: *L-Carnitin* kann vor allem für Kraft- und Kraftausdauersportler weit mehr bewirken, als bislang angenommen. Eine mögliche, gesteigerte Fettverbrennung, Regenerations- und Durchblutungsförderung sind die bekannten Wirkungen. Der *Trumpf* für Sie als Peak-Athlet lautet aber ...

L-Carnitin und Koffein als Turbolader!

Was viele Kraftathleten nicht wissen, neuere Studien jedoch bewiesen: 400 bis 600 mg dieses Supplementes zusammen mit einer Tasse Kaffee oder einer Dose Red Bull Sugarfree können die *Trainingsleistung*, gerade bei schwerem Kraft- und Schnellkrafttraining, deutlich steigern. Sowohl Maximalkraft, als auch das langfristige Energieniveau erhalten einen deutlichen »Schub« – Sie werden sehen!

Verwenden Sie diese Kombination jedoch nicht, wenn Sie erst abends das GYM attackieren. Einschlafprobleme sind für Ihre Regeneration mit Sicherheit suboptimal. Doch nur zu: Spielen Sie ruhig ein wenig mit dieser Energiekombi. Vielleicht sorgt diese sogar für den entscheidenden »Kick«!

Cappuccino steht immer wieder in Ihren Trainings- und Tagesplänen. Wie penibel sind Sie da – vor allem außer Haus?

Sehr sogar und das mit gutem Recht! Clarence Bass wies mich bereits am ersten Tag in Albuquerque auf die amerikanischen »Kaffeedefinitionen« hin. Koffeingenuss mit Schlagsahne und Einfachzucker jenseits der 300 kcal ist leider nicht nur in US-Fastfoodrestaurants an der Tagesordnung. Passen Sie auf, was Sie bestellen und fragen Sie bei Unsicherheiten lieber zwei mal nach.

Ein Versuch gefällig? Mischen Sie doch einfach 100 Gramm ungeschlagene Schlagsahne (Rahm 30 % Fett) in eine große Tasse Kaffee. Schmeckt doch gar nicht so übel oder? Schaut doch auch ganz harmlos aus – nicht? 300 kcal quasi in Form von purem Fett sind in dieser Kalorienbombe – unglaublich aber wahr!

Peak-Time zeigte viele Details zu Ihrer unmittelbaren Weltcupvorbereitung. Gibt es bei Ihnen eine Art »Super-Aktivierungs-Cocktail«. Ich meine, was ist Ihre echte Weltcup-Geheimwaffe? Was halten Sie von Pseudoephedrin und »gröberen« Stimulanzien?

Der Grund, weshalb in meinen Weltcup-Tagebüchern nirgends die auf der Dopingliste nicht gelistete Ephedrinvariante erscheint: Rudi Pfeiffers kinesiologischer Test und somit auch mein eigener Körper meinten »Nein!«. Ich verwendete dieses Stimulanzmittel jedoch teilweise in den letzten Jahren. Vor allem meine Weltcups im Herbst 2005 profitierten klar davon. Aber keinen Bewerb in *Peak-Time* kletterte ich mit der Unterstützung von Pseudoephedrin. Ganz im Gegensatz zu den dort beschriebenen BCAAs und auch dem entwässernden Mineralsupplement Kalium Citrat, welche ich jedoch auch nur gezielt einsetzte.

Also doch ein wenig mit Tick, Trick und Track: Taurin, BCAAs und Pseudoephedrin, Kalium sind für Sie ...

Weltcup ist für mich absolut Peak und Peak ist für mich absolut Weltcup. Ihm fiebere ich entgegen und dort soll *alles* stimmen. In internationalen Wettbewerben entscheiden minimale Abweichungen in der Tagesform zwischen Halbfinalteilnahme und früher Abreise.

Deutet sich an, dass ich wirklich topfit und zu 100 % ausgeruht und aktionsbereit bin, also ein energiegeladener Traumtag ansteht, kann ich mir über die »Turbos« Gedanken machen. Aber auch wirklich nur dann! Einen nicht regenerierten Körper zu pushen? Nicht nur sinnlos, sondern brandgefährlich, glauben Sie mir. Nicht einmal ein Wettkampf ist eine ernste Verletzung wert!

Stimmen diese Voraussetzungen, kommt – je nach »kinesiologischer Vorabklärung« – ein Triple-Turbo aus Koffein, Taurin, BCAAs und evtl. sogar Pseudoephedrin und / oder Kalium Citrat zum Einsatz. Gerade im Wettkampfklettern geht es darum, sich in einem absolut idealen Leistungszustand zu befinden. Ungewohnte körperliche oder geistige Zustände sind absolut unerwünscht, da sie einen Faktor von Unsicherheit einschließen. Wenn ich aber fühle, dass alles passt: Für *100 %* Wachheit und Power sorgen? Dieser *Aktivierungs-Cocktail* ist sicherlich mit Abstand das Effektivste, das ich während meiner bisherigen Laufbahn einsetzen durfte. Wieso Cocktail? Weil ich das Koffein in Form von Red-Bull Sugarfree zu mir nehme. Ein cooler, aktivierender »Zusatzkick«, der ideal in Kombination mit den BCAAs und dem Pseudoephedrin *wirkt*!

Pseudoephedrin
Dieses Supplement ist aufgrund seiner *Verwandtschaft* zu Ephedrin und somit den Amphetaminen an der Grenze zum Illegalen, scheint jedoch wie erwähnt *nicht* auf der Dopingliste auf. Pseudoephedrin ist in reiner Form nicht einfach käuflich zu erwerben. Es existiert zwar ein Aspirin-Produkt, welches Pseudoephedrin beinhaltet, jedoch ist von diesem für diesen Zweck eher abzuraten. Die für, an Kraft- und Muskelaufbau interessierten Athleten, negativen Auswirkungen von entzündungshemmenden Medikamenten bei längerer Anwendung, dürften inzwischen hinreichend bekannt sein.

Also, wenn es denn unbedingt sein soll: Besorgen Sie sich *reines* Pseudoephedrin, geben Sie es in vertrauenswürdige Hände und besprechen Sie es mit Ihrem Arzt oder Kinesiologen! Wenngleich derartige Präparate aufgrund einiger Zwischenfälle für negative Schlagzeilen gesorgt haben: Weshalb lesen Sie ein Insider Kraftsportbuch wie *Power-Quest*? Kann es sein, dass ich Sie kaum davon abhalten kann, diesen Turbo zumindest *»einmal zu testen«*? Schon gut: Wenn ich es selbst auch nur bedingt empfehle, möchte ich aber einige Hinweise zum *verantwortungsvollen* Umgang mit diesem hoch wirksamen Stimulanzmittel geben: 30 bis 100 mg der Substanz zusammen mit 100 bis 200 mg Koffein kombiniert, stellen eine Stunde vor einem Peak-Training eine denkbare Dosierung dar.

Ich kann dies aber auch nur Peak-Athleten empfehlen, die über ein Minimum von zwei Jahren Trainingserfahrung verfügen. Und nur an körperlich völlig fitten Tagen in dieser Dosierung! Alles andere ist zu riskant. Wenn Sie trotz ausdrücklicher Warnung von meiner Seite nicht auf die Kombination mit Aspirin verzichten wollen, achten Sie zumindest auf einen leicht gefüllten Magen. Ansonsten droht eine Magenschleimhautentzündung! Berücksichtigen Sie auch die Tatsache, dass sich beide Substanzen gegenseitig verstärken. Die Halbwertzeit liegt, ebenso wie beim Koffein, bei ca. 4 bis 6 Stunden. Es kann also eine schlaflose Nacht folgen!

Genau mein Problem! Natürlich habe ich nicht mit Pseudoephedrin experimentiert. Doch schon zwei Tassen Kaffee scheinen zu viel zu sein. Gerade bei den in meiner ersten Frage beschriebenen Abend-Workouts folgt oft eine unfreiwillig »regenerationsfreie« Nacht.

Eines ist in Ihrem Fall sonnenklar: Wenn Sie nach wie vor so gut auf Koffein reagieren, kommt Pseudoephedrin & Co. auch in Zukunft nicht in Frage. Genießen Sie, wie ich, den sanften und sicheren Kick des schwarzen Muntermachers vor dem Workout. Mein Spezialtipp für Sie: Gönnen Sie sich 2 bis 3 *JR Relax Plus*-Kapseln. Die Facts zu dieser neuen Errungenschaft in meinem Sortiment von Mag. Rudi Pfeiffer und seinem Team? Klar doch ...

JR Relax Plus

Koffein, in Extremfällen sogar noch Pseudoephedrin und auch harte Workouts an sich, führen *immer* zu einer ordentlichen Überdosis an Adrenalin und anderen Stresshormonen. Zugegeben: An einem entscheidenden Trainings- oder Wettkampftag ein toller Zustand. Grenzenlose Energie und maximale Intensität. Doch sogar ohne zusätzliche »Pusher« beginnt für die meisten Athleten das Problem *nach* dem Workout. Der Körper soll möglichst rasch wieder locker werden, der Geist entspannen. Regeneration – also vor allem tief und lange *schlafen* ist angesagt. Doch leider ist vermutlich auch Ihr aufgepeitschtes Nervenkostüm nicht bereit, quasi in wenigen Minuten von 100 auf 0 zu schalten. Auch ich hatte in den letzten Jahren wiederholt mit ernsten Schlafproblemen nach 100%-Tagen zu kämpfen. Speziell harte Trainingseinheiten in der zweiten Tageshälfte verschärfen die Situation. Meine eleganteste und sicherste Lösung, die ich Ihnen empfehlen kann: *JR Relax Plus*. Die natürlichen Inhaltsstoffe führen zu einer raschen physischen und auch mentalen Entspannung. Eine Kapsel direkt nach dem Training, eine weitere vor dem Nacht-Snack. So meine Strategie vor »gefährdeten« Nächten.

Wirkung: Regenerationsfördernd und entspannend
Dosierung: Eine Kapsel an Ruhetagen zur Verbesserung der Schlafqualität und der gezielten Regenerationsförderung, 60 Minuten vor dem Zubettgehen. Nach harten Trainingstagen, an denen ich vermehrt Stimulanzien einsetze, nehme ich eine zusätzliche Kapsel direkt vor dem Kämpfer-Dinner zu mir.
Inhaltsstoffe: Hauptwirkstoffe sind Rhodiola rosea im Verbund mit der wichtigsten Aminosäure für körperliche und geistige Entspannung: L-Tryptophan. Beide Inhaltsstoffe kommen in neu entwickelter, regenerationsoptimierender Dosierung speziell für aktive Athleten zum Einsatz. Weiters sorgen das Antistress-Mineral Magnesium, in Kombination mit hoch dosiertem Vitamin B6 und Zink für eine hormonelle Optimierung. Diese Mineral-Vitamin-Kombination ist im Kraftsport übrigens unter dem Überbegriff »ZMA-Supplement« seit Jahrzehnten zur zuverlässigen Regenerationsförderung und als natürlicher Wachstumshormonturbo am Markt. Doch Relax Plus bietet noch mehr: Mangan sichert die Geschmeidigkeit der Muskeln und fördert die rasche Wiederherstellung der beim Training belasteten Gelenks- und Gewebsstrukturen. Die »krönende Zugabe«: Coenzym Q10 fördert, in symbiotischer Wirkung mit Rhodiola rosea ein konstantes Energieniveau, sowie die geistige Ausgeglichenheit nach harten Workouts.

Wie versprochen: Keine Werbekapitel. Deshalb auch die Inhaltsangaben. Wenn Sie jedoch ein alternatives Produkt verwenden, dann bitte ebenfalls mit Wirkstoffen auf *natürlicher* Basis. Schlaftabletten, Psychopharmaka & Co. sind *keine* »Cooldownsupplemente«, sondern verschreibungspflichtige Drogen. Meist sogar auf der Dopingliste und mit hohem Suchtpotenzial, sowie zahlreichen gesundheitsgefährdenden Nebenwirkungen verbunden!

Gibt's nicht überhaupt einen anderen Weg? Ich meine ohne Koffein & Co. Wie kann ich mich sofort fit fürs Workout machen?

Mein wichtigster Tipp: Schlafen Sie länger und mit mehr *Qualität*. Dazu berichtete bereits Jürgen Zulley ausführlich auf Seite 38. Doch manchmal kommt es anders und der an sich so fitte und frische Körper täte nichts lieber, als in der Horizontalen auf das Ende des Winterschlafes zu warten. Damit Ihr Start jedoch auch »drogenfrei« nicht gleich zu einer narkotisierten Achterbahnfahrt wird, können Sie sich schnell ins Diesseits zurückholen. Die Dusche »light« ist hierzu bestens geeignet. Der kühlende und stimulierende Effekt, der von kaltem Wasser auf schlafwarmer Haut ausgeht, wirkt manchmal besser als der stärkste Kaffee!

Kurz und Frisch – von Null auf Hundert in wenigen Minuten
Klingt einfach, ist es auch: *Gurgeln* Sie eine Runde mit kaltem Wasser. Strecken Sie dabei den Hals, was die Kehle durchblutet und abkühlt. Nacken, Ellenbogen und Kniekehlen reagieren ähnlich empfindlich auf einen eisig kalten Waschlappen oder ein Teilbad. Natürlich überlisten Sie dadurch Ihren Organismus und geben ihm das Signal für absolute Einsatzbereitschaft. Auch ein Schluck eiskaltes Mineralwasser oder Red Bull Sugarfree können kurz vor der anstehenden Höchstleistung dem Körper kurzfristig den »Befehl« erteilen, noch wärmer zu werden und die Durchblutung zu aktivieren.

Tee-Junkie Jürgen – aus gutem Grund!
Lapachotee! Nein – keine Sorge – ich bin nicht zur »Esoterikfront« gewechselt. Dieses Getränk vermag, egal ob heiß oder kalt, weit mehr als nur wohlschmeckend den Durst zu stillen. Durch meinen kinesiologischen Betreuer Rudi Pfeiffer wurde ich bereits während meiner Peak-Phase im Sommer 2006 darauf aufmerksam. Doch letztlich »süchtig« machten mich weitere Empfehlungen einer Peak-Athletin und speziell die des Low Carb Ernährungsspezialisten Jan Prinzhausen im Frühjahr 2007. Er schrieb mir kurz nach Redaktionsschluss von *Peak-Time* noch folgenden, hoch interessanten Bericht, den ich nun in diesem Buch veröffentlichen darf:
Lapachotee ist in diesem Sinne kein richtiger Tee. Vielmehr handelt es sich um die Rinde von Bäumen der Gattung Tabebuia. Neben verschiedenen anderen Inhaltsstoffen ist der entscheidende Wirkstoff die Vitamin-K-ähnliche Substanz Lapachol. Von Lapachol sind verschiedene Formen bekannt.
Aufgrund der gesundheitlich positiven Wirkung des Lapachotees wird dieser in Mittelamerika traditionell in der Medizin der Ureinwohner verwendet. In wissenschaftlichen Studien konnte eine hemmende und teilweise abtötende Wirkung auf Viren und Bakterien festgestellt werden. Auch verschiedene Parasiten, wie z. B. der Auslöser der Malaria, können mit Lapachol bekämpft werden.
Bei einem Test auf die Darmflora des Menschen, zeigte sich interessanter Weise eine selektive Wirkung des Lapachols auf die Mikroorganismen: Die gesundheitlich kritisch bewerteten, coliformen Keime und Clostridien wurden gehemmt, während die gesundheitlich wichtigen Bifidobakterien und Lactobacillen keine Schädigung erfuhren.

Angemerkt sei diesbezüglich, dass ein Großteil der Studien an Bakterien- und Krebszellkulturen, sowie in Tierversuchen mit hochkonzentrierten Lapacholextrakten durchgeführt wurden. Eine einfache Übertragung der Ergebnisse bezüglich der Wirkung beim Menschen ist damit nur begrenzt möglich.
Doch gewarnt sei vor der Annahme »Viel hilft viel!«. Toxikologische Tests zur Giftigkeit der Lapachole zeigten Störungen der Reproduktionsfähigkeit sowie Fehl- und Totgeburten bei trächtigen Ratten. Die Wirkung der krebsauslösenden Substanz Methylcholanthren wurde durch Lapachol von 10 % auf 50 % verstärkt. Beim Menschen wurden

Allergien und Dermatitis beobachtet. Als Vitamin-K-ähnliche Verbindungen greifen Lapachole zudem in das Gerinnungsverhalten des Blutes ein. Überdosierungen können, wie bei denen im Zimt zu findenden Cumarinen, zu Blutungen führen.
Im Lapachotee ist deutlich weniger Lapachol enthalten als im Rindenextrakt. Daher ist der Tee auch weniger wirkungs- und nebenwirkungsstark. Gesundheitliche Effekte sollen erst nach mehrwöchigem bis mehrmonatigem Teekonsum eintreten. Konkrete Angaben zum Konsum sind in der Literatur nicht zu finden. Bei den von den Herstellern angegebenen Verzehrsmengen habe ich jedoch noch nichts von Störungen gehört.

Wirkung: Immunsystem wird gestützt. Darmflora wird positiv beeinflusst.
So kann indirekt der Testosteronspiegel optimiert werden.
Dosierung: 1–3 Liter pro Tag heiß oder kalt.

Mein Fazit ist: Ein sanftes, budgetschonendes, aber hoch wirksames Natursupplement, das für jeden Peak-Athleten eine tolle Alternative zum »Nur-Wasser-trinken« liefern kann. Der Tee führt speziell an Ruhetagen zu einer optimierten Verdauung. Auch ist eine generell raschere Regeneration, sowie ein gesteigertes Wohlbefinden aus meiner eigenen, inzwischen mehrmonatigen »Dauertestphase« klar spür- und messbar.

L-Carnitin bringt laut neuesten Studien für die Fettverbrennung doch so gut wie nichts. Das mit der »Koffeinkombi« beim Training, wie auf Seite 128 beschrieben, ist mir klar. Doch wozu setzen Sie seit Jahren sogar an Ruhetagen nach wie vor auf den Wirkstoff?

Sie haben ein Recht auf Ihre kritische Frage. Zahlreiche Studien in den letzten Jahren bezweifelten den »Fatburner-Effekt« des Präparats. Trotzdem nehme ich nicht nur in *Peak-Phasen*, sondern während des ganzen Jahres zwischen 400 und 800 mg täglich zu mir. Doch wozu? Und was hat ein unwirksames Präparat sogar noch in meiner eigenen Supplementelinie verloren?

L-Carnitin – die Fettverbrennungs-Versicherung
In diesem Fall war ich einfach »Studienignorant«. Ich hatte immer schon das Gefühl, dass sich sehr wohl »etwas tut« – speziell bei der Einnahme *vor* dem Training. Bei meiner BSA-Ausbildung kam endlich die lang ersehnte Antwort von Dr. Martina Herget: *»Wenn der Fettstoffwechsel durch Diät und Training optimiert ist, sollte ein Athlet nicht das Risiko eingehen, nicht ausreichend mit L-Carnitin versorgt zu sein. Ein solches Defizit in der Zelle ist bei einer ausgewogenen Ernährung normalerweise unwahrscheinlich: Doch jede Diät ist mit Abstrichen, auch bei den Mikronährstoffen verbunden. Es wäre einfach jammerschade, den Fettabbau in der letzten Stufe – in den Zellkraftwerken, sprich den Mitochondrien – mangels L-Carnitin zu stoppen. So wirkt das Supplement als eine Art Versicherung zum Fettabbau!«* Soweit so gut. Das erklärt aber noch nicht meine Einnahme, sogar während der wettkampffreien Zeit.

Doch auch hier bestätigte Dr. Herget meine Vermutungen: *»Von mir betreute Athleten berichteten mir ebenfalls bereits vor Jahren, dass sie nach der Einnahme von L-Carnitin 30 Minuten vor dem Training mehr schwitzten und sich besser fühlten. Auch die Regeneration schien eindeutig positiv beeinflusst zu sein. Ich äußerte mich nicht. Ich konnte mir beim besten Willen nicht erklären, wie L-Carnitin in so kurzer Zeit den weiten Weg bis in die Zellen finden konnte. Nun, mehrere Jahre später stellten Wissenschaftler fest: Dies ist gar nicht notwendig! Ein primärer Effekt von L-Carnitin liegt in einer verbesserten Durchblutung. Dies bedeutet: Mehr Leistung und ›Pump‹ beim Training, beschleunigte Regeneration und – als Draufgabe – natürlich auch indirekt verbesserte Voraussetzungen für eine optimale Fettverbrennung!«*, so ihre klare Aussage.

Fazit: L-Carnitin als *die* Fettverbrennungs-Wunderwaffe zu bezeichnen, ist sicherlich übertrieben. Doch die passende Kalorienbilanz samt strategischer Peak-Ernährung, eine schlaue Kombination aus Krafttraining und HIIT und ... Quasi als Zugabe, die effektive Supplementierung: Das perfekte Rezept für Ihre Top-Fitness. Optimale Fettverbrennung ist kein Märchen aus Tausendundeiner Nacht. Machen auch Sie Ihren Traum vom Top-Athletenkörper an *allen* Fronten wahr!

Von einzelnen Aminosäuren haben Sie sich in Peak-Time, im Gegensatz zum Vorgängerwerk, distanziert. Warum?

Was es mit diesen Studien auf sich hat? Einzelne Aminosäuren sind *immer* ein zweischneidiges Schwert. Einerseits können diese zwar sowohl den Hormonhaushalt, als auch Ihre Leistungsfähigkeit, sowie die Regeneration positiv beeinflussen. Andererseits sind die langfristigen Auswirkungen auf verschiedene Vorgänge im Körper noch unklar. So wurde beispielsweise bei der, ebenfalls im Kraftsport äußerst beliebten Aminosäure L-Arginin, sofern diese nicht mit L-Lysin »ergänzt« wird, ein erhöhtes Herpesrisiko nachgewiesen. Ganz so düster stehen die Befürchtungen für BCAAs und Glutamin zwar nicht. Jedoch sollten diese Spezialsupplemente in meinem Augen nur vorübergehend, während hoch belastender Trainings- und Wettkampfphasen, *gezielt* eingesetzt werden. Meine Faustregel: Kommt ein *Pre-During-* oder *Workout-Snack* zum Einsatz, verzichte ich sicherheitshalber darauf. Der Grund: Dieser enthält das *gesamte* Spektrum an Aminosäuren. Wird ein Training zeitlich überzogen, oder ist einfach keine Zeit für den Snack, heißt es jedoch nach wie vor: Griff zur Amino-Büchse!

Wie viel machen Supplemente nun wirklich aus?

Optimales Stärkerwerden und Wachsen bedarf Ruhe, Zeit, einem passenden Lifestyle und ... wird natürlich optimiert durch die *richtigen* Supplemente – gezielt, zu den richtigen Zeitpunkten in den optimalen Dosierungen eingesetzt! Dies war und ist mein Fazit zu diesem Thema.

Kapitel 5:

Sportkletter-Rohkraft, Kettlebells & Co.: Neue Strategien zum stark, stärker und muskulöser werden

Über viele Jahre hinweg fanden primär die beiden Modelle des Volumentrainings und des HIT in der Kraftsportszene Beachtung. Jedoch entschieden sich die allermeisten Athleten für den einen, oder den anderen Weg. Die Trainingsansätze in Peak Power und vor allem Ihre Hells-Weeks in Peak-Time kombinieren nun erstmals diese grundverschiedenen Strategien. Warum?

Nun, Sie werden bald sehen: Das Verständnis und der richtige, gezielte Einsatz *beider* dieser im Kraftsport wohl erfolgreichsten aller Trainingstheorien wird Ihnen erlauben, im richtigen Moment den Trainingstyp zu wählen, der am besten zu Ihren Zielen und Ihrem Temperament passt. Die Lösung lautet also: Weiterlesen, anwenden und ... *nicht* lange abwarten!

Zwei mal Superkompensation – Verdoppeltes Wachstum

Wichtig ist: *Kein* wirklich ernsthafter Kraftsportler, egal ob Gewichtheber, Powerlifter, oder eben auch Wettkampfbodybuilder an der Weltspitze, trainiert stur *nur* nach einem dieser beiden Grundmodelle. Zweifel? Nun, dann recherchieren Sie ruhig selbst und ich garantiere: Sie werden schnell fündig. Sogar bei »reinen Volumen-Männern« wie Ronnie Coleman, oder sogar bei den Urvätern des HIT, Mike Mentzer und Dorian Yates. Strongman-Experte und Podcast-Macher Dominik Feischl (www.POWER-QUEST.CC) betont: »*Im Powerlifting, aber auch im Leistungssport ist die Sache klar: Diese Topathleten trainieren alle mit relativ niedrigem Volumen pro Workout, jedoch mit teilweise extrem hohen Lasten. Trainingsqualität, nie bis zum Muskelversagen und lieber öfter und dabei zugleich frischer.*« Sie kennen meine eigenen Ansätze hierzu inzwischen ebenfalls: Das Kapitel mit den mehreren Einheiten pro Tag und in Kürze sogar meine Original-Tagespläne aus meinem Profialltag ab Seite 182 – Aha! Fallen Ihnen die Parallelen zu diesen Grundsätzen auf? Richtig: Auch ich kombiniere, periodisiere und pushe mich durch mein hohes Trainingsvolumen, jedoch bei *gleichzeitig* maximaler Workout-Qualität immer wieder zum nächsten Level.

Und Dominik Feischl berichtet weiter: »*Hollywood-Muskeln existieren ganz einfach nicht! Wenn ein Körper wirklich fit und gesund aussieht, steckt immer auch pure Kraft und Effektivität dahinter! Ich habe beispielsweise vor kurzem eine 24er- und die 8er-Kettlebell ins Studio meines Freundes mitgebracht. Kein einziger, und darunter waren auch einige wahrlich »massige Muskelprotze« – jedoch eben ohne entsprechende Athletik – konnten die 24 plus die 8er (also 32 kg insgesamt) mit einem einarmigen Military-Press bewältigen. Und auch bei Übungen mit dem eigenen Körpergewicht waren lächerliche »Grundschulleistungen« an der Tagesordnung der bepackten Hantelschwinger.«*

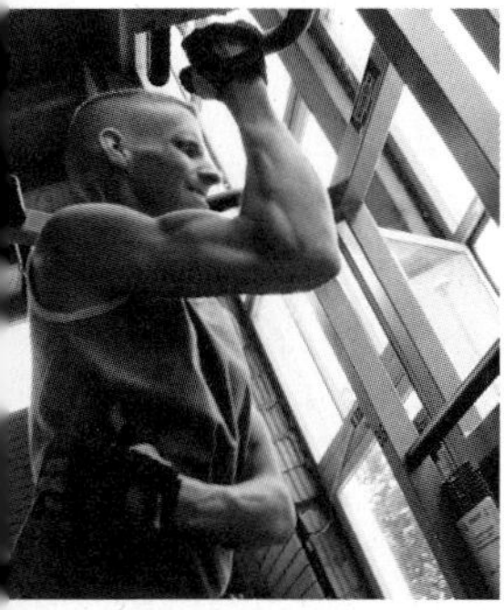

Der erste einarmige Klimmzug bringt auch erwachsene Kinderaugen zum leuchten

Der erste einarmige Klimmzug ... mein Kindheitstraum! Können Sie mir diesen erfüllen?

Kinderaugen sehen gerne *Bilder* – habe ich recht? Statt umfangreicher Erklärungen: Werfen Sie einen Blick auf das Bild links. So habe ich und auch zahlreiche meiner Coachies sich diesen Kraftsporttraum realisiert. Entweder per Entlastungsmaschine oder noch simpler, per Körperwaage sehen Sie die Fortschritte. Der Rest ist einfach. *Stärker werden*, beobachten, wie das Entlastungsgewicht sich allmählich auf den magischen »Point Zero« zubewegt und eines, schönen Tages ... werden auch Ihre inzwischen erwachsenen Kinderaugen leuchten!

Bei allem Enthusiasmus – drei Dinge sind zu beachten

1. Nur im Arbeitswinkel trainieren (keine voll durchgestreckte Schulter am untersten Punkt und kein maximal angewinkelter Ellbogen in der Endphase)
2. Drei- bis viermal pro Woche mit 80 % Intensität sind genug. Sollten Sie nach HIT vorgehen – also bis zum positiven Muskelversagen, reichen zwei Einheiten wöchentlich garantiert für kontinuierliche Fortschritte.
3. Sekt + Gläser vor dem »magischen Abschlusstraining« nicht vergessen ☺

Die Bauchrolle ist super schwer und super effektiv. Ich versuche, wenn ich merke, dass ich nicht mehr weiter nach vorne komme noch maximal 10 Sekunden die Position zu halten, um mich dann so langsam wie möglich abzulassen und wieder von vorn zwei bis vier Wiederholungen. Dabei absolviere ich maximal 3 Sätze. Ist das korrekt? Und gleich noch eine Frage: Ich führe die Bauchaufzüge laut Peak Power aus, aber beim Absenken kann ich spätestens bei der dritten Wiederholung die Spannung nicht mehr halten und falle dadurch in ein leichtes Hohlkreuz. Meistens sogar schon beim ersten Satz. Ist mein Rücken zu schwach oder mache ich was falsch?

Prinzipiell sind Sie sicher auf dem richtigen Weg. Doch handelt es sich bei den von Ihnen beschriebenen Übungen, nach dem einarmigen Klimmzug und der Hangwaage, nun einmal um die anspruchsvollsten der in Peak Power beschriebenen Übungen. Also: *Geduld* ist nicht nur die Mutter der Porzellankiste. Geben Sie sich die Zeit, spielend und experimentierend stark zu werden. Natürlich ohne Überforderung oder gar Negativ-Versagen. Die Bauchrollen machen Sie technisch so sicher richtig. Doch eine Vorübung zu den Aufzügen wäre Beinheben an einer Stange:

Knie zur Brust und *kontrolliert* wieder fast in die Streckung. Noch einmal: Diese Übungen sind nicht nur höchst effektiv, sondern auch sehr *schwer*. Passen Sie auf Ihren Rücken auf. Lieber nur *eine* perfekte Wiederholung samt einwandfreier, also in *Zeitlupe* ausgeführter Negativphase bei den Bauchaufzügen, als fünf gepfuschte Bandscheibenkiller. Speziell für Ihren Fall lege ich Ihnen dringend Grundübungen wie schweres Kreuzheben, aber auch Klimmzüge in allen Variationen zur Stabilisation der Rückenmuskulatur ans Herz.

Ist das in Peak-Time beschriebene Pausensatztraining RAP nun ein kleiner Bruder des HIT oder sogar die Basis dieser Trainingstechnik?

RAP ist für mich der HIT-Königsweg. Lassen Sie mich ein wenig ausholen. Bevor ich zum *Warum* komme: Weshalb suchte ich überhaupt nach einer HIT-Alternative? Nun, speziell die in meinen ersten beiden Büchern der *Peak-Trilogie* vorgestellten Strategien samt meiner eigenen, hatten für mich *einen* Nachteil: Zu hohe Intensität, vor allem für das Zentralnervensystem und / oder »Milchsäureüberschüsse« à la Volumentraining. Vorab: Was bei RAP- und dem bereits auf Seite 26 beschriebenen HIT-System *identisch* bleibt, ist die Anzahl und die Art der ausgeführten (Grund-)Übungen. *Qualität ist* gefragt.

In Peak-Time ist der RAP-Tag mit 100 % Intensität betitelt. Sie schrieben weiters: Beendet wird jeder Satz mit einer letzten, sauberen Wiederholung – positives Muskelversagen genügt! Dies ist aber ein Widerspruch zum versprochenen »nächsten HIT-Level« ... nicht? Also wird es doch nicht intensiver?

Oh doch! Aber die Frage ist berechtigt: Warum gerade bei einer als so intensiv angekündigten Trainingsform wie RAP »nur« 100 % Intensität verlangt werden. Was es mit negativem Muskelversagen, Strip- und Dropsätzen auf sich hat, habe ich bereits am Anfang von *Power-Quest* erklärt. Doch gerade Peak-Athleten mit mehrjähriger HIT-Erfahrung stehen früher oder später oft vor einem Dilemma: »Echtes HIT« mit Intensivsätzen ist *zu viel* und ihr Zentralnervensystem kapituliert. Normale Arbeitssätze bringen auch Sie jedoch nicht auf den nächsten Level? Daran hat sich Ihr Körper leider längst gewöhnt? Die ideale Lösung lautete auch bei mir seit der vorletzten Saison: Aus HIT mach *RAP*. Glauben Sie mir: Ihr Nervenkostüm wird es Ihnen danken und Ihr Körper dennoch den gewünschten Wachstumsreiz erfahren. Wenn ich mit 100 % Intensität und einem geringeren Ausmaß an Nachwehen den gleichen Muskelreiz bewirken kann wie mit »erzwungenen« 110 %: Warum sollte ich es mir dann schwerer machen als nötig? Mehr als *100 % Stimulanz* können Sie und auch ich nicht erreichen. Dort, wo es sinnvoll ist durch zusätzliche Belastungen eine messbare Steigerung zu bewirken, sehe ich dies ein. Aber 100 % des eigenen Wachstumspotenzials lassen sich nicht auf natürlichem Wege in 110 % verwandeln.

Fazit: *Peak-Prinzip*-Kenner wissen es: Bis Ende 2004 war HIT mit verschiedenen Intensitätstechniken auch für mich *der* ultimative Weg, speziell in den *Peak-Phasen* und ich erreichte damit viel. Doch ich stellte fest: Sogar im Wechsel zwischen solchen harten und lockeren Tagen konnte sich, oft innert weniger Wochen, eine Gewöhnung an die Trainingsbelastungen einstellen. Zudem war es möglich, dass ich nach einem Heavy-HIT- oder Peak-Tag sieben Tage später immer noch nicht voll erholt und wieder einsatzfähig war. Es fehlte der *Missing Link*, um einen durchgehenden Wochenzyklus bei extrem hoher Intensität beibehalten zu können. Ist HIT deshalb aus dem Rennen? Natürlich nicht. HIT wird in meinem Arsenal an Trainingswaffen immer präsent bleiben, um in Momenten, in denen es die Saisonplanung zulässt, einen Extra-Impuls zu setzen. Darum auch das HIT-Kapitel, welches *Power-Quest* auf Seite 26 eröffnete. Ja! Auch bei mir gibt's, wie im Fall des dort beschriebenen Athleten, solche Tage. Ob Seminare, Wettkampfreisen, oder Redaktionsarbeit: Wann immer die Zeitnot dominiert und *genügend* Ruhetage bis zum nächsten harten Workout »drohen«: *Heavy-HIT*! Doch bevorzuge auch ich immer öfter die zwar aufwendigere, aber effektivere *Power-Quest-Hells-Weeks* Wochenstrategie: Mehrere frische Power-Workouts, mit dem »hoch intensiven Sahnehäubchen«, namens *RAP*!

Ich bin Einsteiger in Ihrer Peak-Welt. Wie sieht eine konkrete RAP-Einheit im Detail aus? Die Basis und als Zugabe gleich die neuen Profitipps – geht das bitte?

Sicher doch! Ein RAP-Review in aller Kürze (nach dem Warmup! – siehe Seite 28):

- Übungsspezifisches **Aufwärmen** bei 50 % des Trainingsgewichtes
- Ein **Anfühlsatz** (eine Wiederholung) mit dem vollen Trainingsgewicht (maximal wären 4 Wiederholungen möglich)
- Kurze **Pause** (max. 30 Sekunden)
- **Erste** langsame, saubere **Ausführung**
- **2 Sekunden Pause**, in der Sie kurz das Gewicht, die Kettlebell oder die Stange *loslassen* und z. B. Ihre Handgelenke ausschütteln, tiiief durchatmen
- Weiter mit den **nächsten Wiederholungen** (natürlich wieder mit den »Sekundenpausen« wie im vorangegangenen Punkt beschrieben)
- Ab dem Punkt, an dem Sie spüren, dass der Bewegungsfluss ins Stocken gerät, verlängern Sie die Pausen bis auf **maximal 5 Sekunden.**
- Eine letzte, **saubere Wiederholung** und Schluss: *positives* Muskelversagen genügt! Das Ziel liegt bei **6 bis 7 technisch perfekten Wiederholungen**.
- 3 bis 5 Minuten Satz-Pause und den **zweiten und** auch schon **letzten Satz** der Übung ausführen.

Und noch einmal: Intensivitätstechniken sind bei RAP nach wie vor absolut *tabu*. Warten Sie 48 Stunden ab: Oder besser nicht: Trainieren Sie weiter, bevor der wohltuende »Wachstums-Schmerz« Sie zwei Tage später endgültig einbremst. Richtig: Der *Power-Quest-Hells-Week-Plan* auf Seite 82 wird Sie gerade an Tag 1 spüren lassen, *wie* effektiv Sie trainiert haben! Nein, das sind nicht die Folgen des Power-Workouts an Tag 7, sondern das Resultat der Muskelverletzungen, welche Sie an *Tag 6* verursacht haben!

Die steile Treppe

Und einer meiner wichtigsten Praxistipps als gewünschte »Zugabe«: Warum ich vor jedem Arbeitssatz kurz die Augen schließe, mich konzentriere und einen tiefen Atemzug nehme? Weil es nur so möglich ist, alles Erdenkliche an Kraft und Konzentration zu aktivieren. Nur so können die geforderten 6 bis 7 Wiederholungen in Nähe der Maximalkraft ausgeführt werden. FLOW kommt von Konzentration, wie Sie auf Seite 200 noch erfahren werden. Ich weiß: Ein Tipp ohne große Worte: Nicht reden – nicht weiterlesen – RAP trainieren ... Auch Sie werden die Unterschiede im Spiegel in Kürze glasklar vor Augen haben.

Doch warum nicht dennoch ein paar zusätzliche Intensivsätze und Power-Workout-Übungen einstreuen? Ist das nicht fad mit so vielen Pausen? Ich bin gerne immer in Action, wenn ich im GYM bin.

Schön! Auch ich habe immer reichlich Energie für alles, was ich mir vornehme. Doch für »Action«, wie Sie es bezeichnet haben, gibt's die Power-Workout und HIIT-Tage – da dürfen Sie sich austoben. Aber RAP bedeutet 100 % *Qualität*. Der Grund: Zwar soll RAP eine Menge meiner Muskelfasern während der Belastung zum Stärkerwerden und Wachsen bringen, *nicht aber den Muskel zerstören!* In den zwei Sätzen pro Grundübung gilt es, innerhalb eines Zeitraumes von 45 bis 50 Sekunden so viel Gewicht wie möglich *sauber* in die Endposition zu bringen. Nicht weniger und vor allem nicht *mehr*! Nach jedem Satz ist auf eine vollständige Satzpause zu achten. Weder ein zu hoher Puls, noch eine unkontrollierte Atmung sollen den Anfang des nächsten Satzes zu einer Wackelpartie machen.

Wie sieht es bei Isolationsübungen bzw. im ergänzenden D-Programm Ihres Peak-Trainings mit den Satzpausen aus?

Das D-Programm ist absolut wichtig, jedoch setze ich hier bewusst auf Zeitknappheit zwischen den Übungen.

Werfen Sie ruhig einen Blick vor auf Seite 185. Sie sehen: Je kleiner die Muskelgruppe, welche ich anspreche, wie zum Beispiel beim Seitheben mit Kurzhanteln, desto kürzer die Satzpause. Oft arbeite ich mit Breaks von unter einer Minute. Hauptgrund: Der Kreislauf wird durch die Übung selbst kaum strapaziert und auch das Zentralnervensystem ist nicht wirklich gefordert. Die dafür benötigte Energie wird schnell wieder von meinem Organismus bereit gestellt.

Was Sie ebenfalls, auf Seite 186 sehen, bzw. anhand der konkreten Sportkletterworkouts auf den Seiten davor nachvollziehen können: Auch in meiner Trainingspraxis ist ein sehr breites Spektrum des »von -bis« meiner Satzpausen angesagt. Dies ergibt sich primär aus dem Zeitpunkt und dem *Ziel* der jeweiligen Einheit. Will ich bei der nächsten Ausführung z. B. an einem A-Tag 100 % erreichen, heißt es: *Vollständige Pause!* Steht ein B- oder C-Tag mit Kraftausdauercharakter, oder nur ein erhaltendes Ausgleichstraining, d. h. ein D-Programm an, orientiere ich mich am unteren Ende der »Pausenskala«. Dann nehme ich lieber mehr Übungen ins Boot und verzichte auf Rekorde. Dies ist auch nicht das Ziel solcher Einheiten!

Themenwechsel: Wie ist das nun konkret mit Muskel- und Kraftaufbau in Kombination mit »Kettlebells«? Ist das überhaupt möglich? »Low Budget Exoten-Krafttraining« oder »Geheimwaffen aus Russland« lese ich immer wieder? Neuer Wind für meine GYM-Workouts via Kettlebelltraining?

Absolut! Wer in punkto Krafttraining bisher mit einem Mittelklasse-Wagen unterwegs war, kann mit einem eisenharten Trainings-Tool alsbald um einige Pferdestärken zulegen. Die »Harley-Davidson« des Kraftsports wartet auch auf Sie. Die Rede ist von *Kettlebells*. Leser meines zweiten Buchs *Peak Power* haben mit dieser schon vergessenen Art des Krafttrainings bereits Bekanntschaft gemacht. Auch anhand der Resultate vieler meiner »Bodybuilding-Coachies«, die vorher primär am Eisen zuhause waren, bin ich mittlerweile absolut überzeugt: Das Training mit diesen Rundhanteln aus Gusseisen macht bärenstark. Egal ob Sie athletischer und stärker werden, Fett verbrennen oder gezielt an Kraftausdauer und Kondition zulegen wollen: die »Balls of Steel« sind *das* geeignete Trainings-Werkzeug dafür.

Ja, Krafttraining ist toll. Ich bin ständig auf der Suche nach neuen Ideen. Ist Kettlebelltraining denn für Sie wirklich eine gleichwertige Alternative zu meinen großen und bewährten GYM-Workouts mit Eisen, Maschinen & Co.? Kraftausdauer trainieren Sie als Kletterer natürlich primär an der Wand. Kann ich mit den Kugeln ähnliche Resultate erzielen?

Wie Sie es soeben angedeutet haben: Ich selbst sehe mich an dieser Stelle durch meine harten, laktaziden Sportkletter-Workouts an sehr steilen Wänden nicht als optimalen Testimonial-Athleten. Doch Sie haben Recht: Die Form des Gewichtes ermöglicht funktionelle Kraftübungen, bei denen die Kugel in Schwung versetzt wird oder Bewegungen ausgeführt werden, die dem Reißen und Stoßen der Gewichtheber ähneln. Im Gegensatz zu den meisten Trainingsgeräten in Fitnessstudios sind Kugelhanteln freie Gewichte und sprechen nicht isolierte Muskeln an, sondern trainieren den Körper als *Ganzes*. Jede Übung wird damit zugleich eine *Koordinationsaufgabe*. Auch wenn das Training mit diesen »Kanonenkugeln« knüppelhart ist – die Ergebnisse der eben erwähnten Peak-Athleten sprechen eine klare Sprache: Erfolg. Kein Wunder, dass erfolgreiche Kraftsportler aus Osteuropa und China schon vor 300 Jahren Kettlebells zu ihrem Vorteil nutzten. Ab sofort gilt auch der Urlaub für Peak-Athleten nicht mehr als Ausrede für darauffolgende, schlechte

Trainingsleistungen. Denn mit Kettlebells, die im Gegensatz zu einer Langhantel leicht im Auto zu transportieren sind, wird der Strand in Italien im Handumdrehen zum Fitness-Studio. Ungläubige Blicke sind Ihnen gewiss. Aber auch die Geschäftsreise mit ödem Business-Hotel als »Trostpflaster« bekommt mit einer Russenkugel im Gepäck einen völlig neuen Spaßfaktor.

Also ist Kraft-, Muskelaufbau und zugleich koordinative und konditionelle Optimierung »nur« mit Kettlebells in Ihren Augen machbar?

Zugegeben: Egal ob Hobby- oder Hochleistungssport. Zur ganzkörperlichen Fitness und auch zur koordinativen Perfektionierung lege ich allen meinen Athleten immer zumindest *eine* alternative Ausgleichssportart ans Herz. Doch das Fazit steht fest: Das Training mit den »Elefantenpiercings« macht als Nebeneffekt koordinatorisch und sogar mental unglaublich *stark* und ist somit natürlich als Haupt-Krafttrainingsdisziplin absolut geeignet. Effektives Russen-Training, das muskulös und athletisch macht? Klar! Nach einer schweren, intensiven Swing-Einheit schlägt nicht nur der Puls auf 180. Auch all Ihre anabolen Körpersignale geben auf Hochtouren Ihrem Organismus das klare Signal für *Wachstum*. Allein das *Gefühl*, mit schwerem Eisen hantiert zu haben, fühlt sich unglaublich gut an. Wer sein Workout-Repertoire um ein außergewöhnliches Stück erweitern will, kommt an Kettlebells nicht vorbei. Den Kanonenkugeln aus dem Osten sollten auch Sie schleunigst eine Chance geben. Spätestens, wenn sich das erste Mal das Killerwort »Langeweile« im »immergleichen Gym-Trainings-Procedere« ankündigt.

Klingt toll! Wie bereits in Peak Power. Doch haben Sie nun auch konkrete Übungen auf Lager? Ich brauche kein ganzes Kettlebellbuch, aber eine Art Kurzanleitung – ein »Crashkurs« im richtigen und sicheren Elefantenpiercing-Handling ... ginge das?

Lässt sich einrichten ...

Einarmiges Rudern mit der Kettlebell

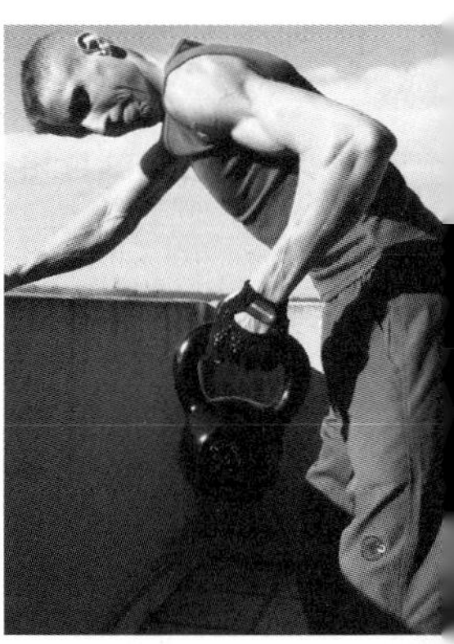

Diese Übung trainiert den oberen und mittleren Teil der Latissimus- und der Bizepsmuskulatur.

Ausführung: Auf einem Stuhl oder niedrigen Tisch o. ä., vorgebeugt aufstützen. Körperspannung aufbauen. Die Kettlebell mit Obergriff fassen und zur Taille ziehen. Den Ellenbogen der arbeitenden Seite so dicht als möglich am Körper entlang führen.

Variante: Die Kettlebell während der Bewegung drehen, so dass die Handfläche am Anfang der Bewegung nach hinten, bzw. zur Ferse, am Ende der Bewegung vom Körper weg, also nach vorne, zeigt. Diese zusätzliche Drehung gibt dem Latissimus eine größere Kontraktion, und dem Bizeps einen größeren Bewegungsablauf.

»Renegade Row« (Rudern in der Liegestütz-Position)

Bei dieser Übung handelt es sich, wie beim Rudern von soeben, sowohl um eine Rückenübung, als auch um eine knallharte Körperspannungsübung, welche wirklich *jede* einzelne Muskelfaser von den Fingerspitzen bis zu den Zehen fordert. Benötigt werden hierfür: Zwei Kettlebells, möglichst mit gleichem Gewicht.

Ausführung: Kettlebells etwa auf Schulterbreite auf den Boden legen. Die Griffe befinden sich oben. Jetzt in Liegestütz-Position mit gestrecktem Arm auf die Kettlebell aufstützen.

Achtung! Ein stabiler Untergrund ist essenziell! Es soll unbedingt vermieden werden, dass die Kugeln kippen und so Handgelenke umknicken. Dies kann leicht zu Verletzungen führen.

Wenn ich bisher immer wieder auf die Körperspannung hingewiesen habe, so lässt sich diese Übung ohne Spannung überhaupt nicht ausführen. Also *Spannung* aufbauen, dabei das Gewicht auf die Seite des nicht arbeitenden Armes verlagern und den arbeitenden Arm, samt der Kugel zur Taille ziehen. Wichtig: Der Ellenbogen sollte am Körper bleiben. Die Kettlebell befindet sich in der Endposition der Bewegung ca. 10 bis 15 cm über dem Boden. Speziell *Peak Power* versierte Athleten mit soliden Erfahrungen in der Ausführung einarmiger Liegestützen, werden sicherlich schnell ihre Freude an diesem neuen »Baby« finden ☺!

Handlaufen mit der Kettlebell

Auch hier wird eine Kombination aus Spannungsübungen und Training für den oberen Rücken, die hintere Schulter und sogar teilweise für die Brust ideal unter einen Hut gebracht.

Ausgangsposition: Wie beim »Renegade Row«. Dann mit kleinen Schritten durch abwechselndes Anheben der Kettlebell »laufen«.

Frontkniebeuge mit Kettlebell

Die klassische Übung zur Entwicklung der Oberschenkel- und Gesäßmuskulatur kann auch mit den Russenkugeln ausgeführt werden. Hierzu werden zwei Kettlebells zur Schulter gebracht. Die Ellenbogen zur Stabilisierung an die Rippen drücken. Die Handflächen zeigen zum Körper. Die Griffe der Kettlebells sind oben. Jetzt heißt es: *beugen*. Doch auch hier gilt: *Körperspannung*! Darauf achten, wie bei allen Kniebeugevarianten, dass die Fersen am Boden bleiben.

Variante: *»Gewichtheber-Kniebeuge« mit der Kettlebell*

Hierzu eine Kettlebell mit fast gestreckten Armen über Kopf halten, von unten mit beiden Händen in den Griff fassen. Beim Beugen darauf achten, dass der Oberkörper möglichst gerade bleibt. Wem es hier an Flexibilität mangelt, sollte diese Übung erst mit gestreckten Armen ohne Kettlebell ausführen.

Einbeiniges Kreuzheben mit gestrecktem Bein (Rumanian deadlift)
Wie das herkömmliche Kreuzheben, trainiert auch diese Variante effektiv die hinteren Oberschenkel und den unteren Rücken. Eine weitere Parallele zu *der* Grundübung des Allgemeinen Krafttrainings: Mit der Kugel sorgt der Ausflug nach Rumänien ebenfalls als Draufgabe für einen ordentlichen anabolen Stimulus im gesamten Organismus.
Ausführung: Schulterbreiter Stand. Die Kettlebell mittig, zwischen den Beinen positionieren. Sie stehen nun auf nur einem Bein und halten eine Kugel mit beiden Händen im Obergriff. Los geht's: Beugen Sie sich, mit geradem Rücken über die Taille nach vorne und senken Sie die Kettlebell, während das nicht stehende Bein sich hinter dem Rumpf hebt. Kehren Sie dann in den Stand zurück, indem Sie die hintere Oberschenkelmuskulatur und die Gesäßmuskeln kontrahieren. Wechseln Sie nach jedem Satz das Bein.
Hinweis: Rumpf und Beine sollten sich als *eine Einheit* bewegen. Spannen Sie die Gesäßmuskeln des gestreckten Beines *aktiv an*, damit dieses auch gestreckt *bleibt*! Weiters wichtig: Die Schulterblätter während der gesamten Bewegung hinten und unten halten. Führen Sie die Kettlebell nahe am Schienbein.

Die Standwaage
Wenn es Ihnen am Anfang (zu) schwer fällt, das Gleichgewicht zu halten, kann folgende *Vorbereitungsübung* ausgeführt werden: Stehen Sie auf einem Bein. Halten Sie sich mit einer Hand an der Wand, einem Tisch oder an einem Stuhl fest und strecken Sie die andere Hand seitwärts aus. Die Schulterblätter bleiben hinten und unten. Körperspannung aufbauen und *halten*. Bleiben Sie von Kopf bis Knöchel kerzengerade. Nun beugen Sie sich aus der Taille vor, und heben Sie dabei das freie Bein hinter dem Körper hoch. Beherrschen Sie dies einwandfrei, machen Sie diese Übung, ohne sich abzustützen. Wechseln Sie die Beine zwischen den Sätzen ab, bis Sie souverän mehrere Wiederholungen schaffen! Gelingt dies locker, sind Sie bereit für die Ausführung samt Kugelgewicht.

Hammercurls mit der Kettlebell

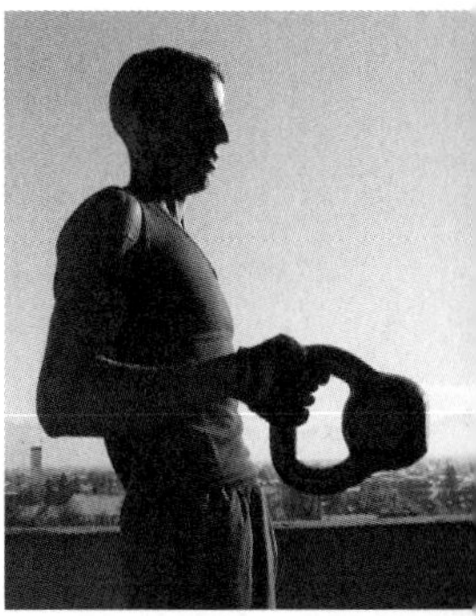

Wie die Hammercurls mit der Kurzhantel, trainiert diese Übung den Bizeps und den seitlichen Oberarmmuskel (Brachialis). Bei der Kettlebell-Ausführung sollte diese Übung unbedingt *stehend*, statt auf einer Hantelbank sitzend, ausgeführt werden (Körperspannung). Die Kettlebell so heben, dass sich zuerst die Griffhand, dann der Griff und dann die »Kugel« in die Endposition bewegen. Anfangs empfehle ich Ihnen eine *leichte* Kettlebell, da der Schwerpunkt völlig anders liegt, als bei der Version mit einer Kurzhantel. Dadurch steigt die Belastung für Ihre Handgelenke und vor allem auch die Anforderungen an Ihre Griffkraft. Doch eben genau diese kleinen Extras machen diese Variante, im Gegensatz zur herkömmlichen Ausführung mit der Kurzhantel, so effektiv.

Als Kletterer kann ich Ihnen garantieren: Der »eiserne *Griff*« ist nach wie vor eines *der* Hauptmankos, selbst bei ansonsten sehr gut trainierten Peak-Athleten. Diese Übung hilft *garantiert*. Der Vorteil einer gesteigerten Unterarmbelastung und dadurch eine Verbesserung der Haltekraft im Unterarm werden Sie rasch bemerken. Indirekt wird dadurch weit mehr als »nur« das Bizepswachstum stark beschleunigt. Die damit verbundenen, stärkeren Trainingsreize, auch im allgemeinen Krafttraining, werden Sie schnell überzeugen. Denken Sie doch nur an Grundübungen wie Kreuzheben oder auch Latziehen! Mehr Griff – mehr Kraft – mehr *Wachstum*!

Gibt's noch weitere Übungen, welche speziell die Konditionierung optimieren? Was ist mit Swing & Co? Oder sind diese Kettlebell-Grundübungen zu »heiß« für mich als Einsteiger?

Der Grund, weshalb diese »sagenumwobenen Power-Basisübungen« mit den Russenkugeln soeben fehlten? *Gefährlich* und heiß? Ja, und zwar bei schlampiger Ausführung! Nicht nur für Ihren Fußboden, sondern auch für Bandscheiben, Schultern und Ellenbogen.

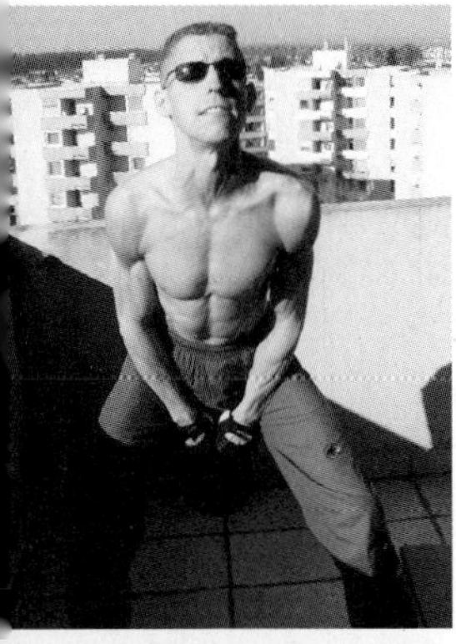

Mein Praxis-Tipp: Kugeln einpacken und ab zum Sportphysiotherapeuten oder zu einem lizenzierten Kettlebell-Trainer. So ging auch ich vor. Wenn dieser Ihnen jedoch die einwandfreie Technik bestätigt: Natürlich geht's noch einen Level höher!

	Ausführung	Peak-Tipp
Swing	Schwingen (engl. »swing«) der Kettlebell zwischen den Beinen bis auf Hüfthöhe, sowohl ein- als auch beidarmig möglich. Rücken dabei immer gerade halten, Blick nach vorne gerichtet	Bei hohen Wiederholungszahlen werden die Lungenflügel zur schnaubenden Dampflok. Die Konditionierungs- *und* Fettverbrennungs-Übung schlechthin. Bringt dazu einen eisernen Griff.
Military press	Ähnlich wie beim Schulterdrücken mit Kurzhanteln, bringt man die Kettlebell von Brust- oder Schulterhöhe über Kopf.	Eine alte russische Weisheit besagt, dass, wer im Schulterdrücken stark sein will, viel Schulterdrücken soll! Drei- bis viermal die Woche sind ein Muss, um Schultern wie ein Bär zu bekommen. Dem stimmt auch der »bärenstarke Peak-Athlet« Stefan Streich auf Seite 122 zu ☺

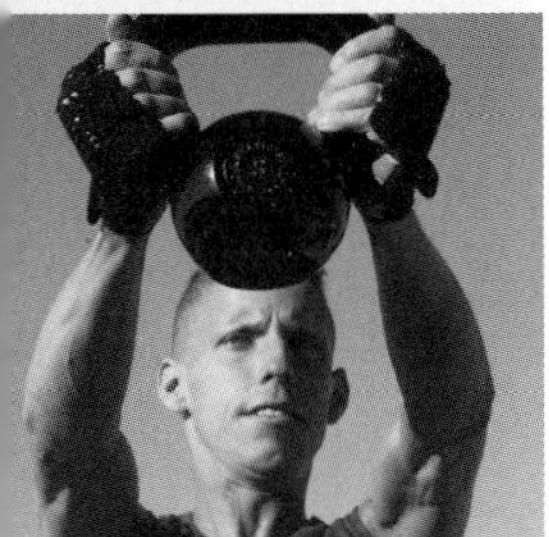

Kapitel 6

Die Wissenschaft des Peak – So erreichen Sie auf schnellstem Wege Ihre Höchstform

12-Wochen-Projekt Qualitätsaufbau via Peak

Für alle Leser, die die Einleitung zu Power-Quest übersprungen haben: Im nun folgenden Unterkapitel geht es nicht um Weihnachten und auch nicht um 2007. Dieses handelt von einer Peak-Phase zu einer, wohl für die meisten Athleten sehr anspruchsvollen Jahreszeit. Die nun beschriebene Antwort startete in den letzten Wochen vor Redaktionsschluss von Power-Quest auch meinen eigenen Aufbau via Peak. Genau: Ich peake als Autor, gemeinsam mit »echten Coachies« anhand Ihres Planes ... erstmals in einem meiner Bücher 1:1 mit! Deshalb auch die exakten, originalen Wochen- und Jahreszahlen. Ob sich anhand dieser Pläne tatsächlich historische Peak-Erfolge abzeichnen? Ich bin kein Hellseher, doch ich erahne bereits jetzt so einiges ... Mein Tipp: Peak-Athletenberichte auf www.juergenreis.com/success und Power-Quest.cc-Podcasts im Frühjahr 2008 lesen, bzw. anhören. Doch für Sie bedeutet jetzt *immer noch ... sswim (siehe Seite 16)! Peaken auch Sie mit: Anhand meiner eigenen 100 %ig authentischen und optimierten Profistrategie, geht's erfolgreicher denn je!*

Ich würde mich als erfahrenen Kraftsportler einstufen. Das Ziel für diesen Winter: Peaken! Also maximale Muskelmasse aufbauen – mit möglichst wenig, bzw. am besten mit gar keiner Zunahme in Form von Körperfett. Geht das? Mein Körperfettanteil liegt nach dem Sommer bei ca. 10 %. Ganz ok – aber ich will natürlich noch schärfer werden. Bei 1,80 m wiege ich derzeit 68 kg. Ich mache drei Mal die Woche Ausdauertraining und zwei Mal ein intensives Muskelaufbautraining (5 Übungen, à 3 Sätze mit jeweils 8 bis 12 Wiederholungen). Sind 5 kg mehr Muskulatur bis zur ersten Neujahrswoche in den nun noch verbleibenden drei Monaten bis dorthin, ein übertriebenes Ziel? Ehrlich gesagt: Von Weihnachtskeksen & Co. halte ich überhaupt nichts. Vermutlich fühle ich mich sogar wohler mit einer »soliden Aufgabe« in dieser ansonsten gefährlichen Zeit für meinen Körperfettanteil. Doch macht das in Ihren Augen aus mentaler Sicht überhaupt Sinn? Für einen »Strategieplan« wäre ich sehr dankbar.

Sie starten mit Ihrer Frage einen *der* großen Höhepunkte von *Power-Quest*. Dem *X-Mas-Peak-Plan*, welcher natürlich auch auf jedes andere »gesellschaftlich-familiäre Highlight« paßt ... sofern Sie zu den topfitten Flüchtlingen zählen möchten! Ihren Worten entnehme ich: Sie meinen es ernst. Dies ist die absolute Voraussetzung, gerade in den für Peak-Athleten »gefährlichen Wochen« des Jahres. Mein Strategieplan für Sie: Befolgen Sie zwölf Wochen lang den Trainings- und Ernährungsplan in diesem Kapitel. Sie werden zuerst diszipliniert, aber vor allem *kontrolliert* mit dem Grundsatz *Training zum Erfolg* solide Aufbauerfolge erzielen. Auf dieser Basis folgt dann die entscheidende *Peak-Phase*. Zudem gilt es, wie Sie es ebenfalls in den diversen Unterkapiteln von Power-Quest gelernt haben, Ihren Lifestyle, sowie die optimierte Ernährung entsprechend geplant und auf Ihr Training abgestimmt zu gestalten. Und als Draufgabe natürlich – ebenfalls ab *sofort* – sogar noch Ihre mentale Front mit einem breiten Repertoire an psychischen Verstärkern und Geheimwaffen »aufzurüsten«. Falls hier dieses Kapitel für Sie nicht ausreicht, um den »Motivationsnachbrenner« in Ihnen zu zünden: Spätestens im abschließenden 9. Teil dieses Buches wird es soweit sein. Das verspreche ich!

Ja klar, aber meine wichtigste Frage und wohl auch für die Motivation entscheidend … was ist möglich? Wo liegt mein genetisches Maximum, lässt sich das definieren?

Lassen Sie sich doch einfach von harten wissenschaftlichen Fakten zu neuen Höhenflügen inspirieren! Sogar wenn Sie, wie ich, kein Bodybuilder sind und maximaler Muskelaufbau nicht zum Kernfokus Ihres Trainings gehört: Ich bleibe, ohne abstrakte »Mentalhöhenflüge« beim Kraftsport und werde Ihnen doch eine wohl auch für Sie bislang ungeahnte Dimension aufzeigen.
Werfen Sie bitte zuerst einen Blick auf die folgende Tabelle und suchen Sie nach der Zeile mit Ihrer Körpergröße. Daneben steht ein Gewicht in kg. Wofür dieser Wert steht? Nun, die Maßstäbe bezüglich der zu erreichenden, äußeren Erscheinung sind sehr unterschiedlich. Gleichgültig, ob Sie gerne die Ausdauer von Lance Armstrong und die Muskelausstattung eines Zehnkämpfers wählen würden oder sich an einem Profi-Bodybuilder orientieren. Eines steht fest: Es existiert tatsächlich eine wissenschaftliche Übereinkunft darüber, wo die Grenze dessen ist, was Sie – wohlgemerkt dopingfrei – erreichen können.

Für Athleten, die sich als Ziel gesetzt haben, bei einem Körperfettanteil von weniger als 6 % und einer Größe von 1,80 m Ehrfurcht verursachende 130 kg auf die Waage zu bringen, hier also der Dämpfer. Wahrscheinlich werden dafür wirklich Unmengen Steroide, Medikamente, Supplemente und Dehydrierer notwendig sein. Auch riskieren Sie für dieses »hohe Ziel« mittelfristig Ihre Gesundheit.

Größe	FFMI25	Größe	FFMI25	Größe	FFMI25	Größe	FFMI25	Größe	FFMI25
1,50	52,00	1,62	62,63	1,74	74,55	1,86	87,80	1,98	102,46
1,51	52,84	1,63	63,58	1,75	75,60	1,87	88,96	1,99	103,74
1,52	53,68	1,64	64,53	1,76	76,66	1,88	90,14	2,00	105,04
1,53	54,54	1,65	65,49	1,77	77,73	1,89	91,33	2,01	106,35
1,54	55,41	1,66	66,46	1,78	78,81	1,90	92,52	2,02	107,67
1,55	56,28	1,67	67,44	1,79	79,90	1,91	93,73	2,03	108,99
1,56	57,16	1,68	68,43	1,80	81,00	1,92	94,95	2,04	110,33
1,57	58,05	1,69	69,42	1,81	82,11	1,93	96,17	2,05	111,68
1,58	58,95	1,70	70,43	1,82	83,23	1,94	97,41	2,06	113,04
1,59	59,86	1,71	71,44	1,83	84,36	1,95	98,66	2,07	114,41
1,60	60,77	1,72	72,47	1,84	85,49	1,96	99,91	2,08	115,79
1,61	61,70	1,73	73,50	1,85	86,64	1,97	101,18	2,09	117,18

Ziehen Sie nicht enttäuscht die Mundwinkel herunter – im Gegenteil! Der Wert neben Ihrer Körpergröße gibt an, wo nach ernsthaftem Ermessen der Wissenschaft Ihr *ungefähres* Maximum liegt. Und zwar die *Obergrenze der fettfreien Körpermasse* – also *Sie* mit theoretischen 0 % Körperfettanteil! Ja! Die Tabelle zeigt, welches Körpergewicht Sie *fettfrei* erreichen, wenn Sie die gleichen genetischen Voraussetzungen haben wie einst die Gewinner des Mr. America Wettbewerbs zwischen 1939 und 1959. Damals existierten anabole Steroide und andere Dopingsubstanzen noch nicht in der uns heute bekannten Form.

Die Formel, die den Ergebnissen zu Grunde liegt, ist etwas zu kompliziert, als dass ich sie hier erörtern möchte. Der Grundgedanke ist jedoch Folgender: Der FFMI (**F**at **F**ree **M**ass **I**ndex) ist eine, für den Kraftsportler wesentlich aussagekräftigere Kennzahl, als die des BMI (**B**ody **M**ass **I**ndex). Beim BMI wird anhand einer Formel aus Körpergröße und -gewicht ein Unter-, Über- oder Normalgewicht festgestellt. Doch das Verhältnis von Magermasse (fettfreie Körpersubstanz) und Fettgewebe zum Körpergewicht bleibt dabei unberücksichtigt. So kann ein schwergewichtiger, muskulöser Athlet laut BMI übergewichtig sein. Genau wie ich mit meinem BMI von ca. 19 oft als »untergewichtig« gelte. Da in der Berechnung des FFMI nicht das absolute Gewicht die Grundlage der Kalkulation bildet, sondern das Körpergewicht unter Abzug des Körperfettes, zeigt sie sozusagen die trockene Wirklichkeit der so genannten *Substanz*. Wenn Sie sich genauer über die Berechnung informieren wollen, dann suchen Sie im Internet nach *FFMI*. Sie werden staunen!

Neue Ziele – neue Horizonte

81 kg für unseren 1,80 m-Athleten? Einige von Ihnen mögen nun mitleidig schmunzeln. Doch genau für diese Leser gilt: Erst einmal nachdenken und den »Muskel« der Vorstellungskraft auf 100 % aktivieren! Ich bringe bei 1,71 m derzeit zwischen 54 und 55 kg auf die Waage. Nach wie vor liegt mein Körperfettanteil zwischen 4 und 5 %. Bleiben also ca. 51,5 kg Magermasse. Nun: Das sind über *19 kg weniger*, als die Tabelle mir als Limit einräumt. Nehmen Sie sich in Gedanken 19 kg feinstes, fettarmes Filetsteak und verteilen Sie es in Gedanken gleichmäßig auf meine Muskelpartien. Noch Fragen? Glauben Sie, dass noch irgendein Mensch daran zweifeln würde, dass ich ein unglaubliches Muskelpaket bin? Aber es geht nicht um mich, sondern um *Sie*! Machen Sie den Test: In Ihrem GYM oder beim Hausarzt finden Sie garantiert eine Waage zur Körperfettanteilsmessung. Ermitteln Sie diesen und rechnen Sie das Ergebnis von Prozent in *Kilogramm* um. Anschließend ziehen Sie den daraus errechneten Anteil an Körperfett von Ihrem Gesamtgewicht ab. Wie weit ist das Ergebnis von dem entfernt, was die Tabelle Ihnen als natürliche Grenze angibt? Aha! Keine weiteren Fragen? Dachte ich mir fast! Sehen Sie das Resultat als absoluten Motivationsschub zu Ihrem nächsten *Peak*-Level. *Alles* geht! Selbst wenn Ihre genetische Grenze des Maximal-FFMI von 25, genau wie bei

mir, nach unten abweicht: Es ist so viel für Sie möglich, dass Ihre gesamte Familie glaubt, Außerirdische hätten Sie entführt und Ihren Körper durch den eines Halbgottes ausgetauscht. Sicher!

Sie schrieben ja in Peak-Time, dass Sie selbst mit 16 Jahren nur 40 kg wogen ...

Richtig. Ich habe kürzlich ein wenig in meinem Fotoarchiv gekramt. Eine »The way of Jürgens Body Bildgeschichte« gefällig? Werfen Sie doch einen Blick auf die folgenden Bilder. Schon wild, wie ich noch mit 17 (zweites Bild) ausgeschaut habe und was dann aus mir wurde, oder? Optimaler Genetik sei dank? Ich denke, die Bilder geben mir Recht, wenn ich mich als echten »Arbeiterathleten« bezeichne.

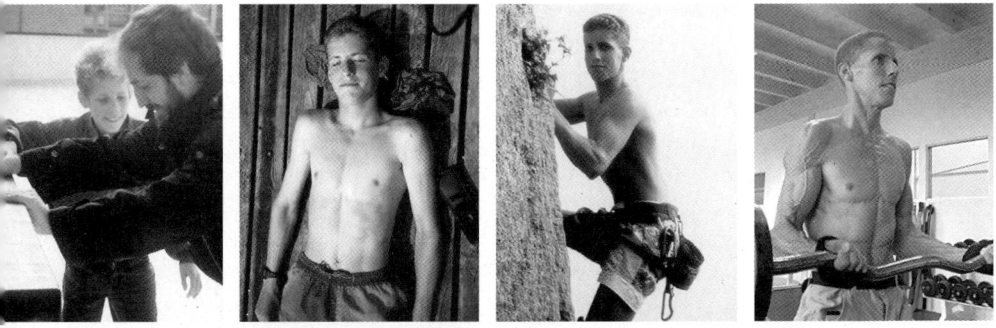

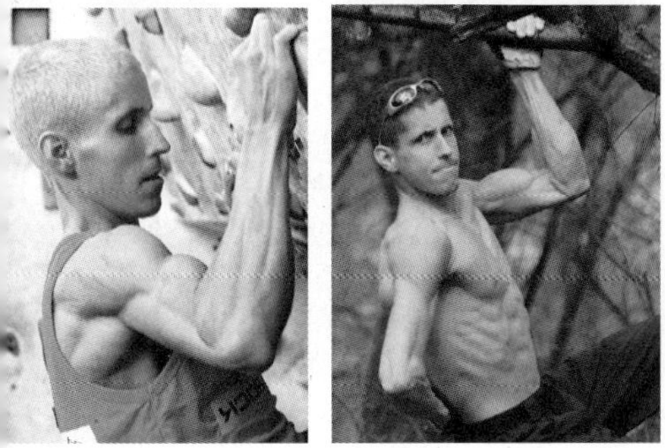

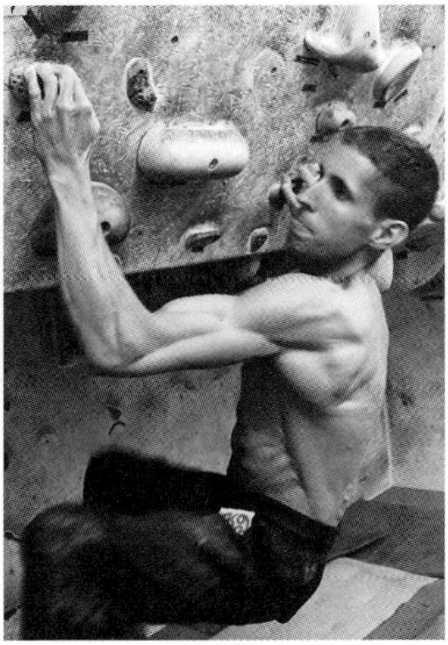

Optimale genetische Veranlagung? Wohl kaum. Diese Fotos dokumentieren meinen Weg vom kleinen blassen zwölf-jährigen Computer-Freak (1988) zum austrainierten Peak-Athleten (2007). *Alles geht!* Auch für Sie!

19 kg mehr, als feinstes fettarmes Filetsteak, verteilt auf meine Muskelpartien? Sehen auch Sie das Ergebnis als *den* absoluten Motivationsschub zu Ihrem nächsten *Power-Quest*-Level an. *Alles* geht!

Startschuss! Aufbau zum Erfolg

12-Wochen-Projekt Qualitätsaufbau Weihnachts-Peak 07 – Gesamtübersicht

	Aufbau – 6 Wochen	lockere Woche 7 strat. Dekond.	Peak-Phase 07 / 08 5 Wochen	eine lockere Woche strat. Dekond.
von – bis	15. Okt. – 25. Nov. 07	26. Nov. – 2. Dez. 07	3. Dez. 07 – 6. Jan 08	Urlaub, Fototime genießen Sie Ihren Körper und die Erfolge! Training, Leben, Essen und Peak-Athleten-Freiheit – alles nach Gefühl!
Anzahl Krafttrainings-Workouts / Intensität / Anzahl der Übungen	4 × 80 % 5 bis 6 Übungen	Maximal 2× »Warmup« ganz locker! / max. 50 % 5 bis 6 Übungen	1 × 100 % – Peak-Tag! 2 × 90 % + D-Progr. 5 bis 6 Übungen	
Sätze **Wiederholungen**	ein Arbeitssatz 8–10 WH	2 Sätze 10–15 WH	ein Arbeitssatz 8–10 WH	
Gesamtdauer der Kraftworkouts	30–45 Min.	30–45 Min.	ca. 30 Min. + 2 × 15 Min. D-Programm	
Kardiotage Intensität Dauer	2 Tage locker unspezifisch (Rad, Jogging) 30–45 Min.	3 Tage locker unspezifisch (Rad, Jogging) 30–45 Min.	5 Tage 1 × locker unspez. 1 × moderat und oberkörperbetont 30 bis 45 Min. 3 × je 10 Min. vor- sowie 20 nach jedem Krafttraining	
Ernährung – Tage Low Carb / High Carb	Aufpacker: 4 / 3 Optimierer: 5 / 2	Aufpacker: 4 / 3 Optimierer: 5 / 2	Aufpacker: 5 / 2 Optimierer: 6 / 1	
Ernährung – Tage überkalorisch / Halteniveau / unterkalorisch	Aufpacker 3 / 3 / 1 Optimierer 2 / 3 / 2	Aufpacker 2 / 3 / 2 Optimierer 1 / 3 / 3	Aufpacker 1 / 3 / 3 Optimierer 1 / 2 / 4	

Sechs Grundlagenwochen mit *Training zum Erfolg* machen Ihren Organismus bereit für den *Peak*. Orientieren Sie sich dabei an den Trainingsplänen in *Power-Quest*. Ich empfehle eine Kombination aus RAP- und Power-Workouts wie im neuen *Power-Quest-Hells-Week-Plan* (siehe Seite 82). Platzieren Sie nach meinen Vorgaben in dieser Übersichtstabelle die entsprechenden Einheiten in Ihren Wochenplan. Eines ist jedoch wichtig: 80 % ist Ihr *Limit* und die HIIT-Einheiten bitte gänzlich streichen. Gerade wenn Sie das erste mal *Peaken*: Sie brauchen die ganzen »eisernen 20 % Reserve« für ...

Das große Finale: Ins neue Jahr mit einer explodierenden Formkurve!

Und ja: Sechs Wochen sind jedoch fürs Erste genug! Glauben Sie mir: Es ist tatsächlich Zeit, Ihrem Körper, jedoch vor allem auch Ihrem Zentralnervensystem, eine kleine »Fast-Auszeit« zu gönnen. *Fast?* Sie haben es erraten: Passive Ruhe gibt's bei mir nicht. Doch Sie haben sich eine lockere Woche verdient. Laden Sie Ihre Akkus. Ich garantiere: 100 % Regeneration, bevor Sie in die letzten, alles entscheidenden Wochen starten, sind die Basis für Ihren Erfolg.

Woche 7 – Strategische Dekonditionierung ... die Ruhe vor dem Sturm ...
Dies bedeutet: Sie trainieren sieben Tage lang nach Lust und Laune und konzentrieren sich im Wesentlichen auf Ihre Regeneration. Etwas Kardio oder auch lockerer Alternativsport im Freien darf natürlich *immer* sein. Doch kein Gedanke an intensive Belastungen! Genießen Sie einfach das bisher Erreichte, so dass Sie vollkommen frisch und erholt in *was* starten dürfen ...

Mit der optimierten Peak-Phase ins neue Jahr!
Sieben Wochen sind also inklusive Ihrer eben beschriebenen, strategischen Dekonditionierungswoche absolviert. Nun heißt es *Peak*! Warum ich diese entscheidende Trainingsphase genau über die ruhigste Zeit des Jahres plane? Familienfeiern und »Termine«, die Workouts »unmöglich« machen. Die Weihnachtsplätzchen, denen Sie eben so wenig wie dem fetten Gänsebraten widerstehen können. Und zu allem Überfluss »Jingle Bells« samt Sektparty als »Motivationsbooster« im GYM? Oh nein! Dieses Jahr nicht! Sie werden auch über die Feiertage Ihre Workouttermine eisern einhalten. Ich garantiere Ihnen: Es geht! Sie werden sehen. Je weiter fortgeschritten Sie sind und je härter Sie trainieren, desto kürzer *soll* sogar Ihr Training ausfallen. Sie haben es bereits in der Übersichtstabelle gesehen. Keine Ausreden! Das Kraft- und Muskelwachstum hängt in erster Linie von der *Intensität* der Übungen, nicht vom Workout-Umfang ab.

Während Ihrer Peak-Phase spezialisieren Sie sich nun für nur fünf Wochen auf *eine* bestimmte Trainingsdisziplin (Ihr A-Programm). Die Beschränkung auf diese, relativ kurze Phase von nur fünf Wochen ergibt sich aus zwei Gründen: Zum einen sind Sie nach dieser Zeit garantiert an Ihrer derzeitigen Leistungsgrenze angekommen. Zum anderen dürfen die anderen Disziplinen keinesfalls länger vernachlässigt werden. Durch die extreme Fokussierung auf *eine* Komponente werden Sie mit der Zeit natürlich in den anderen beiden abbauen. Das gehört einfach dazu und lässt sich nicht vollständig vermeiden. Bevor sich dieser unerwünschte Nebeneffekt negativ auf die Gesamtform auswirkt, sollten Sie den *Peak-Zyklus* daher abgeschlossen haben.

Nun, werfen Sie einen Blick auf Ihren Wochenplan ...

Weihnachts-Peak 2007 – Peak-Detailplan Woche 8 bis 12

Tag	Tages-Schema	Int. %	Ernährung	Anmerkung	ZigZag Aufpacker	ZigZag Optimierer
1	A Peak-Tag	100	KH-arm + S		Halteniveau	kcal-Defizit
2	Spaziergang	0	KH-arm		Halteniveau	Halteniveau
3	B+D	90	KH-arm + S		kcal-Defizit	kcal-Defizit

Tag	Tages-Schema	Int. %	Ernährung	Anmerkung	ZigZag Aufpacker	ZigZag Optimierer
4	Kreativprogramm an der frischen Luft oder A-Programm	**90**	Ladetag nach Training	Low Carb für Optimierer, Midweek-Loading mit komplexen Kohlenhydraten für Aufpacker	ordentliches Kalorien-Plus	leichtes Kalorien-Plus, Leptinladetag alle zwei Wochen anstelle des Low Carb Ladetages
5	GLA spezifisch	**30**	KH-arm + S		kcal-Defizit	kcal-Defizit
6	GLA unspezifisch	**10**	KH-arm		kcal-Defizit	kcal-Defizit
7	Spaziergang	**0**	Ladetag vor Peak-Tag	komplexe Kohlenhydrate vor dem Peak-Tag	Halteniveau	Halteniveau

KH-arm: kohlenhydratarme Ernährung (50–70 g Carbs / Tag)
KH-arm + S: plus strategische Kohlenhydrate um das Training verteilt (90–120 g Carbs / Tag)
GLA unspezifisch: Grundlagenausdauertraining
GLA spezifisch: Grundlagenausdauertraining mit Oberkörperbeteiligung
(Concept 2, Schwimmen, Cross-Stepper, etc.)

Eingefleischte *Peak-Prinzip-Profis* erkennen die Änderungen vermutlich auf einen Blick. Speziell bei der Ernährung. Doch dazu gleich mehr.

Sie sehen: Tag 1 der Peak-Woche ist immer Ihr *Peak-Tag*. Das bedeutet: 100 % Heavy HIT bis an die Grenzen – und weiter! Auf diesen einen Tag – und *nur* auf diesen – kommt es im Peak-Zyklus an!
Auf den *Peak-Tag* folgt unmittelbar ein echter Ruhetag zur Regeneration. Die Tage 3 und 4 sind 90 %-Tage bzw. Easy HIT mit *Training zum Erfolg* mit Ihrem B- oder Kreativprogramm an der frischen Luft, bzw. Ihrem A-Programm als Alternative mit geringerer Intensität. Sie kennen dieses Schema bereits aus Ihren ersten sechs Wochen. Nur, dass Sie dieses Mal ...

- **mit 90 %** statt »nur« mit 80 % Intensität attackieren. Also 9 von 10 möglichen Wiederholungen werden beim Arbeitssatz jeder Übung absolviert.
- ein **D-Programm** mit 3-4 zusätzlichen, »kleinen« Isolationsübungen an diese beiden Workouts anschließen. Konzentrieren Sie sich dabei auf genetische oder sogar verletzungsbedingte Schwachstellen. Muskuläre Dysbalancen gehören zu den hartnäckigsten Feinden jedes Kraftsportlers. Beugen Sie so vor!

Das Trainingsprogramm entspricht immer noch den Grundregeln von Seite 26. Daran ändert sich auch in Ihrer *Peak-Phase* nichts.

In der zweiten Hälfte der Woche kommen Sie langsam von den Leistungsspitzen herunter: 30, 10 und 0 Prozent, vom spezifischen Ausdauertraining bis zum Spaziergang, damit für den nächsten *Peak-Tag* wieder alle Reserven zur Verfügung stehen.

Was es mit spezifischem Grundlagenausdauertraining auf sich hat? Hierbei wird mit einer Intensität von nur 30 % der Maximalkraft, oberkörperbetont trainiert. Es ist somit vollkommen ausgeschlossen, dass Ihre Leistungsfähigkeit im Krafttraining unter den Ausdauereinheiten leidet. Jeder Wettkampfsportler in einer speziellen Disziplin hat hier seine »Hausaufgaben«. Bei mir bilden z. B. lockeres Klettern und Techniktraining, sowie Rudern auf einem »Concept 2«-Ergometer den Schwerpunkt dieser Einheiten. Für reine Kraftsportler und Bodybuilder empfehle ich ein Zirkeltraining mit Hanteln und leichten Gewichten. Doch auch Trainingseinheiten mit Posing, Schwimmen oder eben auch Kardiotraining auf einem Ruderergometer, das den gesamten Körper beansprucht, sind hier optimal.

Top-Leistungen am Peak-Tag sind entscheidend!

Ihr Ziel besteht während der Peak-Phase in einer kontinuierlichen Leistungssteigerung von Woche zu Woche. Doch diesmal handelt es sich um absolute Rekorde: Die Maximalleistung bei 100-prozentigem Einsatz wird während des *Peak-Zyklus* immer weiter steigen, so dass Sie sich am Ende sicher sein können, in Ihrer Spezialdisziplin (A-Programm) Ihr gegenwärtiges Potenzial vollkommen ausgeschöpft zu haben!

***Härter* – 100 % HIT ist Trumpf!**

Noch einmal, was ich eben schon kurz betonte, um Missverständnisse gar nicht erst aufkommen zu lassen: In der Peak-Phase geht es *nicht* darum, mehr zu trainieren als in den anderen Wochen, sondern noch intensiver. Doch die höchste Intensität wird dabei immer für den einen Peak-Tag reserviert, um den sich alles dreht.

Zwei kleine Anekdoten aus meiner Peak-Erfahrung zur Motivation gefällig? 2004 steigerte ich mich in der Weltcupvorbereitung auf die Herbstsaison von Ende August bis Mitte Oktober um bis zu 20 % in allen Trainingsdisziplinen! Zwischen dem 4. und 18. Oktober nahm ich trotz leicht sinkendem Körperfettanteil 1,2 Kilo reine Muskelmasse zu.

Auch 2006 / 07 schrieb ich nicht nur *Peak-Time*: Der Grund für mein drittes Buch waren natürlich auch meine Peak-Erfolge, in der bis in den Herbst dauernden Saison. Ob auch ich selbst danach, an Weihnachten und Neujahr vergangenen Jahres sehr diszipliniert war? Meine Körperfettgrafik auf der zweitletzten Seite dieses Buches kennen Sie bereits. Überzeugen Sie sich selbst: Die perfekte Abstimmung von *Peak-Training*, der zyklischen Peak-Ernährung und des richtigen Lifestyles machten dies möglich und zwar absolut dopingfrei! Wie es dieses Jahr weiter geht? Wie einleitend erwähnt: Die Zukunft ist noch nicht geschrieben ... aber ich bin zweifelsohne bereits »Weihnachtspeaksüchtig«. Ich liebe es, bereits fit zu sein, während andere noch den »wohlverdienten« Winterschlaf genießen.

Doch zurück zu Ihnen! Was die Ernährung angeht? Sie haben es bereits in der Einleitung dieses Kapitels und in der Übersichtstabelle gesehen. Speziell für Optimierer gilt: Körperfett soll mobilisiert werden und dafür heißt das Zauberwort *Disziplin*. Ob wenigstens die Ladetage auf die Weihnachtsfeiertage, Silvester oder Neujahr fallen? Sie haben es erraten: Zumindest nicht in meinem Kalender ☺ – Oh nein, sicher nicht mit mir als Ihr Coach! Ich führe Sie gar nicht erst in Versuchung und Sie konzentrieren sich am heiligen Abend, sowie am Jahreswechsel auf Dinge, die mehr Spaß machen als essen – OK?

Führe dich nicht in Versuchung ...

Clarence Bass schreibt davon, »sich nicht selbst in Versuchung zu führen«. Für mich spiegelt sich dieser Grundsatz in den Prinzipien seiner konstanten Ernährungsdisziplin in allen seinen Büchern wieder. Auch er isst nun einmal gerne. Doch er drückt damit aus, dass er ganz einfach von vornherein nicht in ein »All-You-Can-Eat-Restaurant« geht – wozu auch? Seine Ziele als Kraftsportler sind nun einmal der Ernährung übergeordnet. Halten Sie es genau so. Auch meine Coachies haben in den letzten Tagen mehrere Einladungen zu Weihnachtsfeiern kurzer Hand ausgeschlagen. Setzen Sie Prioritäten! Ein Blick auf das *Zielbriefing-Formular* wird Ihre entschlossenen Handlungen zusätzlich bestärken.

Ketose & Co.? Nein, danke!

Ebenfalls noch sehr wichtig! Was Ihnen vielleicht auch schon in Ihrer Übersichtstabelle aufgefallen ist. Gerade als Optimierer »drohen« kohlenhydratarme Zeiten! Bis auf einen einzigen Ladetag pro Woche sind Zucker, Getreide & Co. ersatzlos gestrichen? Das *»+S«* in der Wochentabelle von soeben steht für den natürlich absolut wichtigen *After-Workout-Snack* mit ca. 200 kcal für Optimierer, bzw. 300 kcal für in der ersten Tageshälfte trainierende Aufpacker, wobei 50 % davon aus Kohlenhydraten, die andere Hälfte aus Protein bestehen soll. Damit noch Höchstleistungen beim Training bringen? Meine klare Antwort: »Ja!« Ich behaupte dies seit meinen Anfängen im Leistungssport und bleibe dabei. Noch einmal kurz zusammengefasst: Obst und Milchprodukte bei den Snacks unter tags. Eventuell wieder Milchprodukte, Gemüse und Nüsse in rauen Mengen beim Kämpfer-Dinner. Erraten: Alles absolut perfekte Kohlenhydratlieferanten, die Ihre Speicher ständig auf einem für Ihre Workouts *notwendigen* Niveau gefüllt lassen. Und zwar mit extrem langsamer Verwertung und somit *ohne* negative Auswirkungen auf Ihre laufende »Fettverbrennungsmaschine«! Also Körperfettreduktion durch gezielte mehrtägige, niederkalorische Phasen? In meinen Augen der einzig sinnvolle Weg! Noch weniger Kohlenhydrate? Bitte nicht! Die Aussicht auf ein paar zusätzlich verbrannte »Ketosekalorien« erspare ich Ihnen zum Gegenwert *langfristiger* Gesundheit – einverstanden?

Muskelauf- und Körperfettabbau! Alles ist möglich – auch für Sie!
Sonstige Abweichungen zum originalen *Peak-Prinzip-Plan*? Fehlanzeige. Die in meinem ersten Buch beschriebene Peak-Woche ist für erfahrene Kraftsportler auch nach mittlerweile drei Jahren noch eine der optimalsten Systeme, um auf schnellstem Wege, auch Ihre Topform zu realisieren. Doch bei meinen Coachings hatten manche Athleten, speziell Einsteiger und mäßig Fortgeschrittene, oft mit der erforderlichen Disziplin größere Probleme. Okay, okay, es ist in meiner Planung bewusst die heißeste Zeit, was Körperfett & Co. angeht: Advent. So habe ich Ihren Wochenplan eine Spur erträglicher gestaltet.

Weihnachtsgebäck? Nein, danke!
Auch für erfahrene Peak-Profis gilt: Halten Sie sich in der nächsten *Peak-Phase* an den Wochen-Plan in diesem Kapitel. Egal wann Sie nun mit *Power-Quest* in den Händen tatsächlich peaken. Auch im Eiscreme-Sommer gilt: Nutzen Sie die Lade- und kohlenhydratreichen Tage *bewusst*. Süßigkeiten & Co. werden Sie mit demselben Kopfschütteln und dem magischen *»Nein, danke!«* quittieren, wie das fette Geflügel oder das Sektfrühstück.

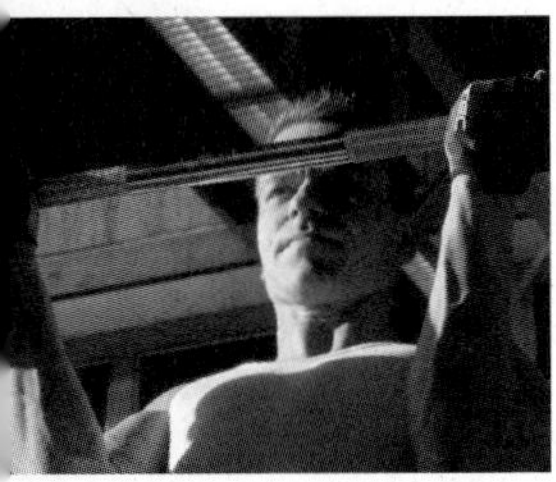
Peak-Athlet Sebastian Wedell feierte, genauso wie ich, im Winter 2007/08 lieber Trainingserfolge statt der »Weihnachtsgans-Bescherungen«

Eine Peak-Phase bedeutet immer auch Verzicht und strengste Fokussierung auf das Training. Sie brauchen nicht zu übertreiben. Doch gerade *indem* Sie dieses Jahr die »gefährlichste« Zeit zu Ihrer diszipliniertesten machen, werden Sie, völlig zu Recht, nicht nur topfit ins neue Jahr starten: Sie werden *stolz* darauf sein und wie! Sie brauchen keine »guten Vorsätze«. Sie *haben* mit erfolgsbringenden Gewohnheiten und eisernem Willen bewiesen, dass Sie ein Sieger sind. Was bitte kann den Start an Silvester mehr versüßen?

Mein Trainingspartner würde sogar »mitziehen«. Er ist Abspecker. Was ist mit ihm ...?

Sorry, Sie haben sich in Ihrer Frage in meinen Augen als »optimierender Aufpacker« beschrieben. Doch die Lösung für Ihren Mitstreiter ist sehr einfach: Er hat einfach von Anfang an die Ernährungsstrategie zu befolgen, welche für Optimierer erst in den letzten fünf Wochen gilt. Natürlich ist die Sache so noch etwas anspruchsvoller. Doch für die Zukunft vermutlich auch ein toller Anreiz, die nächste »*Off-Season*« mit etwas moderateren Körperfettzuwächsen zu gestalten ☺. Wichtig für *alle* Kämpfertypen: ein Leptin-Ladetag, wie auf Seite 52 erwähnt, ca. alle zwei Wochen darf nicht nur, dieser *soll* während der gesamten *Peak-Phase* sein.

Fototermin als Zusatzmotivation
Wenn es Sie reizt: Haben Sie zufällig ein Startbild Ihres »alten Ich«? Mein Tipp: Ein Foto in der lockeren Übergangs-Woche dient als ideales Beweisstück. Am Ende

Ihrer fünf Peak-Wochen werden Sie noch einmal Model spielen. Dann wird verglichen. Ich garantiere: Der Zucker, der dann durch Ihre Gehirnwindungen rinnt, ist süßer als jedes Mousse-au-Chocolat, auf das Sie sogar bei der Sylvesterparty verzichtet haben.

Ah ja – und was ist nun noch mit der Weihnachtshitparade aus den Studioboxen?

Bitte werfen Sie noch einmal einen Blick auf die mentalen Aspekte der Peakwissenschaften von soeben. Schnappen Sie sich Ihren MP3-Player, vernünftige Trainingsmusik und drehen Sie so selbst Ihren Motivationslevel auf *100 %*! Wenn Sie noch eine akustische Motivationsdraufgabe von mir wollen. Wie wäre vielleicht sogar mit den neuesten, kostenlosen MP3-Podcasts von WWW.POWER-QUEST.CC?

Und nach dem Peak?

Nach Ihren Peak-Wochen ist es am besten, zunächst ein bis zwei lockere Wochen einzuschieben – egal wie Ihre weiteren Pläne aussehen. Sie haben fünf Wochen lang Höchstleistungen erbracht. Nun haben sich Körper und Geist ein wenig Erholung verdient. Seien Sie aber auch in der »Erholungspause« nicht ganz untätig, sondern trainieren Sie verhältnismäßig locker und ohne besondere Vorgaben weiter, ganz nach Gefühl. Unternehmen Sie aber nichts, was die Regeneration gefährden könnte. Ein wenig Zurückhaltung ist angesagt. Dies ist auch der perfekte Zeitpunkt, um Urlaub zu machen und einmal so richtig auszuspannen. Wie wäre es mit einem budgetschonenden Last-Minute-Trip außerhalb der Hochsaison um Weihnachten? Die eben erwähnte, finale Fotosession im glänzenden Sonnenlotionsfeinschliff am heißen Badestrand von Hurghada oder auf den Kanaren? Hauptsache *Spaß* am Leben und *bewusste Freude* an Ihrer erreichten Topform, lautet das Motto!

Noch erfolgreicher peaken: Mehr Wissen ist Macht!

Die »hohe Kunst der *Peak-Phasen*« beschäftigt mich seit über einem Jahrzehnt, als Profisportler quasi hauptberuflich. Hier, im freilich knapp bemessenen Umfang dieses Kapitels in die teilweise wichtigen Details näher einzugehen? Einfach unmöglich. Allein das *Peak-Prinzip*, in dessen Mittelpunkt, wie der Name schon sagt, eben das Peaken steht, füllt nun einmal 210 wohl durchdachte Seiten. Dasselbe gilt für *Peak-Time*, wo ich Sie ebenfalls – allerdings mit anderen Strategien – 100 %ig peaken lasse! Ich denke, Sie haben nun einen soliden Überblick, worum es geht und können natürlich anhand meiner Anweisungen die ersten Erfolge bereits nach wenigen Wochen am eigenen Körper testen. Doch was die Details angeht: Sie haben noch mächtig Potenzial, sowie Sie erst einmal das gesamte *Peak-Wissen* intus haben, das garantiere ich.

Für alle, die sich also nun detaillierter mit dem richtigen und vor allem individuell optimierten peaken befassen wollen: Wie soeben erwähnt, meine eigenen Bücher, jedoch auch Literatur von Clarence Bass (besonders Ripped und Ripped 2) oder Mike Mentzer (Heavy Duty 1 und 2) kann ich Ihnen nur wärmstens empfehlen. Wenn Sie sich ernsthaft mit dieser hoch interessanten Materie beschäftigen wollen, vermutlich die ideale Urlaubslektüre für Ihre wohl verdiente Auszeit ☺ ... Und den anschließenden Sprung in den nächsten Level Ihrer Leistungsfähigkeit!

Ich bin Wettkampfathlet. Wie verhalten Sie sich vor den entscheidenden Bewerben? Training, Regeneration & Co. ... was läuft da ab?

Das Wichtigste: *Jeder* Wettkampf ist für mich entscheidend. Das folgende Zitat spiegelt sicher auch meine Einstellung absolut treffend wider:

Ich habe noch nie eine Meisterschaft bestritten, bei der ich nicht in Topform war. Für mich ist das Erreichen der Bestform eine persönliche Herausforderung und eine Sache des Stolzes. Wenn ich irgendwann einmal zurückblicke, möchte ich sagen können, dass ich aus meinem Leben etwas gemacht habe. **— Dorian Yates, Mr. Olympia**

Hanspeter Sigrist coachte als Schweizer Nationaltrainer zahlreiche Topkletterer an die Weltspitze. Auch er warnte, bei meiner Ausbildung an der BAFL Innsbruck zum Leistungssportlehrwart, vor den Gefahren des »*nicht* fit sein, wenn's zählt«: »Sechs Tage vor einem wichtigen Bewerb die letzte 100 %-Einheit – nur so ist eine optimale Superkompensation möglich.« Dies deckt sich 1:1 auch mit den Aussagen eines Dr. Mauro DiPasquale oder den Powerliftingerfahrungen von Clarence Bass. Zweifel? Bitte blättern Sie zurück zum *Overreaching-Kapitel* auf Seite 104 – Aha!

Ist es Ihnen aufgefallen: Von fünf moderaten Trainings-Tagen schrieb ich auch wo ...? Richtig: Im *Power-Quest-Hells-Week-Zyklus* auf Seite 82. Dieser entsprach schließlich auch meiner eigenen Wochenplanung während meiner erfolgreichsten Peak- und Aufbauphasen. Warum nun aber sogar *noch* länger? Nun, vor einem Wettkampf ist ein Tag Reserve nicht nur im Schweizer Leistungssport inkludiert. Doch bedeutet dies nun eine Woche trainingsfrei vor dem entscheidenden Bewerb? Oder etwa fünf passive Ruhetage statt einer moderaten Trainingswoche, à la Hells-Weeks? Erraten: Auch bei mir stehen sowohl während einer Standard-Aufbauwoche, als auch direkt vor einem Wettkampf mehrere kontrollierte Aufbaueinheiten in einem »risikofreien Intensitätsbereich« an.

> Vor einem Wettkampf ist ein *zusätzlicher* Tag Reserve nicht nur im Schweizer Leistungssport essenziell.

In Peak Power und Peak-Time ist Kinesiologie für Sie eine echte Geheimwaffe. Inwiefern ist diese wirklich notwendig und sinnvoll? Training, Nährstoffe, Ausrüstungschecks ... klingt alles phantastisch, speziell für das Erreichen der absoluten Bestform. Aber was steckt wirklich dahinter?

Verletzungen und auch Krankheiten sind natürlich generell zu vermeiden. Blättern Sie bitte kurz vor auf Seite 171. Warum ich meine WM-Vorbereitung 2007 so penibel plante und doch in dieser Zeit empfindlich an Muskelmasse einbüßte? Wettkampfdiät missglückt? Nun, zum einen tauchte, wie Sie bereits wissen, zwar meine Milcheiweißunverträglichkeit wieder auf. Doch *der* Hauptgrund: Eine Verletzung am rechten Mittelfinger ließ keine 100 % Trainingsintensität zu.

Der Muskelmasseeinbruch im Herbst 2007 und ... Die Lösung

»danke – war OK ... Schmerzen sind immer noch fast dieselben – also kein grund für weitere pausen. substanz bricht ein. logisch ohne training. ist halt doch leistungssport mit kraftausdauerfaktor und kein HIT. werde ab sofort 1 tag hart klettern, 1 tag powerworkout und lockeres ausklettern, 1 restday. das ergab die kinesiologie. vg Jürgen«

Mit dieser SMS kündigte ich einem meiner Betreuer die Probleme, jedoch auch den ersten, entscheidenden Schritt der *Lösung* an. Einfach, effektiv und meine Verletzung schonend. So trainierte ich mehrere Wochen im Sommer 2007 mit *einem* klaren Ziel: Die Weltmeisterschaften. Lassen Sie mich zur Beantwortung Ihrer Frage jedoch ein wenig ausführlicher werden.

Bereits im *Peak-Prinzip* schrieb ich Folgendes: »*Ziel jeder Verletzungsrehabilitation ist es, wieder 100 %ig belastbar zu werden! Finden Sie sich nicht mit 80 % Ihrer Leistungsfähigkeit ab und trainieren sie nicht unter Schmerzen drauflos. Es muss einen Weg geben, nach jeder Verletzung zu 100 % zurückzukommen. Erst dann ist ein HIT wieder möglich, erst dann funktioniert mein Peak-Training wieder und geht es wieder weiter.*«

Der Grund meiner Zeilen war mir schon damals bewusst: Jede Schonreserve über einen längeren Zeitraum führt nicht nur in *Peak-Phasen* unweigerlich zu empfindlichen Kraft- und Muskelverlusten. Handeln Sie *sofort* und beherzt.

Was ich an dieser Stelle unternahm? Der eben beschriebene »Drei-Tages-Notfall-Plan« war einfach und effektiv. Meine Verletzung heilte und ich wurde zusehends belastbarer. Ich ersetzte also bereits nach gut zwei Wochen den »Drei-Tage-Standby-Zyklus« *erneut*. Die Qualitätslösung, welche schließlich den WM-Peak ermöglichte? Klar: Ein *Peak-Wochenplan*, der mich erfolgreich während der allerletzten Phase, direkt vor dem Saisonhöhepunkt 2007, topfit machte!

Peak-Wochenplan »Version 2.0« Jürgen Reis zur WM-Vorbereitung 2007

Tag	Tages-Schema	Training	Intensität %	Ernährung	Abweichung zum Originalplan aus dem Peak-Prinzip
1	A	Hangeln und Kletterworkout mit Krafttraining abends (2er Split)	100	KH-arm + S	
2	Spaziergang		0	KH-arm	
3	B+D	Hangeln und Kletterworkout submaximal mit Krafttraining abends (2er Split)	90	KH-arm + S	
4	C+D	Athletik / Körperkrafttraining mit zweiter Einheit abends (2er Split)	90	Ladetag nach Training	Fingerschonung durch GLA-Klettern – zweites Workout im Kraftraum
5	GLA spezifisch	Ausklettern und / oder Ruderergometer / Schwimmen / Stepper	30	KH-arm + S	
6	GLA unspezifisch	Rad, Jogging, Ergometer	10	KH-arm	
7	Spaziergang		0	Ladetag vor Peak-Tag	Komplexe Kohlenhydrate vor dem Peak-Tag

KH-arm: kohlenhydratarme Ernährung (50 – 70 g Carbs / Tag)
+ S: plus strategische Kohlenhydrate um das Training verteilt (90 – 120 g Carbs / Tag)
GLA: Grundlagenausdauertraining
GLA spezifisch: Grundlagenausdauertraining mit Oberkörperbeteiligung
(Concept 2 oder klettern mit sehr geringer Intensität)

Wie Sie sehen: Auch ich korrigierte nachträglich, sogar mehrfach, meinen ursprünglich entworfenen Wochen-Plan entsprechend. Denken Sie daran: Was nützt all das schöne Papier und die professionelle Konzeption? Der Erfolg und die Leistungssteigerung zählt letztlich – auch für Sie! Nur wenn Sie gesund und voll belastbar sind, können Sie optimale Trainingsleistungen erwarten. Dies gilt *vor allem* für ohnehin fordernde Peak- und Wettkampfphasen. Mein Kinesiologie-Erfolg in der Kurzfassung? Ich hatte den überraschend großen Erfolg bei den internationalen Herbst-Bewerben und als kleinen »Extra-Bonus« verbuchte ich einen neuen persönlichen Tiefststand auf meiner Körperfett-Messwertskala. Und was die verbleibende *Off-Season* bis 2008 bringt? Sie haben es erraten: Jetzt, da ich wieder voll belastbar bin, erwartet auch mich bis auf Weiteres freilich ein »Qualitäts-Aufpackwinter«. Was haben Sie von mir erwartet?

Mein kinesiologischer Feinschliff im Sommer 2007: Ich korrigierte nachträglich *mehrfach* meinen ursprünglich entworfenen WM-Wochen-Plan entsprechend der Vorgaben von Mag. Rudi Pfeiffer.

Mit dem kinesiologischen Feinschliff zum erfolgreichen Weltcup-Peak 2007
Doch zurück in den Herbst 2007. Kaum zurück von der WM, standen noch zwei Weltcups an. Hoch motiviert durch den tollen Halbfinalplatz als kostbares Souvenir im Gepäck stand eines fest: Dieses Mal setzten wir die Kinesiologie sogar noch perfektionistischer ein. Ein aktuelles Beispiel gefällig? Hierzu nun das Protokoll einer kinesiologischen Sitzung bei Mag. Rudi Pfeiffer vom 6. Oktober 2007. Die Vorgaben für meinen Kinesiologen stammen, wie Sie am »Notizenstil« erkennen können, unzensuriert aus meinem PDA.

Vorgeschlagene mögliche Trainingspläne zum Weltcupfinale 2007

A	**Di**	bouldern & turnen
	Mi	Grundlagenausdauertag mit lockerem Klettern oder Rudergometer
	Do	Ruhetag – Kohlenhydrat-Ladetag 1
	Fr	hangeln & Peak-Klettertraining! – Kohlenhydrat-Ladetag 2
	Sa	turnen und »Lukas-Ganzkörper-Krafttraining« (S. 192) & lockerem Klettern oder Rudergometer
	So	Ruhetag mit Grundlagenausdauertraining unspezifisch (Jogging, Rad, o. ä.)
	Mo	Ruhetag
A2	**Di**	bouldern & turnen
	Mi	Grundlagenausdauertag mit lockerem Klettern oder Rudergometer
	Do	Ruhetag – Kohlenhydrat-Ladetag 1
	Fr	Systemboard aber *kein* Hangeln am Campusboard & *Peak*! – Kohlenhydrat-Ladetag 2
	Sa	Gegenspielertraining mit Lukas (siehe Seite 192)
	So	hangeln & bouldern oder Projektklettern kurze Ausdauersession
	Mo	Ruhetag
A3	**Di**	bouldern & turnen
	Mi	Grundlagenausdauertag mit lockerem Klettern oder Rudergometer
	Do	Ruhetag – Kohlenhydrat-Ladetag 1
	Fr	Systemboard aber *kein* Hangeln am Campusboard & Peak-Klettertraining! – Kohlenhydrat-Ladetag 2
	Sa	turnen und »Lukas-Ganzkörper« (S. 192) Krafttraining & lockerem Klettern oder Rudergometer
	So	Ruhetag mit Grundlagenausdauertraining unspezifisch (Jogging, Rad, o. ä.)
	Mo	Ruhetag
A4	**Di**	bouldern & turnen
	Mi	Grundlagenausdauertag mit lockerem Klettern oder Rudergometer
	Do	Ruhetag – Kohlenhydrat-Ladetag 1
	Fr	hangeln & Peak-Klettertraining! – Kohlenhydrat-Ladetag 2
	Sa	Gegenspielertraining mit Lukas (siehe Seite 192)
	So	hangeln & bouldern oder Projektklettern kurze Ausdauersession
	Mo	Ruhetag

A5	**Di**	Systemboard aber *kein* Hangeln; anschließend Bouldern & Turnen
	Mi	Grundlagenausdauertag mit lockerem Klettern oder Ruderergometer
	Do	Ruhetag – Kohlenhydrat-Ladetag 1
	Fr	Systemboard aber *kein* Hangeln; anschließend Peak-Klettertraining! – Kohlenhydrat-Ladetag 2
	Sa	Gegenspielertraining mit Lukas (siehe Seite 192)
	So	hangeln & bouldern oder Projektklettern kurze Ausdauersession
	Mo	Ruhetag

Erkennen Sie die haarscharfen Unterschiede dieser Trainingspläne? Warum ich Sie hier so ins Detail meiner Wochenplanung einweihe? Nun, nichts Geringeres als ein erfolgreicher Saisonabschluss stand bei dieser Austestung auf dem Spiel. Die Pläne samt den gleich noch folgenden Zusatzfragen: Damit war ich bei meinem Kinesiologen angetreten.
Noch dazu unter nach wie vor erschwerten Bedingungen? Nach wie vor? Es fing im Frühsommer an und war der Hauptgrund für den im vorherigen Unterkapitel beschriebenen Muskelmasseeinbruch. Und erraten. Der neue Plan war ... *die* endgültige Lösung.

Das Besondere: Die Tests erfolgen im *Doppelblindverfahren*. Weder ich weiß, welche konkrete Variante Rudi Pfeiffer gerade prüft, noch weihe ich ihn in die Details, welche sich hinter Plan A oder C verbergen, ein. Nur ich bzw. mein Körper kennen also die von mir und meinen Betreuern wohl durchdachten Pläne. Er testet in willkürlicher Reihenfolge. Das Ergebnis ist immer wieder sonnenklar. So auch im Herbst 07:

Jürgen Reis Trainingsplan Weltcupfinale 2007 ab 9. Oktober 2007
3 Wochen bis zum letzten Weltcup in Valence am 2. November
Plan A5 ist für das anvisierte Ziel ideal.

Nicht nur, dass dieser Plan klar am kinesiologischen Siegerpodest stand. Darüber hinaus konnten wir auch, was den Winteraufbau 2008 betrifft, bereits wichtige strategische Fragen einwandfrei klären:

Sonstige Fragen, welche durch kinesiologische Austestung geklärt wurden:

- *Systemtraining vor Bouldern ja / nein?* **Ja**
- *70, 80, 100 %?* **80 %**
- *Split-Training mit mehreren Einheiten pro Tag, statt einer ausgedehnten?* **Ja**
- *Vorläufig 5 / 2 Low Carb / High Carb Schema mit mehr bzw. weniger Carbs* OK? **mehr Carbs unter tags**
- *Proteinzufuhr* OK? **Ja**
- *Zusätzliches* HIIT*-Kardio während der Wettkampfphase?* **Nein**
- *Rudertraing und Grundlagenausdauer-Klettertraining* OK *oder nicht?* **Ja**
- *Menge an Mandeln (60 Gramm pro Low Carb Tag) ok?* **Ja**

Fragen, welche für den Winteraufbau am 15.10. geklärt wurden:

- *Fingertraining des verletzten Mittelfingers?* **OK in dieser Form mit drei Übergangswochen nach Valence**
- *5/2 für Winter OK?* **detto mit drei Übergangswochen mit drei KH-Tagen – dann erneute Austestung**
- *Start beim Weltcupfinale 2007 in Kranj/OK oder nicht?* **Nein**
- *Strategische Muskelzunahme?* **Ja**
- *A = WK-Gewicht nach Singapur 2002 (= +0,5) +1*
  B = WK-Gewicht Marbella 2006 (= +1) +1 **54,5 kg – ideal**
  C = WK-Gewicht Serre Chevalier 2007 (= +2) +1
- *Winter »Off-Season« WK-Gewicht +1, +2, +3 (A,B,C): B* **56,5 kg – Ideal**
- *cooldown & speedup bzw. Kardio in diesem Umfang und dieser Intensität OK?* **Ja**

Dieser Test war der Auftakt für ein perfektes Saisonsfinale 2007 zum Erfolg.

Klingt wirklich äußerst umfangreich und überzeugend. Doch warum funktioniert das Ganze? Noch dazu auf so vielen unterschiedlichen Ebenen?

Verbringen Sie den Großteils Ihres Tages in der freien Natur? Jagen und sammeln Sie Ihre Nahrung in den Wäldern oder meditieren Sie täglich mehrere Stunden? Wenn Sie alle diese Fragen mit einem klaren »Nein« beantwortet haben: Keine Sorge. Zivilisation ist toll und auch ich lebe liebend gerne in meiner sehr komfortablen Wohnung und kaufe im Großmarkt ein. Auch ziehe ich ein »zweckgebundenes« Autogenes Training vor dem Einschlafen dem tagelangen Verweilen in »übersinnlichen Sphären« zur Selbstverwirklichung vor.
Worauf ich hinaus will? Falls Sie eine der zuerst beschriebenen, überbewussten Wege zur Selbstfindung gewählt haben: Gratulation. Wenn Sie so weit zu Ihren natürlichen Ursprüngen zurückgekehrt sind, dann wissen Sie z. B. vermutlich ohne einen Happen probiert zu haben, was Ihnen bekommt. Ob Sie wirklich hungrig sind, oder nur die »Gewohnheit« die nächste Mahlzeit bestimmt. Ob ein bestimmter Mikronährstoff gerade auf Ihrer Mangelliste steht oder der neue Trainingsplan einen Ruhetag mehr verträgt. Wenn nicht, dann kann Ihnen, so wie mir, ein Kinesiologe effektiv dabei helfen, die am schwersten zu erkennenden Leistungshemmer aus Ihrem Peak-Alltag zu verbannen. Ich empfehle Ihnen: Bauen und vertrauen Sie darauf. Am besten ab der allerersten Woche Ihres nächsten, großen *Peak-Trainings-Zyklus*. Ich garantiere: Der Schnellzug zu demjenigen, der Sie selbst am besten kennt, ist Ihnen sicher. Sie haben es erraten: Das ist *Ihr eigener Körper*! Für mich steht wohl auch in den nächsten Jahren kein meditativer Langzeiturlaub im Himalaya an. Kurz und knapp: Kinesiologie ist für mich ein klarer Wegweiser auf feinstofflicher Ebene. Und zwar für moderne, durchwegs rationell und logisch denkende *Peak-Athleten*!

Speziell in Ihrer, in Peak-Time dokumentierten erfolgreichsten Peak-Phase und auch danach schien diese Wissenschaft besonders aktuell zu werden. Der Stellenwert bei zahlreicher Ihrer Entscheidungen in Ihren Tagebüchern ... Sie vertrauen wirklich 100 % darauf? Sogar das Weltcupfinale ließen Sie, wie ich auch in einem Podcast-Interview mit Ihrem Kinesiologen erfahren habe, aus! Geht das denn »einfach so« als Vollprofi?

Gerade als Vollprofi! Glauben Sie mir: Die Entscheidung, den letzten Bewerb in Kranj sausen zu lassen: Der Muskeltest war sonnenklar! Was ich anhand der Empfehlungen meines Kinesiologen schon während der Entstehung von Peak-Time erfahren und erleben durfte, stellt alles bisher da Gewesene klar in den Schatten. Häufigere und umfangreichere Tests brachten mich in den letzten Jahren sogar noch einen Riesenschritt weiter! Ich war optimaler denn je im absoluten Einklang mit meinem Körper. Als »Kontrollfreak« braucht es wahrlich einiges, um mich im positiven Sinne »aus dem Häuschen« zu bringen. Doch gemeinsam mit Rudi Pfeiffer durfte ich im vergangenen Jahr einige entscheidende »Geheimwaffen« entdecken, anwenden und die Erfolge genießen. Meine Ziele, egal ob Kraft- und Muskelaufbau, das letzte »Quäntchen« für den Weltcup ... Wie Sie sich nun leicht vorstellen können: Ich selbst benötige längst keine Erklärung mehr, um den Ergebnissen zu vertrauen. Jedoch hier für die Neugierigen eine kurze Erklärung der Grundannahmen des Konzeptes der Kinesiologie: Die Basis bilden die wiedergewonnen Erkenntnisse jahrtausendealter, fernöstlicher Kulturen, bei denen das chinesische Qi – auch als Lebensenergie bezeichnet – eine den Menschen bestimmende Größe darstellt. Darauf aufbauend entwickelte der amerikanische Chiropraktiker George Goodhart Mitte des 20. Jahrhunderts eine Systematik zur Bestimmung der Gesamtverfassung. Auf welchem Wege die Diagnose möglich wird, kann Ihnen vermutlich nicht einmal Ihr Kinesiologe beantworten, denn Kernbegriff dieses Erfühlens der Energieflüsse im Körper ist *Intuition*. Ja! Da die Erklärungen dieses Phänomens so unterschiedlich sind wie die Menschen, die sich diese Intuition zu Nutze machen – im Folgenden noch einmal eine Verdeutlichung des Prinzips.

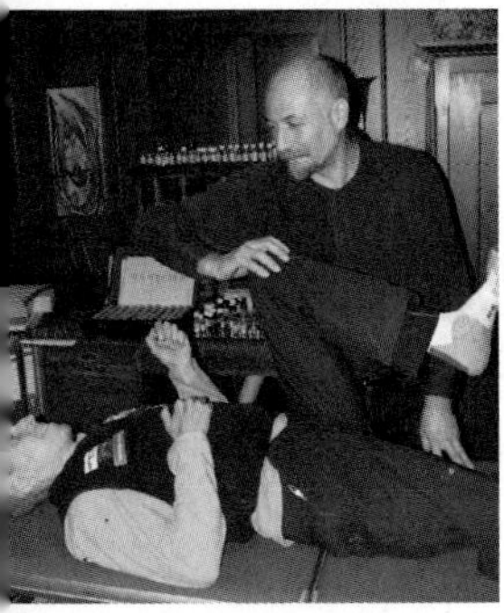

Der eigene Körper spricht: Ein einfacher Muskeltest beim Kinesiologen entscheidet sicher und absolut professionell. Sogar Feinheiten der Trainingsplanung können exakt bestimmt werden.

Die Peak-Athleten der Steinzeit

Der Mensch hat sich im Laufe vieler Zehntausenden von Generationen zu dem entwickelt, was er heute ist. Er ist ein komplexes Mischwesen, das zusammen mit Billionen von Mikroorganismen, welche im Körper wirken, eine extrem vielseitige Einheit bildet. Auf dem Weg zu diesem Wesen war der Mensch den jeweiligen, regional unterschiedlichen, evolutionären Anpassungsprozessen ausgesetzt. Schließlich führte diese Evolution zur *Adaption*. Also zu einer entsprechenden Anpassung an die Umweltbedingungen. Zur Vereinfachung ein kurzes Beispiel anhand der *»Ur-Kämpfer-Diät«*: Die einen wurden Fischesser und Jäger, andere aßen überwiegend Früchte und wiederum in anderen Kulturen wurden sie früh zu Bauern, die sich von Getreide ernährten, um zu überleben. Woher wusste ein Mensch der Urzeit aber, was er essen konnte, sollte oder durfte? Was hielt den Menschen davon ab, sich z.B. permanent mit tödlichen Pflanzen zu vergiften? Waren es nur die Stammesmitglieder und deren überliefertes Wissen? Wie schaffte dies dann aber sogar der

»Ötzi«, der doch als Einzelgänger auf dem Weg war? Er ernährte sich anscheinend absolut einwandfrei. Starke Knochen ließen auf einen gesunden, athletischen »Steinzeit-Peak-Athleten« schließen!

Lassen Sie mich raten: Das jahrtausendealte Erbgut kennt logischerweise meinen Körper und der Kinesiologe »befragt« nun genau dieses durch einfache Muskeltests?

Richtig. Das Fazit ist so einfach, wie Sie es soeben schrieben: Die Informationen über die Verträglichkeit sind im Erbgut, in der Zusammensetzung der symbiontischen Mikroorganismen und dem spezifischen Schwingungsverhalten von Körperzelle und Nervensystem abgelegt. Nur haben wir »modernen Menschen« meist die Verbindung zur Wahrnehmung dieser natürlichen Steuerungsmechanismen verloren. Zivilisation bedeutete Vereinfachung des Lebens, aber auch Vereinfachung der Wahrnehmung. Und hier kommt der Kinesiologe ins Spiel. Auch für Ihre individuellen sportlichen Ziele als Peak-Athlet! Als unbeteiligter, neutraler Betrachter deutet er Ihre *Körperreaktionen* auf bestimmte Nahrungsmittel, Substanzen oder sogar Schwingungen, welche Sie durch richtige oder eben falsche Gedanken, Pläne und Strategien verursachen. Schwächt eine solche *Information* nun Ihre Konstitution, wird dies nicht nur für den Kinesiologen, sondern auch für *Sie selbst* an unterschiedlichsten Reaktionen eindeutig spürbar sein. Die meisten natürlich lebenden Säugetiere haben sich diese instinktive Wahrnehmung und somit auch z. B. die Selektion der Nahrungsmittel, welche optimal für sie sind, erhalten können. Mit körperlichem und mentalem Training können auch Sie einiges wieder zurückgewinnen! Doch für Feinschliffe in Trainingssteuerung und Ernährungsplanung: Sie ahnen es ...

»Sicherheitsanker Kinesiologie« ist also schon fast untertrieben ...?

Ein Peak-Athlet ohne klare Richtlinien und dem 100 %igem Vertrauen in die eigenen Entscheidungen gleicht einem Schiff ohne Segel. Meine vorhin von Ihnen genannte, rigorose Umsetzung meiner Pläne fällt mir meist leicht. Hat mein Körper das klare Signal gegeben – ich wäre wohl verrückt, anders zu handeln. So einfach ist das! Statt in Kranj, bin ich gerade mit dem Manuskript dieses Buches auf Lanzarote. Trainiere und lektoriere mich in einer strategischen Dekonditionierungs-Woche fit, genieße die Sonne, das wohltuende maritime Klima und freue mich bereits jetzt: Auf einen *frischen* Start in die Vorbereitungen zu einer erfolgreichen Saison 2008. Der slowenische Weltcup brachte mich schon in den Jahren zuvor des öfteren an den Rande eines Burnouts. Dieses Jahr bin ich motivierter und zuversichtlicher denn je. Ich spüre es gerade in diesem Augenblick 100 %ig klar in jeder Zelle meines Körpers: Die kurzfristige Absage war absolut korrekt.

KAPITEL 7

HIIT, KARDIO & CO. – AUSDAUERTRAINING INKLUSIVE KRAFT- UND MUSKELAUFBAU – DIE ZUGABE!

Ich habe die Übersicht zur HIIT-Methode auf Seite 24 gelesen. Gibt es noch weitere Motivationsbooster für die in Peak-Time beschriebene »HIIT-Zugabe«, also dem hochintensiven Intervalltraining für die gezielte Fettverbrennung?

Fiel in diesem Buch schon mehrfach »zufällig« das »Killerwort« *innerer Schweinehund?* Sie ahnen es: Zufälle gibt es in allen meinen Büchern nach wie vor *nicht*! Ich nehme an, noch überwiegt die brennende Motivation aufgrund der Erfolge, die Ihnen diese Trainingsart bringt, oder vielleicht sogar schon einbrachte. Oder hat sich während des Lesens der letzten Zeilen dieser lästige Widersacher etwa schon mit einem leisen, ersten Knurren bemerkbar gemacht?
Eines vorab: Noch nie zuvor hatte ich persönlich so viel *Spaß* am Kardio! Die Abwechslung war perfekt. Langeweile? Weit gefehlt! Durch volle Konzentration und 100 % Hingabe während der *High-Speed-Sprints* gestaltete ich mein Training so interessant und energiegeladen, dass ich manchmal überhaupt nicht merkte, wie schnell die Zeit verging. Die HIIT-Einheiten zogen förmlich wie im Flug an mir vorüber. Das Gute daran war nicht nur, dass die Workouts besonders kurz und knackig waren: mich motivierten von Woche zu Woche im Spiegel sichtbare, sowie an der Leistungsfähigkeit und anhand der Körperfettanalysen messbare *Erfolge*! Mit geringem Zeitaufwand ein Maximum an Trainingseffektivität erzielen ... Wenn das kein Motivationsschub ist!

> *High-Speed-Sprints* machen auch Ihre HIIT-Einheiten interessant und energiegeladen. Nie zuvor hatte ich persönlich so viel *Spaß* am Kardio. Mich motivierten von Woche zu Woche die im Spiegel sichtbaren, sowie an der Leistungsfähigkeit und anhand der Körperfettanalysen messbaren *Erfolge*!

Doch Milchsäure und Pump stehen nicht nur für Kondition und rasante Körperfettverluste. Der Preis dafür lautet *voller Einsatz*! Hier nun einige heiße Tipps, um den Motivationsnachbrenner voll zu zünden:

1. Meine erste Wahl für den perfekten *HIIT-Drive*: iPod und Concept 2. Rudern macht fit und Spaß! Für mich war dies Grund genug, sogar mein Heim-GYM durch ein solches Profigerät aufzurüsten. Etwas mehr Details zu diesem »Galeerentraining« ohne Seenotgefahr folgen in dieser Aufstellung.
2. Cross-Stepper gehören in den meisten Studios inzwischen zum guten Ton. Ich empfehle hier die Intervalle oberkörperbetont zu meistern und in den Pausen

primär auf den Beinen gemächlich das Laktat »auszutraben«. Suchen Sie ein Gerät, das die Intensität, bzw. Schwierigkeitsstufe mit wenigen Handgriffen steuern lässt. Erraten: Meist nicht die »intelligenten« Blink-Computer, sondern Stepper mit altmodischem, solidem »Stufenreglerhebel« sind hier die erste Wahl. So können Sie blitzschnell zwischen Intervall- und Pausenintensität wechseln. Ein solches Modell ziert übrigens bereits seit dem *Peak-Prinzip* meinen kleinen, aber feinen, privaten Kardioparcours.

3. Ideal: Kardiogeräte, die eine Intensitätssteigerung Ihrer Leistung anpassen, bzw. diese automatisch steigern. Der soeben erwähnte Concept 2 Ruderergometer ist hierfür ein Musterbeispiel. Doch Clarence Bass hat noch einen zweiten, »mitdenkenden Favoriten«: Er verwendet teilweise für sein HIIT einen »Air-Dyne®« Ergometer. Dieser Hometrainer ist eine durchdachte Kombination aus Radergometer mit Steppergriffen für den Oberkörpereinsatz. Das Besondere: Auch dieses Gerät verfügt, genau wie mein Rudertrainer, über eine Wirbelstrombremse. Je härter Sie arbeiten, desto mehr Widerstand – vollautomatisch!
4. Noch ein besonderer Geheimtipp zum Concept 2 gefällig? Im Internet finden Sie unter www.concept2.de ein wohl einmaliges »Motivations-Extra«: Die »Rowing Challenge«, quasi ein Online-Wettkampf mit Bestzeiten von Athleten rund um den Globus. Clarence Bass selbst platzierte sich nach dem Abschied von der Bodybuildingbühne unter den stärksten fünf »Indoor-Rowern« weltweit. Und zwar auf der 500 Meterdistanz, für Leichtgewichtsruderer in der Altersklasse zwischen 60 und 69 Jahren. Er war wohl regelrecht positivst vom »Ruder-Virus« gefesselt ☺! Wenn das nicht zum HIIT motiviert, *was dann*?
5. Das Wichtigste zum Schluss: »Finden Sie Ihren Sport« – dieses essenzielle Unterkapitel folgt noch auf Seite 198. Diese Grundsätze gelten auch hier! Ich würde niemals ein Lauf-Sprint-Intervalltraining betreiben. Walks und lockeres Jogging? Okay! Aber auf die Hypertrophie meiner Oberschenkel kann ich als Weltcupkletterer verzichten. Dafür sind für mich der soeben beschriebene Concept 2 Ruderergometer oder eben auch der Cross-Stepper erste Wahl. Überlegen Sie, was Ihnen *Spaß* macht und worin Sie sich auch gerne messen. Training mit anderen motiviert Sie zusätzlich? Nur zu! Ein gemeinsamer Berglauf mit Intervallsprints oder der »Hard-Core-Spinningkurs« Ihres Studios? Echte Sieger finden und *schaffen* sich perfekte Bedingungen!

Was ist mit der »Fettverbrennungszone«, die schließlich immer noch einen Industriezweig aus Pulsuhren und »Dauer-Kardiosession-Equipment« mit Traumumsätzen versorgt ☺?

Lachen Sie nicht! Ich kenne sogar Profis, bei denen sich hartnäckig *ein* »Gesetz« nach wie vor eisern hält. »Eine zu hohe Intensität während des Ausdauertrainings führt zum Überschreiten der magischen *Fettverbrennungs-Grenze*!« So »lehren« es uns ja auch, vermutlich schon seit Jahrzehnten, die Hochglanzflyer.

Der Fitness-Studio-Mythos
Dennoch falsch! Richtig ist vielmehr: Sie verbrennen unabhängig von Ihrer Trainingsintensität immer die gleiche, konstante Menge an Körperfett. Natürlich greift Ihr Körper gerade bei den Intervallen vermehrt auf die Kohlenhydrat-Speicher zurück. Na und? Einzig entscheidend ist die Tatsache, dass Sie durch HIIT einen wesentlich höheren *Kalorienverbrauch* während Ihres Kardio-Workouts und eben auch *danach* haben. Das ist letztendlich der springende Punkt und bringt Sie zum Ziel! Das Studienfazit aus *Peak-Time* für alle Neueinsteiger noch einmal wiederholt: Die Testgruppe, welche nach der HIIT-Methode trainierte, verbrannte am Ende der 6-wöchigen Trainingsphase 9 mal (in Worten *neun* mal) mehr subkutanes Fettgewebe, als die »Fernsehkardiogruppe«!

> Der wesentliche Unterschied von HIIT im Gegensatz zum »normalen« Kardiotraining: Auch in den »Ruhephasen« ist Ihr Körper in der Lage, rund um die Uhr, *24 Stunden am Tag*, 7 Tage die Woche, mehr Körperfett zu vernichten.

Was ein somit auf Hochtouren getrimmter Stoffwechsel bringt, sollte nun endgültig klar sein! Nehmen wir an, eine Peak- oder Wettkampfperiode steht an und Sie wollen noch einige Fettpölsterchen los werden. Was führt wohl leichter und sicherer zum Erfolg? Bei einem hochaktivem Stoffwechsel mit dem damit verbundenen, hohen Grundumsatz einige Kalorien einzusparen. Oder einem am Rande einer Stoffwechselfalle dahinschleichenden Körper, die ohnehin schon niedere Tagesbilanz noch weiter zu kürzen? Die Antwort ist wohl klar.

Mehr Hunger durch HIIT? In Peak-Time behaupten Sie sogar das Gegenteil. Warum?

Ich kann diese Aussage absolut bestätigen: Sie werden durch das intensivere Training nicht plötzlich unkontrolliert mehr essen. Der appetitnormalisierende Effekt ist auch durch die gesteigerte Adrenalinausschüttung erklärbar. Einzig und alleine werden Sie Ihre Fitness und Ihre gesamte Fettverbrennung nachhaltig und positiv beeinflussen. Während und vor allem *nach* dem HIIT-Workout. Garantiert!

Es stimmt schon ... Adrenalin. Deshalb fühle ich mich auch nach einem harten Krafttraining nie hungrig. Kann das sein? Soll ich also am besten sofort im Anschluss daran mit HIIT starten?

Klar doch! Wenn Sie sich nach dem Krafttraining noch energiegeladen und stark fühlen: Los geht's! Ich selbst greife in diesem Fall meist zu einigen Aminotabletten – und »Action«. Falls sich nach dem harten Krafttraining Ihr Körper sofort mit den ersten Hungersignalen und Ermüdungs-Symptomen meldet: Noch ein Red Bull Sugarfree oder einen *Clarence Bass Cappuccino* brauchen Sie, genau so wenig wie ich, vor dem HIIT ganz bestimmt *nicht*. Auch keinen vollständigen *Pre-Workout-Snack* mehr.

Sparen Sie sich den wertvollen Aktivierungs-Effekt lieber für die nächste 100 %-Einheit am Eisen auf. Außerdem: Bis die aktivierende Wirkung nach 30 Minuten einsetzt, sind Sie endgültig beim gemütlichen »Cool Down Walk« angelangt! Auch der *Pre-Workout-Snack* sollte, wie Sie wissen, im Idealfall bereits verdaut sein. Zu spät! Doch ein kleiner, letzter Schluck vom Protein-Shake, ein Stück Diätschokolade oder ein Stück Traubenzucker ... Sie sehen, worauf ich hinaus will. *Starten* Sie Ihre »Trainingsmaschine« einfach noch einmal. Doch wie bei einem »richtigen« Motor: Vorsicht ist angesagt! Dieser *Mini-During-Workout-Snack* soll Sie nicht mit zu viel Treibstoff »lahmlegen«. Meine Devise ist hier: Nach Gefühl, aber so knapp als möglich!
Motivationstank bis zum Anschlag gefüllt? Deal mit dem inneren Schweinehund gemacht? Auf die Plätze, fertig, ... *Großes HIIT-Finale*!

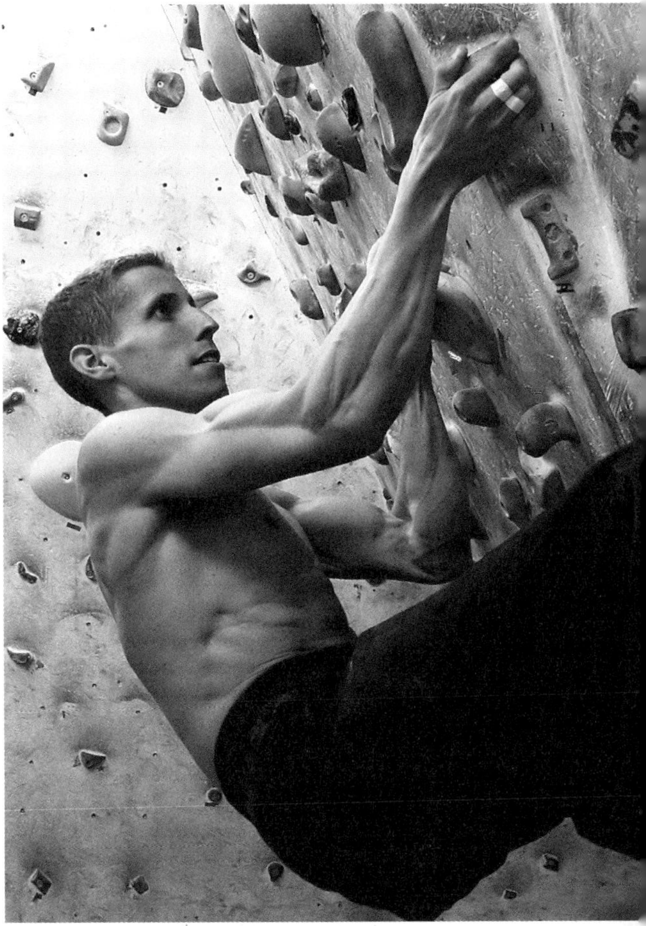

Im Sommer 2007 beim WM-Aufbau-Training – Kletterspezifisches Maximalkrafttraining in Kombination mit der perfekten Ausdauer-Workoutlösung für den Kraftsport – HIIT – führte auch mich zum Peak!

KAPITEL 8

SPEZIALFÄLLE, DIE LEISTUNGSPLATEAUS KNACKEN – VOLLPROFI WERDEN – STRATEGIEN ZUR INDIVIDUELLEN LÖSUNG

Ex-Profisport, andere Disziplinen, Zwillingsfragen und mehr ...

Ich ernähre mich von Montag bis Freitag fast kohlenhydratfrei und am Wochenende esse ich normal, befolge also die Anabole Diät, bzw. eine Variante Ihrer Peak-Ernährung. Ich supplementiere mit Eiweißpräparaten, L-Carnitin, Tribulus, Vanadylsulfat, Chrom und Creatin. An diverser Fachliteratur über Training und Ernährung habe ich alles verschlungen, was ich zwischen die Finger bekam! Ich habe Anfang 2007, also vor 10 Monaten, mit dem Kraftsport angefangen, was mir auch sehr viel Spaß macht. Doch nun baue ich keine Muskeln mehr auf und bin auch im Alltag sehr oft nur noch müde. Ich trainiere von Montag bis Freitag nach folgendem Plan: Montag: Brust / Schultern, Dienstag: Rücken/ Bizeps / Bauch, Mittwoch: Beine / Trizeps, Donnerstag: Brust / unterer Rücken / Bauch, Freitag: Schultern und Nacken / Bizeps, Samstag und Sonntag: »Mixed Workout« mit verschiedenen Übungen nach Lust und Laune. Pro Workout stehen 4 bis 6 Übungen zu 4 Sätzen an. Die Wiederholungen liegen bei 10 bis 12. Satzpausen ca. 2 Minuten. Somit trainiere ich jeden Tag etwa 45 Min bis 90 Min. am Eisen. Die Wochenend-Workouts? Na ja, eigentlich wollte ich am Wochenende immer Pause machen. Aber da es mir so gut gefällt, trainiere ich auch dann. Ich würde gerne meine Ernährung und mein Training optimieren. Der Körperfettanteil ist sogar gestiegen. Was meinen Sie dazu? Brauche ich vielleicht mehr Kohlenhydrate? Wie kann ich meine Ziele, was die Körperzusammensetzung angeht, so rasch als möglich erreichen?

Darf ich am Anfang ein wenig gemein sein ☺?

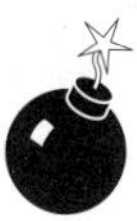

»Offenbar nehmen besonders Kraftsportler immer soviel Kalorien zusätzlich zu sich, wie sie Bücherseiten über »Sporternährung« gelesen haben. Dies auch noch unabhängig davon, ob Sie abnehmen oder zunehmen wollen. Es scheint, als ginge die körpereigene Intelligenz, das Gespür, was einem Athletenkörper wirklich gut tut, mit zunehmendem »Wissen« mehr und mehr verloren.« So schrieb ich in *Peak-Time* am Anfang eines ungewöhnlichen Ernährungskapitels. Was dies nun mit Ihrem Training zu tun hat? Sie ahnen es: Ich hatte in letzter Zeit mehrere derartige Fälle bei meinen Privat-Coachings. Motivation, fundiertes Wissen, Training ohne Ende, aber nicht wirklich *fit*. Dies alles trifft wohl auch auf Ihre Situation zu – liege ich da richtig? Der Grund? *Weil* eben durch zu viel des Guten der Körper an Grenzen stößt. Das Resultat: Sie machen im schlimmsten Fall sogar *Rückschritte*.

Also ein halber Schritt zurück vor dem entscheidenden Sprung nach vorn?

Richtig! Schluss mit den »Gemeinheiten« und zur *Lösung*: Lassen Sie sich bitte ein wenig »bremsen« und auch Sie werden bald aus dem Staunen nicht mehr herauskommen. Nämlich über sich selbst! Sie werden überrascht sein, *wie* stark und motiviert Sie erst sein werden, wenn Sie nicht mehr konstant übertrainieren. Das Geheimnis lautet, »nur« die Energie in die richtigen Bahnen zu lenken. Ihr Problem ist schlicht und ergreifend *Über*motivation. Ein Trost vorab: Viele andere Athleten *hätten* gerne derartige Probleme. Ich kenne selbst zur Genüge die von Ihnen beschriebenen »Phänomene«. Wenn auch in abgeschwächter Form. Doch auch meine Betreuer und Trainingspartner haben manchmal nur *eine* »Hauptaufgabe«: Mich zu *bremsen*.

Das Problem: Schlicht und ergreifend *Über*motivation. Die Lösung: Das ganze Geheimnis ist es, die Energie in die richtigen Bahnen zu lenken. Auch ich kenne jedoch zur Genüge die beschriebenen Phänomene: Meine Betreuer und Trainingspartner haben manchmal nur *eine* »Hauptaufgabe«: Mich zu *bremsen*.

In der gesamten Peak-Trilogie schreiben Sie immer wieder von CPK-Checks. Kann eine solche Untersuchung auch mir weiterhelfen?

Klares »Ja«. Als erstes empfehle ich Ihnen einen CPK-Check bei Ihrem Hausarzt. Ist dieser Blutwert stark erhöht, bitte genießen Sie eine lockere Woche und werden Sie erst wieder *belastbar*. Der Preis für ein chronisches Übertraining ist garantiert zu hoch. Doch keine Panik: Eine Woche mit Walks, locker ausgeübten Alternativsportarten oder auch ein Urlaub bringen meist bereits wieder alles ins Lot.

Gibt es also eine Form des Profi-Workouts für dopingfrei trainierende Naturals?

Natürlich! Ein weiterer Aspekt ist natürlich die *Art* Ihrer derzeitigen Workouts. Ihren Angaben zufolge nehme ich an, Sie haben sich dabei am Trainingsplan eines Wettkampfbodybuilders orientiert. Diese Pläne werden in der monatlich erscheinenden »Fachpresse« leider oft immer noch ohne die notwendigen Warnhinweise für natural trainierende Athleten abgedruckt. Die weit verbreitete, aber falsche Annahme in diesem Zusammenhang lautet vor allem: Eine Aufteilung der Übungen nach Muskelgruppen – ein Split-Programm – erlaubt es, *häufiger* zu trainieren. Viele Athleten glauben, sie könnten an einem Tag beispielsweise Bizeps und Rücken trainieren und sich am nächsten schon wieder an Beine, Brust oder Trizeps heranwagen. Sie auch? Zwei Tatsachen sprechen eindeutig *dagegen*. Grundlagen dazu kennen Sie bereits von Seite 95.

1. Das Training beansprucht nicht ausschließlich die Muskulatur der trainierten Körperregion, sondern immer den **gesamten Organismus.** Besonders das *Zentralnervensystem* leistet jedes Mal Schwerstarbeit, ganz egal, welche Muskeln Sie gerade trainieren, denn die Kontraktionsbefehle werden vom Gehirn über die Nervenbahnen an die Muskulatur übermittelt. Ist das Nervensystem überlastet, funktioniert diese Vermittlung nicht mehr richtig. Effektives Training ist so nicht mehr möglich und Sie werden in einen allgemeinen Erschöpfungszustand geraten.
2. Bei fast allen effektiven Übungen mit freien Gewichten und hohem Bewegungsspielraum **wird nicht nur eine isolierte Muskelgruppe** belastet. Vielmehr sind auch andere Muskeln an der Kraftleistung oder zumindest in stützender Funktion beteiligt. Schwere Grundübungen, wie Kreuzheben oder Kniebeugen stimulieren sogar den ganzen Körper.

Besondere Tage nach tapferer »Erholungsdisziplin«

Nehmen Sie sich einen speziellen Tipp zu Herzen: Mein *besonderer* Trainingstag. Wenn ich nächste Woche beispielsweise über eine Stunde zu Europameisterin Bettina Schöpf ins Trainingszentrum nach Imst fahre ... Wie schaut das denn aus, wenn ich da nicht voll erholt bin. Dasselbe gilt natürlich erst Recht für meine Wettkämpfe. Diese sind derzeit nicht Ihr Ziel? Die gute Nachricht: Es geht, wie ich es am Beispiel des »Imst-Tages« angedeutet habe, eben auch »fiktiv«. Für den Anfang: Suchen Sie sich *einen* Tag in Ihrer Woche aus, an dem Sie 100 % Regeneration, Motivation und unbändiges Feuer mit einer wahren HIT-Attacke fast automatisch zu persönlichen Rekorden pushen. Das macht stark und auch Ihr Körper kann so nicht anders reagieren als mit *Qualitätswachstum*! Sie dürfen mir glauben: Fiktive, voll erholte Wettkampftage machen *stark*!

Mein Profitipp: Suchen Sie sich *einen* Tag in Ihrer Woche aus, an dem Sie 100 % Regeneration, Motivation und unbändiges Feuer mit einer wahren HIT-Attacke fast automatisch zu persönlichen Rekorden pushen. Das macht stark und auch Ihr Körper kann so nicht anders reagieren als mit *Qualitätswachstum*!

Vier Trainingstage sind genug!

Damit Sie sehen, dass ich nicht »bluffe« und mich auch selbst an diese Grundregeln halte, die ich auch Ihnen empfehle: Hier der aktuelle Trainingsplan meiner WM-Vorbereitungen für Spanien im Sommer 2007.

Trainingsplan WM-Vorbereitung Jürgen Reis 2007

ab 23. Juli 2007 – 8 Wochen mit 1 bis 2 lockeren Wochen nach Bedarf.
WM-Aufbau – get the final (Killer-)edge for Aviles – Bewerbstermin: 18. bis 23. September 2007

Tag	Tages-Schema	Inten-sität	Soll-Zustand	Training	Ernährung
1	A-Tag + D	100 %	voll erholt	· **Hangeln mit Sprungtraining und Bouldertraining (Boulderraum oder sehr schweres Projektklettern),** Maximal-Schnellkraft und Ausklettern · relativ frisch beendet – möglichst kein »Antesten« ob noch was »geht« · wenn müde nur ausrudern / Stepper 20–30 Min., sonst zusätzlich kurzes RAP-oder 70 % Gegenspielertraining	· Low Carb-Tag oder Low Fat · kcal nach Gefühl – meist leichtes kcal-Defizit oder Halteniveau ideal
2	Spaziergang	0 %	müde	· **Ruhetag** · Spaziergang	· Komplexe Kohlenhydrate · kcal auf Halteniveau oder leichtes Defizit (Abhängig vom Körpergefühl) · *kein Obst*
3	A-Tag + D	100 %	OK	· **Hangeln mit Sprungtraining** und **qualitatives Wettkampftraining in Weltcupfinaltouren** im letzten Teil evtl. 1–2 Touren mit Gewichtsweste; jedoch nicht unter 7b-Niveau. · *oder nach Hangeln* **qualitative Bouldereinheit mit längeren Bouldern / erhöhtem Umfang** · vollständige Pausen · wenn müde nur ausrudern / Stepper 20–30 Min. sonst zusätzlich kurzes RAP-Workout Schwächen	· Kohlenhydrate um das Training · Ladetag (Low Carb) · kcal-Überschuss
4	Spaziergang	0 %	erholt	· **Ruhetag** · Spaziergang	· Low Carb-Tag oder Low Fat · kcal nach Gefühl – meist leichtes kcal-Defizit ideal
5	A / B Kombitag	90 %	voll erholt	· **Aufbauhangeln** und **qualitatives Wettkampftraining in Weltcupqualitouren** (evtl. mit Gewichtsweste), längere Routen als an Tag 3 aber Quality! · *oder nach Hangeln* **Systembouldereinheit Qualität** · HIT und ausklettern, frisch beendet – möglichst kein »Antesten« ob noch was »geht«, evtl. Spaziergang	· Komplexe Kohlenhydrate · kcal auf Halteniveau (abhängig vom Körpergefühl) · *kein Obst*
6	C-Tag + D	90 %	OK	· **Aufbauhangeln** und **Systembouldereinheit Hypertrophie** · *oder nach Hangeln* **submaximales Routentraining** – Qualifikationsniveau und kürzere Pausen *wichtig: im grünen Bereich!* · kurzes Krafttraining Schultern evtl. Schwächen · schwimmen / ausrudern / Stepper 15–30 Min.	· Kohlenhydrate um das Training – · Ladetag (Low Carb) · kcal-Überschuss
7	Spaziergang	0 %	erholt	· **Ruhetag** · Spaziergang	· Low Carb-Tag oder Low Fat · kcal nach Gefühl – leichtes kcal-Defizit oder Halteniveau

Generelles
Je nach Erholungsgrad kann zwischen die Tage 1+3, 3+5 oder 7+1 flexibel je ein weiterer aktiver Ruhetag eingeschoben werden. In lockeren Wochen entfällt Tag 6 (statt dessen Aktiverholung).
A = Weltcuptraining, B = Maximalkraft, C = Kraftausdauer, D-Programm = Gegenspielerkrafttraining

Periodisierung
· KW 30: Einklettern / Aufbau (locker und kontrolliert)
· KW 31 bis KW 32: Aufbau mit Schwerpunkt Maximalkraft / Kraftausdauer
· KW 33 bis KW 34: Aufbau mit Schwerpunkt Maximalkraft / Kraftausdauer / Spritzigkeit und Schnellkraft
· KW 35 bis KW 36: On-Sight-Klettern in schweren Weltcuprouten
· KW 37: Vorbereitungswoche (locker)
· ca. 2 Wochen vor dem Bewerb (um den 4. September): Testtag mit Wettkampfleistung, danach erholen und Form kontrolliert wieder superkompensieren lassen.
· Allgemeines Krafttraining, Ausdauereinheiten, etc. ab KW 33 sukzessive reduzieren
· Lockere Wochen nach Bedarf

Wohlgemerkt: Ich bin Profi und kann mich voll auf meinen Sport, mein Training und die optimale Regeneration konzentrieren. Doch wie Sie sehen: Auch ich trainiere »nur« vier Tage die Woche wirklich hart. Beachten Sie weiters vor allem die Anmerkungen *nach* der Tabelle. Noch einmal: *Ja*! Ich will und werde mit diesem Plan das Maximum an Leistungsfähigkeit erreichen, aber eine lockere Woche ca. einmal pro Monat darf durchwegs sein. Auch ein Ruhetag mehr in jedem zweiten Wochenzyklus half mir bereits nach den, in den ersten so absolvierten Wochen, oft zum entscheidenden Quäntchen *mehr* an Qualität! Die Ruhetage sind bei mir übrigens zwar ausreichend bewegt, doch intensives Training oder Stress? Nein, danke! Ein Sommer-Geheimtipp: Gehen Sie ab und zu einfach ins Schwimmbad und lassen Sie Ihren Körper an der Sonne oder im kühlen Nass wachsen ☺.

Ich will extreme Beweglichkeit. Meine Vorbilder sind Kampfsportler wie Jackie Chan, Bruce Lee, Jean-Claude Van Damme und auch die berühmten Shaolin-Mönche. Peak Power hat mich natürlich motiviert und ich habe auch tolle Fortschritte gemacht. Doch geht noch mehr?

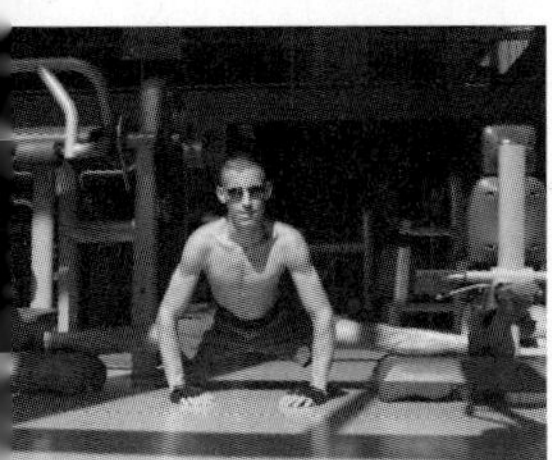
Alleine und ohne »sanften Folterknecht«? Nicht nur Jean-Claude Van Damme eröffnete diese einfache, aber hoch effektive Stretchingtechnik neue Beweglichkeitsdimensionen.

Natürlich ist mit dem *Manuel-Slappnig-Spagat* noch nicht das Ende der Fahnenstange erreicht. Besonders ehrgeizige Peak-Athleten nutzen weitere Tricks, um sogar in den Überspagat gehen zu können, oder schlicht die »einfache Variante« lockerer zu beherrschen! Das erhöhte Ablegen der Beine, wie Sie es bei mir sehen, steigert den Bewegungsspielraum für die Dehnung und bringt auch Sie möglicherweise in *Tiefen*, die zuvor nur Jean-Claude Van Damme so überzeugend demonstrierte. Übrigens: Noch ein zusätzlicher Motivationsbonus zum »Weltklasse Stretching Power-Mann Van Damme« gefällig? Wissen Sie, wie dieser sich seinen ersten großen Filmvertrag sicherte? Richtig! Ein lupenreiner Spagat ... und zwar auf dem Schreibtisch des Produzenten, brachte diesen dazu, seinen soeben ausgesprochenes: *»Sorry, kein Interesse!«*, noch einmal ernsthaft zu überdenken ☺.

Apropos Kampfsport: Was meine Trainingskleidung mental in mir bei harten Workouts bewirkt, erfahren Sie noch auf Seite 206. Doch unschwer zu erraten, wie motivierend ein intensives Stretching in »echter Kämpferbekleidung« ist. Kein geringerer als Karate-Weltmeister und POWER-QUEST.CC-Goldstar Daniel Devigili vermachte mir im vergangenen Jahr einige seiner Kumite-Hosen. Probieren Sie es ruhig aus! Es braucht natürlich nicht unbedingt originale Weltmeisterbekleidung zu sein. Doch ein Geheimtipp für optimale Bewegungsfreiheit ist auch meine WM-Hose 2007. Diese ist übrigens online auf JUERGENREIS.COM/SHOP direkt bestellbar.

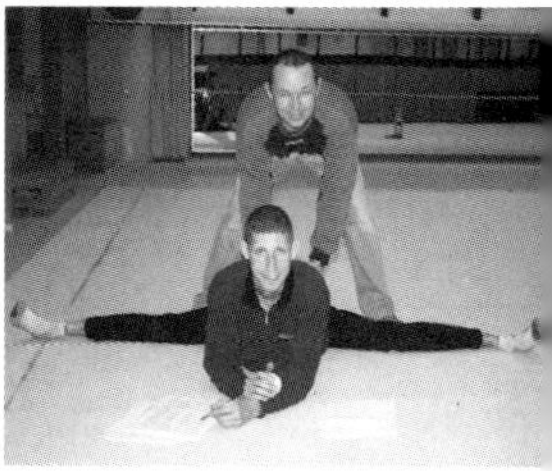

Winter 07: Letzte Feinschliffe am *Power-Quest*-Manuskript und an meiner Beweglichkeit vor der neuen Saison. Kunstturntrainer Heinz Fleps liefert am Landessportzentrum Vorarlberg »Schützenhilfe« beim Manuel Slappnig Spagat.

Noch ein Extra: Wenn Sie dann noch die Effektivität erhöhen möchten, empfehle ich Ihnen dafür eine Gewichtsweste. Diese fünf bis zehn Kilo zusätzliches Gewicht wirken hier Wunder! Die Weste ist übrigens nicht nur zum Dehnen interessant: Sie kennen dieses vielseitige Hilfsmittel ebenfalls bereits von Seite 31. Ja, dieses einfache, aber praktische »Workout-Folterinstrument« stellt eine sichere, bequeme und variable Möglichkeit der Trainingsmodifikation dar! Mein Tipp: Am besten, wie ich, einfach direkt im GYM deponieren oder immer, zusammen mit 1–2 Kettlebells im Kofferraum mitführen. Sie werden bald merken: *Genutzte Gelegenheiten* lauten die Zauberworte!

Ein lupenreiner Spagat auf dem Schreibtisch des Produzenten war für Filmstar Jean-Claude Van Damme *der* Karriereauftakt. Mein Tipp: *Genutzte Gelegenheiten* lauten die beiden Zauberworte zu mehr Beweglichkeit!

Ich betreibe seit nunmehr vier Jahren aktiv Sport im Fitnessstudio: Am ersten Tag mache ich je eine Stunde Kardio und Krafttraining. Am zweiten Tag zwei Stunden Kardio. Nach einem Ruhetag beginnt mein »System« von vorn. Meine Zwillingsschwester wiegt 10 Kilogramm weniger als ich und ist wesentlich fitter und durchtrainierter. Sie isst dasselbe, macht den gleichen Sport. Ja, sie isst meist sogar mehr als ich! Ich hingegen nur ein- bis zweimal am Tag und auch nicht gerade viel. Ich habe einfach keinen Hunger mehr. Ich möchte so werden wie meine Zwillingsschwester, aber ich bin mit meinem Latein am Ende.

Zugegeben, dass Zwillinge recht verschieden sein können, wissen wir spätestens seit dem Blockbuster »Twins«. Nein, Scherz beiseite: Dieses Thema war auch für mich Neuland. Doch ich recherchierte und wurde rasch fündig. Vor allem meine Betreuer wussten Interessantes zu diesem spannenden Bereich zu berichten, aber alles der Reihe nach. Ich gehe davon aus, dass Sie und Ihre Schwester tatsächlich als eineiige Zwillinge, mit quasi identischem Erbgut, geboren wurden. Wikipedia meint über dieses Phänomen Folgendes (Auszug):

»Obwohl eineiige Zwillinge aus ein und derselben Eizelle hervorgehen und daher über exakt die gleiche genetische Ausstattung verfügen, sind sie nicht zwangsläufig identisch. Zuweilen unterscheiden sich die Geschwister bezüglich ihrer physischen und psychischen Merkmale sogar sehr deutlich voneinander. Man erklärt dieses Phänomen mit sich unterschiedlich entwickelnden epigenetischen Profilen der Zwillinge, d.h. unterschiedliche Expressionsmuster können bei den Geschwistern zu unterschiedlicher Ausprägung bestimmter Merkmale (Phänotypen) führen. In einer neueren Studie fanden sich bei etwa einem Drittel der Zwillingspaare unterschiedliche epigenetische Muster. Dagegen wiesen zwei Drittel der insgesamt 80 Zwillinge im Alter zwischen drei und 74 Jahren identische Profile auf.

Mit zunehmendem Lebensalter der eineiigen Zwillinge prägen sich Unterschiede im Muster der Genexpression immer deutlicher aus. Im Gegensatz dazu lassen sich die Geschwister in frühen Phasen ihres Lebens epigenetisch nicht voneinander unterscheiden. Interessanterweise sind die Abweichungen bei Zwillingen umso stärker, je weniger Lebenszeit sie miteinander verbrachten. Das stützt die Vermutung, dass Umweltfaktoren wie Rauchen, Ernährung oder körperliche Aktivitäten das epigenetische Profil beeinflussen. Auch das Erleiden verschiedener Krankheiten im Lauf des Lebens scheint hierbei eine Rolle zu spielen.«

> Obwohl eineiige Zwillinge aus ein und derselben Eizelle hervorgehen, sind sie nicht zwangsläufig identisch. Dennoch wiesen in einer Studie zwei Drittel der insgesamt 80 Zwillinge identische Profile auf.

Dieser Eintrag aus dem weltweit größten Online-Lexikon leuchtet mir absolut ein. Dennoch angenommen, man würde mich heute klonen, also 1:1 kopieren. Würde Jürgen 1 weiter ein hartes, motiviertes, aber sportwissenschaftlich überwachtes und somit kontrolliertes Weltcupklettertraining verfolgen; Jürgen 2 würde jedoch in ein langfristiges Über- oder Untertraining schlittern. Die Unterschiede wären wohl schon nach kurzer Zeit offensichtlich und hätten natürlich auch Einfluss auf andere Faktoren des Lebens, als die rein physischen Aspekte.

Zwillinge kinesiologisch getestet

Meinen Kinesiologen Mag. Rudi Pfeiffer kennen alle *Peak-Trilogie*-Leser. Als ich ihn diese Woche nach seinen Erfahrungen fragte, bestätigte er die Studie durch seine Antwort klar: Er meinte, dass in kinesiologischen Tests oft *sehr wohl* weitreichende Gemeinsamkeiten vorhanden sind. Das Erstaunliche: Sogar, wenn die Zwillinge separat, unter völlig unterschiedlichen Umweltbedingungen aufwachsen, scheinen sie trotzdem dieselben Talente, Fähigkeiten und auch Stärken zu entwickeln – sogar fast »magnetisch anzuziehen«. Was heißt das nun in Bezug auf Ihre Schwester?

Ich schätze, ich erahne die Antwort. Im Klartext: Die Potenziale sind auch in mir?

Ja! Mit großer Wahrscheinlichkeit verfügen Sie über die »Traumpotenziale« Ihrer Zwillingsschwester und können diese auch für Sie Wirklichkeit werden lassen!
Ich vermute jedoch, dass Sie, im Gegensatz zu Ihrer Schwester, vielleicht durch ein bisschen zu viel an Motivation, oder auch anhand einer »Überdosis Kardio«, vor einiger Zeit in ein Übertraining geschlittert sind. Darauf deuten auch, die auf mich eher etwas lustlos wirkenden Beschreibungen Ihres »Fast-schon-Marathontrainings« im Studio, sowie der mangelnde Appetit hin. Training soll in erster Linie *Spaß* machen und ein gut trainierter Körper *verlangt* auch automatisch nach den richtigen Nährstoffen. Training führt zu zusätzlicher Lebensfreude und bereichert so Ihr Leben. Denken Sie in Ruhe darüber nach!

»Das gönne ich dir!«
Zunächst sollten Sie jedoch die »mentale Hürde« überwinden. Mein Mentalcoach Fredy Anwander lehrte mich vor einigen Jahren die »Kunst des Gönnens«. Worum geht's? Einfach erklärt: Das Gegenteil davon ist der Neid. Neid ist de facto negativ. Daraus Energie zu schöpfen, dass wir auf jemanden anderen – egal ob Trainingspartner oder Schwester – einfach nur neidisch sind, ist meines Wissens unmöglich.
Anders sieht die Sache aus, wenn Sie sich anstelle des Neides Gedanken wie »Das gönne ich Dir, und es freut mich für dich!« aneignen. Ein kleiner Gedanke, der erst einmal »ausgetauscht« so manches Wunder zur Wirklichkeit werden lässt! Ab diesem Moment beginnen Sie nämlich, sich *konstruktiv* mit den Fähigkeiten dieses Menschen zu beschäftigen, die ihm oder in diesem Fall Ihrer Schwester zum Erfolg verholfen haben. Doch, Achtung: Nicht blindes »Kopieren«, sondern *Anpassen* und *Optimieren* sind der Schlüssel zu Ihrem persönlichen Erfolg!
Definieren Sie, am besten schriftlich, welche »Erfolgsgeheimnisse« vermutlich dahinter stehen, oder natürlich noch besser: *Fragen* Sie einfach danach. Je exakter, desto besser! Entwickeln Sie daraus Ihre, für Sie passende Erfolgsstrategie. Mein Tipp für eine wichtige Alliierte in Ihrem *Zielbriefing-Formular*? Erraten: Ihre Schwester! Ein »positives Interview« kann Wunder wirken. Auch ich habe, seit ich diese wichtige Lektion lernen durfte, vieles von meinen früheren Konkurrenten erfahren und für mich optimiert umgesetzt. Schließlich gönnen Sie dem anderen, ehrlich und aus ganzem Herzen, den *Erfolg*! Das macht auch ihn offen für ein konstruktives Gespräch. Sie werden sich wundern, wie hilfsbereit andere sein können, sobald sie nicht mehr beneidet werden!

Wie komme ich nun auf dem schnellsten Wege wieder in einen trainierbaren Zustand? Ich kann es kaum erwarten, mein wahres Potenzial so freizulegen.

Wie ich es in *Power-Quest* auf Seite 99 schon ausführlich beschrieben habe. Die Essenz daraus: *Aktive Ruhe* und das Comeback ist nahe!

Doch dann möglichst rasch zurück zu Ihrem Training! Wie ich es bereits anhand meines »Klonbeispiels« am Beginn dieses Unterkapitels angedeutet habe: Es ist sehr gut möglich, dass Ihr Körper, im Gegensatz zu dem Ihrer Schwester, einfach »nur« müde ist. Natürlich kann neben der Trainierbarkeit auch der Stoffwechsel betroffen sein, worauf auch der unterschiedliche Kalorienumsatz hinweist. Dies kann, wenn es schon länger andauert, leider auch seine Zeit dauern, bis alles wieder im Lot ist. Als erstes rate ich Ihnen, ein Blutbild samt CPK-Wert von Ihrem Hausarzt erstellen zu lassen. Übertrainingsfaktoren können so klar analysiert und auch weiter verfolgt werden. Natürlich bedeutet Übertraining noch lange kein Grund für Passivität. In den meisten Fällen reicht es schon aus, eine oder zwei Wochen bewusst kürzer zu treten. Sowie die Lust aufs nächste, richtig harte Training wächst, ist der Start des »Wiederaufbaus zum Erfolg« meist nicht mehr weit!

Nutzen Sie die Zeit: Beschäftigen Sie sich nicht nur mit Ihrer Schwester, sondern auch mit anderen Vorbildern. Finden Sie vor allem für sich ein Training, eine Ernährungsform und einen gesunden Lifestyle, der Ihnen langfristigen Erfolg verspricht und vor allem *Spaß* macht. Viele Wege führen nach Rom! Ein abschließender Tipp: Wie Sie durch weniger umfangreiches, dafür aber intensiveres Krafttraining schon bald in neue Leistungsdimensionen gelangen? Mein effektives HIT-Workout von Seite 26 ist klarerweise auch für Frauen optimal!

> Erster Schritt: *Aktive Ruhe* und das Comeback ist nahe! Und dann? Wie Sie durch weniger umfangreiches, dafür aber *intensiveres* Krafttraining in neue Leistungsdimensionen gelangen? Mein effektives HIT-Workout ist auch für Frauen optimal!

Haben Sie Sportler gecoacht, die ihre früheren Rekorde durch Doping erreichten, dann auf die illegalen »Hilfsmittel« verzichten wollten und dennoch nach der »alten Form« strebten? Ich bin leider genau so ein Fall. Was sind Ihrer Meinung nach die Gründe, warum ich mir so ungeheuer schwer tue, an mein so erreichtes Leistungsniveau anzuschließen? Hat es denn gar keine Vorteile, der Natur etwas »nachzuhelfen«?

Gott sei Dank: Nur eine Hand voller Athleten, die ich während der letzten Jahre coachen durfte, hatte in deren Vergangenheit gedopt. Und nur wenige dieser Athleten haben dies auf meine Frage hin wirklich gleich zugegeben. Das war dann aber bereits deren zweiter, großer Fehler. Zumal ich bei den Ansätzen für das Training von *gesunden Grundlagen* ausging! Wenn ich dann bemerkte, dass die Betroffenen nicht trainierbar waren, kam ich eh dahinter und es folgte oft eine bittere »Beichte«. Der Zeitpunkt für eine radikale Wende. Also an dieser Stelle: Vorab danke für Ihre Offenheit. Es hört sich schockierend an, aber ich kann sagen, dass ich die Hälfte der Sportler sehr langsam und vorsichtig an das Leistungsniveau heranführen konnte, das sie natural *vor* ihrer Dopingphase hatten! Einige wenige waren jedoch definitiv – zumindest über mehrere Monate hinweg – nicht trainierbare Wracks, körperliche Schatten ihrer selbst. Bei manchen glich der Anstieg des CPK-Wertes nach einem flotten Spaziergang meinem Messresultat ... *nachdem ich einen 100 % HIT-Tag absolviert hatte!*

> Bei manchen »Ex-Doping-Karriere-Athleten« glich der Anstieg des CPK-Wertes nach einem flotten Spaziergang meinem Messresultat ... *nachdem ich einen 100 % HIT-Tag absolviert hatte!*

Die Doping-Frage ist wirklich brandheiß. Das Thema beschäftigte mich durch die eben erwähnten Coachingfälle nun doch auch »persönlich« im vergangenen Jahr mehr denn je und liegt mir sehr am Herzen. Ich werde deshalb an dieser Stelle sogar noch etwas weiter ausholen. Für alle Leser, die noch nie mit einem Gedanken an Doping gespielt haben: Lesen Sie auf Seite 178 weiter – ich will Sie nicht mit für Sie irrelevanten Details nerven. Bleiben Sie, ebenso wie ich, ein Leben lang 100 % natural und überspringen Sie ausnahmsweise dieses Unterkapitel. Für alle anderen: Hier noch ein letztes Mal in aller Deutlichkeit: Es geht um Leben und Tod. Gerade Peak-Phasen bedeuten 100 % – jedoch ganz klar *ohne* Wunderspritzen & Co.!

Moment ... eine Zwischenfrage zum vorletzten Absatz: Gibt es neben den offiziellen Dopingkontrollen im Hochleistungssport also auch Tests, mit denen jeder Hausarzt Medikamentenmißbrauch klar nachweisen könnte?

Ja! Es war wirklich so, dass diese Unterschiede klar im Blut messbar waren. Aber ich denke, auch durch andere medizinische Faktoren wird Doping und Medikamentenmissbrauch in Zukunft immer klarer nachweisbar werden. Ich spreche nicht von den Substanzen, die noch im Körper sind. Dopingkontrollen gibt's ja schon lange. Nein, auch die langfristig verursachten, indirekten Schäden werden definitiv belegbar werden und bleiben! Logisch: Es wird sich auch, in weiterer Folge, die eine oder andere Krankenkasse oder Lebensversicherung in Zukunft brennend dafür interessieren. Also Dopingkontrollen für Hobbysportler? In meinen Augen durchwegs sinnvoll! Doch auch zur Vorwarnung an Sie: Die eben erwähnten, von mir betreuten Athleten, waren nach ihrem gedopten »Formhoch« meist, wie beschrieben, in eine Phase des »Nicht-Trainierbarseins« geraten. Sie waren schlicht nicht mehr belastbar. Auch meine wohl durchdachten Aufbaupläne bewirkten *nichts*. Manche waren dann wirklich froh, dass ich sie mit dem Coaching vom leistungsorientierten Sport zumindest fürs Erste weggebracht habe. Solche Athleten wissen zumindest jetzt, dass es besser für sie ist, sich mit Spaziergängen und vorsichtigem Ausgleichssport zu begnügen und zu hoffen: Darauf zu hoffen, dass sie eines Tages vielleicht doch ohne Zuhilfenahme von Medikamenten trainieren können wie normale Freizeitsportler. Ob dies möglich ist, kann man oft am Tage des

Burnouts nicht sagen und so waren auch einige Betroffene dankbar, dass sie sich jetzt anderen Dingen im Leben zuwenden konnten. Für alle jungen Athleten, die mit dem Gedanken zu dopen spielen: Das, was mit Doping aufgebaut wurde, *verlieren* Sie garantiert wieder. Im Sport und vielleicht auch im Leben! Um an den sauberen Trainingszustand vor der medikamentösen Manipulation heranzukommen, werden Sie so viel mehr Aufwand betreiben müssen, als Ihnen durch das Doping »erspart« war. Ein schlechter Deal, wenn das Risiko des Sportinvaliden über allem schwebt! Meist ist das Loch, in das die Athleten körperlich, psychisch und auch finanziell danach stürzen, viel tiefer als es die glänzendste Goldmedaille je wieder wettmachen könnte.

> Doping ist definitiv eine Sackgasse. Auch meine wohl durchdachten Aufbaupläne bewirkten *nichts*. Für alle jungen Athleten, die mit dem Gedanken zu dopen spielen: Das, was mit Doping aufgebaut wurde, *verlieren* Sie garantiert wieder. Im Sport und vielleicht auch im Leben!

Fazit: Die Erfahrungen der vergangenen Jahre haben mir extrem verdeutlicht, welche Gefahr von Doping ausgeht, auch wenn ich selbst freilich nie davon betroffen war. Die Schwierigkeiten der von mir gecoachten Sportler waren Warnschüsse, die mir und anderen stets Wegweiser in einem aktiven, gesunden und *natürlichen* Sport sein sollten. Es ist übrigens eine der ersten Fragen, die ich Coachies mittlerweile stelle, bevor wir gemeinsam mit den Überlegungen zu Training und Ernährung beginnen. Ich verlange dabei absolute Aufrichtigkeit, zumal es diese Sportler davor schützt, in eine *noch schlimmere* Situation zu kommen. Aktive Konsumenten von Steroiden, Hormonen oder Positiv-Präparaten betreue ich aus Prinzip *nicht*!

Sie haben, gemessen an anderen Sportlern, recht spät mit Ihrer Profi-Karriere begonnen: Wenn Sie einem extrem talentierten und begabten jungen Athleten begegnen, würden Sie ihm raten, auch Profi zu werden? Würden Sie ihn managen und coachen?

Der Traum jedes Coaches? Ein Nachwuchstalent zum Weltmeistertitel zu begleiten? Ich denke, in der Praxis ist es eher schwierig, sehr junge Athleten *wirklich* zu coachen: Ich rede und trainiere gerne mit ihnen, aber Coaching ist etwas anderes! Ich meine, es gehört mehr dazu als der Sport: Die Familie, das Leben *und* das Umfeld ... Ich hatte in vieler Hinsicht sicher optimale Voraussetzungen. Vor allem ein Traumumfeld aus Familie, Freunden und Betreuern, die 100 %ig hinter mir standen und dies bis heute tun. So habe ich den Sprung zum Profi dann auch geschafft. Doch vor allem gaben meine Eltern mir auch die notwendige *Härte* mit auf den Weg. Stets habe ich mir die Bedingungen zum Weiterkommen *selbst* schaffen dürfen und habe sie dann auch realisiert. Ich wurde eben dazu erzogen, etwas zu bewegen und zu *erreichen*. Durch meine Mutter, die nach wie vor eine eiserne Kämpferin ist und meinen Vater, der ebenfalls, aus meiner Sicht, schon immer alles *We-*

sentliche in seinem Leben erreichte. Das Umfeld hat primären Einfluss und bildet die Basis für alles, was folgt. Es sind im Wesentlichen die *Charaktereigenschaften*, die den Champion vom Mittelfeld unterscheiden. Nicht nur das Training. Die Trainingsdisziplin wächst aus den Charaktereigenschaften und beeinflusst diese natürlich zugleich positiv! Da bin ich selbst das beste Beispiel. Sie erinnern sich vielleicht noch an das Interview, welches Niels Karwen mit mir in *Peak Power* führte ... der blasse Computerfreak ... Ja, das war *ich* mit 14! Ein Coach zu dieser Zeit? Schade um dessen *und* meine Energie! Ich selbst habe beispielsweise sehr spät begonnen. Erst mit 16 fing ich an, so richtig Gas zu geben – dafür zu 100 % von *innen* heraus selbstmotiviert. Von dort an konnten natürlich auch meine Trainer, Betreuer oder Mentoren wertvolle Dienste zu meinem Weg beitragen.

Was wäre für Sie aber nun die entscheidende Bedingung, einen aufstrebenden Athleten unter Ihre Fittiche zu nehmen, ihn zu coachen und / oder zu trainieren?

Dass die eben genannten Faktoren wie sein Lebensstil und seine Ziele stimmig zusammenpassen. Die Herausforderungen anzugehen, seine Wochenplanung umzusetzen, hart zu trainieren und mit hundert prozentigem Einsatz auch *langfristig* dran zu bleiben, sind die Basics. Wenn jemand, ob mit oder ohne meine Hilfe, wirklich ein Champion sein oder werden will ... Ja, dann wird er die gleichen hohen Ansprüche an sich und sein Leben haben, wie ich sie an mich selbst auch heute tagtäglich noch stelle!

Ich bin Ruderer in einem nationalen Leistungskader. So bestreite ich natürlich auch Wettkämpfe. Wie baue ich meine Ruder-Workouts, welche ebenfalls Kraft- und Kraftausdauerbelastungen für den Körper bedeuten, in die Zyklen und Phasen der in Ihren Büchern beschriebenen Krafttrainings-Workouts ein? Müssten für die Krafttrainings-Tage meine Wochenpläne unterbrochen und danach wieder fortgeführt werden? Oder kann das Training in die Peak-Zyklen integriert werden? Wie bauen Sie Ihr Training an der Kletterwand in die Zyklen und Tagespläne Ihrer Bücher ein? Trainieren Sie erst im Kraftraum und dann an der Wand oder umgekehrt? Ich will als Kraftausdauerathlet das Maximum aus meinem Körper herausholen. Wie trainiert ein Jürgen Reis nun wirklich? In den Büchern der Peak-Trilogie waren zwar immer wieder Hinweise darauf. Doch was steckt hinter den mehrstündigen Kletterworkouts und welche Systeme führen Sie zum Erfolg?

Wohl kaum ein anderes Thema, zu dem ich während der vergangenen Jahre öfters befragt wurde: *Mein* Kraft-, bzw. Klettertraining. Weshalb habe ich bislang nur Auszüge aus meinen Tages- und Wochenstrategien veröffentlicht? Warum habe ich als Kletterer »nur« Alterativ-Workouts, im Gym, mit Kettlebells oder anhand von Übungen mit dem eigenen Körpergewicht beschrieben? *Das Bodybuilding ist die »exakteste« Kraftsportdisziplin und gibt als solche den Leitfaden für jeden anderen*

Kraftsport vor. So stand es in der Einleitung zum *Peak-Prinzip*. Ja, *Einfachheit* und individuell anpassbare Nachvollziehbarkeit der Trainingsprinzipien – das war und ist das Ziel in meinen Büchern.

Dennoch: Es folgten, speziell nach *Peak-Time*, zahlreiche Detailfragen von Kraft- und Kraftausdauerathleten, teilweise auch von erfahrenen Wettkämpfern. Eine der wohl am häufigsten missverstandenen Grundlagen des »Nicht-Bodybuilding-Krafttrainings«: *Klettern von Weltcuprouten an der Kletterwand IST das Krafttraining*. Das ist mein Hauptsport, meine A-Disziplin, genau wie Rudern die Ihre. Dieser Haupt- bzw. Wettkampfsport *wird* mittels Zyklen, Phasen und mit spezifischen Trainingszielen versehen, geplant und erfolgreich an erster Stelle auf der Trainings-Prioritätenliste umgesetzt – nicht umgekehrt. Also planen Sie *niemals* als »Nicht-Bodybuilder« Ihre Woche und Trainingstage vom Standpunkt der Krafttrainingsworkouts im Gym aus. Diese dienen bei mir nach dem Klettertraining quasi als Draufgabe. Sie sind an maximalen Fortschritten in Ihrer Karriere als Leistungsruderer interessiert? Dann handeln Sie genau so wie ich!

Planen Sie *niemals* als »Nicht-Bodybuilder« Ihre Woche und Trainingstage vom Standpunkt der Krafttrainingsworkouts im Gym aus. Diese dienen bei mir nach dem Klettertraining quasi als Draufgabe. Sie sind an maximalen Fortschritten in Ihrer Karriere in Ihrer Spezialdisziplin interessiert? Dann handeln Sie genau so wie ich! Der Körper adaptiert exakt dort am stärksten, wo Sie die höchste Qualität und Intensität walten lassen.

Dies gilt besonders in Peak- bzw. Wettkampfphasen. An den voll erholten Trainingstagen in Ihrer Trainings-Woche, sollten Sie grundsätzlich jene Disziplinen und Fähigkeiten *zuerst* trainieren, in denen Sie die maximale Entwicklung anstreben. Der Körper adaptiert exakt dort am stärksten, wo Sie die höchste *Qualität* und *Intensität* walten lassen. Also dort, wo Sie die meisten sportartspezifischen und *voll erholten* Trainingsreize in der Woche erzielen. Dies gilt speziell bei allen komplexen, auch technikorientierten Sportarten, wie dies auch in Ihrem besonderen Fall das Rudern darstellt. Planen und verfolgen Sie also *Ihre* Ziele und Prioritäten somit entsprechend. Sogar als Profi ist Ihre Zeit und vor allem Ihre *qualitative Trainingsenergie* limitiert.

Planen und verfolgen Sie *Ihre* sportartspezifischen Ziele und Prioritäten entsprechend. Sogar als Profi ist Ihre Zeit und vor allem Ihre *qualitative Trainingsenergie* limitiert.

Absolvieren Sie erfolgreiche Workouts mit regelmäßigen Leistungssteigerungen in exakt *den* Fähigkeiten, die Sie in *Ihrem* Sport zum Sieg führen. Ist hinterher noch Zeit, Lust und Substanz bzw. *Energie* für ein zusätzliches Krafttraining am Eisen vorhanden: Schön. Doch wenn nicht: Speziell, wenn der nächste Bewerb bereits in Sichtweite rückt, sind ein Spaziergang oder ein absolut lockeres und kurzes Training Ihrer Antagonisten- oder Gegenspielermuskulatur meist die bessere Wahl. Auch meine eigenen Pläne sind in diesem Punkt sehr flexibel ...

... und ja, schon gut – Sie haben mich überzeugt. Zum ersten Mal in *Power-Quest* nicht nur Wochenpläne: Wie auf der Rückseite dieses Buches angekündigt: Zum exakten Verständnis des »Jürgen Reis Trainings«, habe ich mich in diesem Buch entschlossen, meine aktuellen Tagespläne zu veröffentlichen. Exemplarische Wochenpläne kennen Sie bereits aus den vorhergegangenen Kapiteln. Die nun folgenden Beschreibungen schlüsseln die einzelnen Tage, sowie die jeweiligen Workouts in allen Details auf.

Ich empfehle Ihnen auch als Nichtkletterer, die nun folgenden Pläne gründlich zu studieren und zu analysieren. Die Fachbegriffe meines Sports habe ich, soweit relevant, direkt in den Angaben kurz erläutert. Es geht *nicht* um das Klettern. Profitieren Sie von diesen Plänen genau so, wie ich es in der Einleitung zu *Power-Quest* für das gesamte Buch empfahl: Sehen Sie diese als reiches »Trainings-Buffet« aus erster Hand. Jahrelange Erfahrung direkt aus dem Hochleistungssport und unzählige Feinschliffe stecken darin. Holen Sie sich daraus genau das, was für *Sie,* bzw. Ihr *Peak-Training* am wertvollsten ist.

Doch seien Sie bitte nicht überrascht, wenn die Satz-, Wiederholungs- und Übungszahlen, sich teilweise leicht von Ihren Plänen in *Power-Quest* unterscheiden. Dies ist vor allem durch die Anzahl der Workouts und eben der kletterspezifischen, leicht abweichenden Belastung im Gegensatz zum allgemeinen Krafttraining im GYM erforderlich. Es handelt sich um *meine* Pläne. Meines Wissens trainiert auch kein anderer Weltcupkletterer genau so wie ich. Leistungssport ist *immer* individuell.

Auch die Prinzipien der auf Seite 90 beschriebenen Trainingsstrategien mit mehreren Einheiten pro Tag sind daraus sicher praxisnah und aus erster Hand nachvollziehbar. Die Pläne erlauben es Ihnen als Profi, gerüstet mit dem theoretischen Hintergrundwissen aus *Power-Quest*, auch Ihr eigenes Training künftig noch effektiver zu planen und umzusetzen. Weiters sehen Sie nun exakt, wie ein Wettkampfathlet die Anforderungen seiner Sportart mit den allgemeinen, konditionellen Fähigkeiten unter einen Hut bringt.

Somit sage ich: *»Vorhang auf!«* Sie sind *Power-Quest-Profi* und verdienen 100 % meines praktischen Trainings-Wissens. Die Tagespläne und das Splitsystem dahinter wurden und werden in den weiteren Kapiteln natürlich entsprechend erklärt. Beachten Sie zum besseren Verständnis auch die Tagebuchauszüge in *Power-Quest.* Mein Ziel ist es, dass Sie als ambitionierter Kraftsportler, der zwei oder mehr Einheiten pro Tag absolvieren will oder kann, damit klar kommen. *Nicht kopieren*, sondern Ihr Optimum schaffen, ist die Devise.

Die auf den folgenden Seiten aufgegliederten Tagesbeschreibungen zeigen den genauen Ablauf der jeweiligen Trainingstage. Die Reihenfolge der Tage in meinen Trainingszyklen wird dabei, je nach Zielsetzung, unterschiedlich festgelegt. Weitere konkrete Beispiele dazu finden Sie auch im Anhang von *Power-Quest* ab Seite 218.

A-Tage – Wettkampf- bzw. Weltcuptraining

Ziel: Möglichst »reales Wettkampftraining« in Weltcuptouren (Projekten) oder unbekannten Wettkampf-Testtouren. Intensität 100 % – Ausgangsniveau: voll erholt

1. Ergometer oder Aufwärmlauf maximal 20 Minuten.
   Evtl. mit Intervallsprints zur allgemeinen Aktivierung (endgültiges: *guten Morgen* Jürgen) am Ende.
2. Spezifisches Aufwärmen mit Klimmzügen, Sprossenwand, erleichterte Hangwaagen – Christus, statisches Belasten am Hangelboard, etc.
3. Sprungtraining an Balken / Sprossenwand / Hangelboard
4. Hangeln am Hangelboard (kletterspezifisches Maximalkrafttraining an einer überhängenden »Leistenleiter«) mit vollständigen Pausen zwischen 3 und 5 Minuten; 2 bis 3 definierte Hangel-Übungen jeweils mit Start links und rechts mit 1 bis 2 Sätzen zu jeweils zwischen 3 und 6 Zügen (konzentrische und exzentrische Belastungen) bis ca. 10 % Erschöpfung. 1 Satz entspricht zwei Durchgängen (Start links+rechts). Somit insgesamt ca. 3 bis 5 Sätze. Evtl. am Ende eine Übung bzw. 1 Satz mit schwerer Gewichtsweste. Dauer der Einheit inkl. Aufwärmen somit maximal eine Stunde. An sehr fitten Tagen im letzten Drittel der Einheit während der Pausen Turnerkraftübungen im 1- bis 2Satz-System, d. h. 1armige Klimmzüge, Hangwaagen, Christus, Dips, Handstanddrücken. Intensives Stretching (Spagat, Grätsche, etc.) in den Satzpausen.
   Ziel: Steigerung der spezifischen Maximal- und Schnellkraft, sowie der allgemeinen Körperrohkraft.
   Umfeld: Ideal mit Trainingspartner oder alleine am Hangelboard
   Voraussetzung: Reproduzierbarkeit
5. Routentraining in Wettkampftouren: Nach entsprechendem, jedoch möglichst kurzem allg. und spezifischem Aufwärmen 2 bis 4 Wettkampf-Finalrouten On-Sight (bislang unbekannte Tour) oder Projekt (bekannte Tour – ähnlich einer »Kür« bei Turn- oder Eiskunstlaufbewerben) bei 100 % Intensität. Pausen bis zu diesem Punkt ca. 30 bis 45 Minuten (vollständig). 1 bis 2 Wettkampfrouten bis 80 % (Qualifikationsniveau), verkürzte Pausen ca. 15 bis 25 Minuten. Im letzten Teil evtl. 1–2 Touren mit Gewichtsweste, jedoch nicht unter 7b-Niveau.
   Ziel: Steigerung der wettkampfspezifischen, laktaziden Kraftausdauer.
   Kein Auspowern! Nicht unter 80 % der maximalen Leistungsfähigkeit.
   Umfeld: Ideal mit Trainingspartner in der Kletterhalle
   Voraussetzung: Reproduzierbarkeit, evtl. On-Sight-Routen
   Alternativprogramm: Qualitatives Bouldern (kletterspezifisches Krafttraining an der Kletterwand) mit maximal 4 Versuchen pro Boulder wie am B-Tag. Anschließend intensives »Legrandtraining«: Simuliertes »Ausbouldern« eines Projektes im Boulderraum. D. h. ein Boulderprojekt mit 40 Zügen wird in Passagen zwischen 10 und 15 Züge »zerlegt« (1–2 »simulierte Hänger«, also Pausen). Diese jedoch bewusst knapp halten. Also maximal 2 Minuten. Training zum Erfolg. 5–10 % Reserve und *Stopp*! Projekt 2–3 mal »Durchbouldern«. 10 bis 15 Minuten Pausen zwischen den Belastungsphasen.
   Umfeld der Alternative: Ideal mit Trainingspartner im Boulderraum
   (Kletterwand mit Mattensicherung, geklettert wird in Absprunghöhe)
   Ziel der Alternative: Steigerung der wettkampfspezifischen, laktaziden Kraftausdauer.
   Kein Auspowern! Nicht unter 80 % der maximalen Leistungsfähigkeit.
   Voraussetzung der Alternative: Reproduzierbarkeit
   Ausklettern ca. 10 Minuten im Grundlagenbereich – minimale Belastung.
   Aktives Stretchen und Bewegen der belasteten Muskulatur
6. Optional (nur wenn im Wochen-Trainingsplan vorgesehen):
   Allgemeines Krafttraining Klettermuskulatur oder Gegenspieler (lt. Plan)
7. Cool down – Spaziergang, Ausrudern, Schwimmen, Crosstrainer, Fahrrad,
   ca. 15 bis 30 Minuten sofort anschließend. Intensität locker und nach Gefühl!
8. Wenn Zeit / Lust und Laune: Regenerativer Abendspaziergang ca. 30 bis 60 Minuten, o. ä.

B-Tage – Maximalkraft wettkampfspezifisch

Ziel: Maximal- und Rohkraftsteigerung für schwere Schlüsselpassagen der Weltcuptouren. Schnellkraft- und Sprungtraining. Intensität 100 % – Ausgangsniveau: voll erholt

1. Ergometer oder Aufwärmlauf maximal 20 Minuten.
   Evtl. mit Intervallsprints zur allgemeinen Aktivierung (endgültiges: *guten Morgen* Jürgen) am Ende.
2. Spezifisches Aufwärmen mit Klimmzügen, Sprossenwand, erleichterte Hangwaagen – Christus, statisches Belasten am Hangelboard, etc.
3. Sprungtraining an Balken / Sprossenwand / Hangelboard
4. Hangeln am Hangelboard (kletterspezifisches Maximalkrafttraining an einer überhängenden »Leistenleiter«) mit vollständigen Pausen zwischen 3 und 5 Minuten; 2 bis 3 definierte Hangel-Übungen jeweils mit Start links und rechts mit 1 bis 2 Sätzen zu jeweils zwischen 3 und 6 Zügen (konzentrische und exzentrische Belastungen) bis ca. 10 % Erschöpfung. 1 Satz entspricht zwei Durchgängen (Start links+rechts). Somit insgesamt ca. 3 bis 6 Sätze. Evtl. am Ende eine Übung bzw. 1 Satz mit schwerer Gewichtsweste. Dauer der Einheit inkl. Aufwärmen somit maximal eine Stunde. An sehr fitten Tagen im letzten Drittel der Einheit während der Pausen Turnerkraftübungen im 1- bis 2Satz-System, d. h. 1armige Klimmzüge, Hangwaagen, Christus, Dips, Handstanddrücken, intensives Stretching (Spagat, Grätsche, etc.) in den Satzpausen.
   Ziel: Steigerung der spezifischen Maximal- und Schnellkraft sowie der allgemeinen Körperrohkraft.
   Umfeld: Ideal mit Trainingspartner oder alleine am Hangelboard.
   Voraussetzung: Reproduzierbarkeit
5. Statische Hängeübungen an Holzleisten (Deadhangs) als Initialreiz zur gezielten Unterarmstimulation: 3 Arbeitssätze mit je 5–8 Sek. Belastung
6. Bouldertraining (kletterspezifisches Maximalkrafttraining an der Kletterwand) mit vollständigen Pausen (5 bis 7 Minuten); ca. 6 bis 8 Projektboulder zwischen 6 und 12 Zügen (1 Zug entspricht einer Kletterbewegung bzw. somit einer Wiederholung). Im letzten Viertel der Einheit evtl. 4 bis 5 Boulder unter Niveau, jedoch mit verkürzten Pausen. Bis ca. 20 % Erschöpfung – d. h. sehr *frisch* beendet! Dauer der Einheit somit max. 1½ bis 2 Stunden.
   Ziel: Steigerung der wettkampfspezifischen Maximalkraft.
   Umfeld: Ideal mit Trainingspartner im Boulderraum
   (Kletterwand mit Mattensicherung, geklettert wird in Absprunghöhe).
   Voraussetzung: Reproduzierbarkeit
   Alternativprogramm: sehr schweres Projektklettern (Intervallklettern von schwierigen Einzelstellen, bzw. Schlüsselpassagen von Weltcuprouten) mit kurzen Pausen zwischen den »Hängern«.
   Kletter-Projekt 2 bis 3 mal in diesem System durchklettern. Zwischen den Durchgängen vollständige Pausen (20 bis 35 Minuten). Zusätzlich 2–4 Touren bei ca. 70 % des Maximalniveaus zum ein- und ausklettern.
   Ziel der Alternative: Steigerung der wettkampfspezifischen Maximalkraft.
   Umfeld der Alternative: Ideal mit Trainingspartner in der Kletterhalle
   Voraussetzung der Alternative: Reproduzierbarkeit
7. Ausklettern ca. 10 Minuten im Grundlagenbereich – minimale Belastung.
   Aktives Stretchen und Bewegen der belasteten Muskulatur
8. Optional (nur wenn im Wochen-Trainingsplan vorgesehen):
   Allgemeines Krafttraining Klettermuskulatur oder Gegenspieler (lt. Plan)
9. Cool down – Spaziergang, Ausrudern, Schwimmen, Crosstrainer, Fahrrad,
   ca. 15 bis 30 Minuten sofort anschließend. Intensität locker und nach Gefühl!
10. Wenn Zeit / Lust und Laune: Regenerativer Abendspaziergang ca. 30 bis 60 Minuten, o. ä.

C-Tage – Kraftausdauer wettkampfspezifisch

Ziel: Kraftausdauer / Konditionierung der laktaziden Leistungsfähigkeit
Intensität 90 % – Ausgangsniveau: OK, aber vorermüdet vom Vortag

1. Ergometer oder Aufwärmlauf maximal 20 Minuten. Evtl. mit Intervallsprints zur allgemeinen Aktivierung (endgültiges: *guten Morgen* Jürgen) am Ende.
2. Spezifisches Aufwärmen mit Klimmzügen, Sprossenwand, erleichterte Hangwaagen – Christus, statisches Belasten am Hangelboard, etc.
3. »Aufbauhangeln« am Hangelboard (kletterspezifisches Maximalkrafttraining an einer überhängenden »Leistenleiter«) mit vollständigen Pausen (4 bis 5 Minuten); 3 bis 4 definierte Hangel-Übungen jeweils

mit Start links und rechts mit 2 bis 3 Sätzen zwischen 8 und 12 Zügen (konzentrische und exzentrische Belastungen) bis ca. 20 % Erschöpfung. 1 Satz entspricht zwei Durchgängen (Start links+rechts). Somit insgesamt ca. 6 bis 8 Sätze. Vollständige Pausen zu ca. 5 bis 6 Minuten Dauer der Einheit somit maximal 1 ¼ Stunden. An sehr fitten Tagen im letzten Drittel der Einheit 3-Satz-Hangeln mit 10 Sekunden Satzpause (3-Satz-Supersatzsystem). Während der Pausen Turnerkraftübungen im 1- bis 2Satz-System, d. h. 1armige Klimmzüge, Hangwaagen, Christus, Dips, Handstanddrücken und Stretching.
Ziel: Steigerung der spezifischen Maximal- und Schnellkraft sowie der allgemeinen Körperrohkraft.
Umfeld: Ideal mit Trainingspartner oder alleine am Hangelboard.
Voraussetzung: Reproduzierbarkeit

4. Routentraining in Wettkampftouren
(bei jedem Durchgang, bzw. jeder Route 4 bis 8 Minuten laktazide Dauerbelastung am Limit):
1 × Aufwärmroute
1 × 90 % der maximal an diesem Tag möglichen Leistung
evtl. erneut 90 % – Pausen bis zu diesem Punkt ca. 20 bis 30 Minuten (vollständig).
1 bis 2 × 70 % – verkürzte Pausen ca. 10 bis 20 Minuten
Ziel: Steigerung der wettkampfspezifischen, laktaziden Kraftausdauer.
Umfeld: Ideal mit Trainingspartner in einer Kletterhalle
Voraussetzung: Reproduzierbarkeit
Alternativprogramm: »Boulderwettkampf«: 6 bis 7 90 %-Passagenboulder (8 bis 10 Züge) in 6 Minuten jeweils 2- bis 4-mal wiederholen bzw. absolvieren, dazwischen 5 bis 6 Minuten Pause.
Umfeld der Alternative: Alleine oder mit Trainingspartner im Boulderraum (Kletterwand mit Mattensicherung, geklettert wird in Absprunghöhe).
Ziel der Alternative: Steigerung der Kraftausdauer.
Voraussetzung der Alternative: Reproduzierbarkeit
5. Technikblock
1–2 technisch anspruchsvolle Routen oder Boulder bei 50 % des Kraftniveaus. Schwachpunkte trainieren!
Umfeld: Ideal mit Trainingspartner in Kletterhalle oder Klettergarten
Voraussetzung: Vielfältige Routenauswahl, ideal: Anspruchsvolles On-Sightgelände, Reproduzierbarkeit nebensächlich
6. Optional (nur wenn im Wochen-Trainingsplan vorgesehen):
Allgemeines Krafttraining: Klettermuskulatur oder Gegenspieler (lt. Plan)
7. Cool down – Spaziergang, Ausrudern, Schwimmen, Crosstrainer, Fahrrad, ca. 15 bis 30 Minuten sofort anschließend. Intensität locker und nach Gefühl!
8. Wenn Zeit / Lust und Laune: Regenerativer Abendspaziergang ca. 30 bis 60 Minuten, o. ä.

A / B-Kombitage

Ziel: Kombination aus Maximal- und Kraftausdauertag für Weltcuptouren.
Intensität 100 % – Ausgangsniveau: voll erholt

1. Ergometer oder Aufwärmlauf maximal 20 Minuten.
Evtl. mit Intervallsprints zur allgemeinen Aktivierung (endgültiges: *guten Morgen* Jürgen) am Ende.
2. Spezifisches Aufwärmen mit Klimmzügen, Sprossenwand, erleichterte Hangwaagen – Christus, Statisches Belasten am Hangelboard, etc.
3. Hangeln am Hangelboard (kletterspezifisches Maximalkrafttraining an einer überhängenden »Leistenleiter«) mit vollständigen Pausen zwischen 3 und 5 Minuten; 2 bis 3 definierte Hangel-Übungen jeweils mit Start links und rechts mit 1 bis 2 Sätzen zu jeweils zwischen 3 und 6 Zügen (konzentrische und exzentrische Belastungen) bis ca. 10 % Erschöpfung. 1 Satz entspricht zwei Durchgängen (Start links+rechts). Somit insgesamt ca. 2 bis 5 Sätze. Evtl. am Ende eine Übung bzw. 1 Satz mit schwerer Gewichtsweste. Dauer der Einheit inkl. Aufwärmen somit maximal eine Stunde. An sehr fitten Tagen im letzten Drittel der Einheit während der Pausen Turnerkraftübungen im 1- bis 2Satz-System, d. h. 1armige Klimmzüge, Hangwaagen, Christus, Dips, Handstanddrücken, intensives Stretching (Spagat, Grätsche, etc.) in den Satzpausen.
Ziel: Steigerung der spezifischen Maximal- und Schnellkraft sowie der allgemeinen Körperrohkraft.
Umfeld: Ideal mit Trainingspartner oder alleine am Hangelboard.
Voraussetzung: Reproduzierbarkeit
4. Routentraining in Wettkampftouren

(bei jedem Durchgang, bzw. jeder Route 4 bis 8 Minuten laktazide Dauerbelastung am Limit):
Nach entsprechendem, jedoch möglichst kurzem allg. und spezifischem Aufwärmen 2 bis 4 Wettkampf-Finalrouten On-Sight oder Projekt bei 100 % Intensität. Pausen bis zu diesem Punkt ca. 30 bis 45 Minuten (vollständig).
1 bis 2 Wettkampfrouten bis 80 % (Qualifikationsniveau), verkürzte Pausen ca. 15 bis 25 Minuten.
Im letzten Teil evtl. 1–2 Touren mit Gewichtsweste, jedoch nicht unter 7b-Niveau.
Ziel: Steigerung der wettkampfspezifischen, laktaziden Kraftausdauer. Kein Auspowern!
Nicht unter 80 % der maximalen Leistung!
Umfeld: Ideal mit Trainingspartner in der Kletterhalle
Voraussetzung: Reproduzierbarkeit, evtl. On-Sight Routen
Alternativprogramm: 2–3 qualitative Boulder mit maximal 4 Versuchen pro Boulder wie am B-Tag.
Anschließend verkürztes »Legrandtraining«: D. h. ein Boulderprojekt mit 30 Zügen wird in Passagen zwischen 10 und 12 Züge »zerlegt« (1–2 »simulierte Hänger«, also Pausen). Diese jedoch bewusst knapp halten. Also maximal 2 Minuten. Training zum Erfolg. 10–15 % Reserve und *stopp*!
Projekt 2–3 × »durchbouldern«. 10 bis 15 Minuten Pause zwischen den Belastungsphasen.
Ziel der Alternative: Steigerung der Wettkampfspezifischen, laktaziden Kraftausdauer.
Kein Auspowern! Nicht unter 80 % der maximalen Leistung!
Umfeld der Alternative: Ideal mit Trainingspartner im Boulderraum
(Kletterwand mit Mattensicherung, geklettert wird in Absprunghöhe).
Voraussetzung der Alternative: Reproduzierbarkeit
Optional (nur wenn im Wochen-Trainingsplan vorgesehen):
Allgemeines Krafttraining: Klettermuskulatur oder Gegenspieler (lt. Plan)

5. Ausklettern ca. 10 Minuten im Grundlagenbereich – minimale Belastung.
   Aktives Stretchen und Bewegen der belasteten Muskulatur.
6. Cool down – Spaziergang, Ausrudern, Schwimmen, Crosstrainer, Fahrrad,
   ca. 15 bis 30 Minuten sofort anschließend. Intensität locker und nach Gefühl!
7. Wenn Zeit / Lust und Laune: Regenerativer Abendspaziergang ca. 30 bis 60 Minuten, o. ä.

Aktiver Ruhetag bei zwei, aufeinanderfolgenden Ruhetagen

Ausgangsniveau: müde

1. Aufwärmlauf, Biketour, Indoor Kardiotraining locker 20 bis 45 Minuten, oder Gymnastik mit Stretching
2. Evtl. Bad / Sauna / Solarium / ProVib Vibrationsplatten-Massage
3. An sehr frischen Tagen zusätzliches Ausklettern ca. 15 bis 25 Minuten Grundlagenbereich. Alternative: Möglichst spezifische, aktive Regeneration: Schwimmen, Rudertrainer, Durchblutungsprogramm EMP4 – alles jedoch mit minimaler Belastung.
4. Regenerativer Spaziergang ca. 30 bis 45 Minuten, lockere Radtour, Schwimmen, Indoor Kardio, EMP4 o. ä.
5. Stretching, evtl. lockere Bauch- und Rumpfspannungsübungen mit/ohne Fußmanschetten nach Gefühl.

Aktiver Ruhetag vor Peak-Tag oder hartem Trainingstag

Ausgangsniveau: erholt

1. Walk, Aufwärmlauf, lockere Biketour, Kardiotraining 20 bis 45 Minuten, oder Gymnastik mit Stretching
2. evtl. Bad / Sauna / Solarium / ProVib Vibrationsplatten-Massage
3. Regenerativer Abendspaziergang ca. 30 bis 45 Minuten, o. ä.

Allgemeines Krafttraining

Folgende zwei Workouts können im Wochenplan eingegliedert werden:
Intensität lt. Wochenplan – Ausgangsniveau: vorermüdet durch spezifische Kletter-Workouts

1. D-Programm Gegenspielertraining (Antagonistentraining): Je nach Tagesform kleine Muskelgruppen sowie Brust-, Rücken- und Schultermuskulatur *RAP* oder 1 bis 3-Satztraining, evtl. teilweise mit Strip- und Dropsätzen mit ca. 8 bis 10 Wiederholungen – % RM lt. Wochen-Trainingsplan, wenige Übungen (3 bis 5) mit mindestens einer Grundübung: z. B. Bankdrücken. Anschließend z. B. Langhantelrudern stehend, Schulterdrücken, Unterarm-Reverse-Curls, Seitheben; Kein Auspumpen. Klare Vorgaben! Pausen anfangs länger d. h. ca. 2–3 Minuten, bei »kleinen« Übungen möglichst kurz bis <1 Minute

Ziel: Verletzungsprophylaxe durch Vorbeugen muskulärer Dysbalancen.
Umfeld: Ideal mit »Nichtkletterer« im Kraftraum – keine Konkurrenz – kein Wettkampf!
Voraussetzung: Geräte, Hanteln, etc., Reproduzierbarkeit bei Hauptübungen. Bei »kleinen« Übungen ist diese jedoch nebensächlich. Als Alternative ist auch ein Workout aus Übungen mit dem eigenen Körpergewicht (*Peak Power*-Übungen) möglich.
Zeit: Entweder in reduziertem Umfang direkt nach dem Klettertraining (Gesamtdauer dann jedoch 30 bis maximal 60 Minuten) oder nachmittags im Landessportzentrum Vorarlberg mit »ProVib-Vibrationsmassage« in den Satzpausen, in zeitlich etwas »großzügigerer Dimension« (max. jedoch 1½ Stunden)

2. Allgemeines Krafttraining Klettermuskulatur: *RAP* oder 2 bis 3-Satztraining, evtl. teilweise mit Strip- und Dropsätzen mit ca. 8 bis 10 Wiederholungen, wenige Übungen (3 bis 5) mit mindestens zwei Grundübungen: z. B. 1armige Klimmzüge, Zugmaschine mit engem Rudergriff. Anschließend z. B. Klimmzüge mit Varianten, Hangwaagen, oberer Teil Kreuzheben, Windfahnen. Kein Auspumpen, klare Vorgaben! Je nach Substanz und Tagesform! % RM lt. Wochen-Trainingsplan, Übungsauswahl nach Gefühl. Jedoch trotzdem möglichst hohe Qualität bei gegebener Verfassung. Mit Vorgaben! Pausen anfangs länger, d. h. ca. 2–3 Minuten, bei »kleinen« Übungen möglichst kurz bis <1 Minute
   Ziel: Steigerung der Rohkraft und Substanz. Zusätzliches Ausreizen der kletterspezifischen Muskulatur.
   Umfeld: Ideal mit »Nichtkletterer« im Kraftraum – keine Konkurrenz – kein Wettkampf!
   Voraussetzung: Geräte, Hanteln, etc., Reproduzierbarkeit bei Hauptübungen, bei »kleinen« Übungen jedoch nebensächlich. Als Alternative ist auch ein Workout aus Übungen mit eigenem Körpergewicht (*Peak Power*-Übungen) möglich.
   Zeit: Entweder in reduziertem Umfang direkt nach dem Klettertraining (Gesamtdauer dann jedoch 30 bis maximal 60 Minuten) oder nachmittags im Landessportzentrum Vorarlberg mit »ProVib-Vibrationsmassage« in den Satzpausen in zeitlich etwas »großzügigerer Dimension« (max. jedoch 1½ Stunden)

Anmerkung: RM = »Repetition Maximum«, d. h. das Wiederholungsmaximum (bis zum positiven Muskelversagen). 90 % RM bedeutet somit, dass bei einem Satz, der 10 Wiederholungen ermöglicht hätte, 9 durchgeführt werden.

> Es geht *nicht* um das Klettern. Beachten Sie zum besseren Verständnis auch die Tagebuchauszüge, sowie meine Wochenpläne in *Power-Quest*. Jahrelange Erfahrung direkt aus dem Hochleistungssport und unzählige Feinschliffe stecken darin. Holen Sie sich daraus genau das, was für *Sie* bzw. Ihr *Peak-Training* am wertvollsten ist.

Eingefleischten *Peak-Prinzip-Fans* kommen diese Pläne sogar bekannt vor? Genau hinsehen! Es handelt sich *nicht* um jene Konzepte, welche ich mit der Veröffentlichung meines ersten Buches im VIP-Bereich meiner Homepage veröffentlichte. Klar: Meinen Erfolgs-Basics blieb ich treu. Frei nach dem Motto »Never change a running System!« Doch was die Details angeht: Auch ich durfte in den vergangenen Jahren freilich viel dazu lernen. Sie wollen vergleichen? Bitte sehr: Meine unveränderten Aufbaupläne von 2004 befinden sich nach wie vor im VIP-Downloadbereich der WWW.PEAK-PRINZIP.COM. Der Benutzername lautet Peak, das Passwort Peaktime.

Ja, ich denke, jetzt ist mir so einiges klar. Sie brauchen, ebenso wie ich, zwar das Krafttraining am Eisen. Aber wie in Ihren Plänen beschrieben, nur nach den Kernworkouts für Ihren Klettersport. Und selbst dann mit »Optionsmöglichkeit«, falls Sie sich zu müde fühlen und so Ihre nächste, entscheidende spezifische Einheit gefährden würden.

Haargenau! Sie sehen an allen meinen Haupttrainingstagen: Ich starte nach einem allgemeinen Aktivieren immer mit Elementen, die sehr maximal- und auch schnellkräftig fordernd sind. So habe ich auch heute Morgen am Campus- oder Hangelboard trainiert. Ein Brett mit kleinen Holzleisten und Griffen, an dem ich mich mit meinem eigenen Körpergewicht auf und ab »hangle«. Teilweise auch mit Zusatzgewicht in Form einer Gewichtsweste. Ein extrem intensives Workout. Sehr kurze Belastungen von bis zu deutlich unter zehn Sekunden gesamter Ausführungszeit pro Satz stehen dabei an der Tagesordnung. Drei Bewegungen hoch und dann negativ dynamisch wieder runter.

Diese Schnellkraftelemente sind mir wichtig. Wie Sie jedoch bereits wissen, sind diese Einheiten nicht meine Wettkampfdisziplin. Warum ich diesen dennoch meine wertvollste Trainingszeit gönne? Ganz einfach: Sie sind eine absolute *Schwäche*. Mein Körper ist eher Richtung Kraftausdauer »begnadet«. Dort würde er am liebsten grenzenlos ausbauen. Nur bringt mir das im Weltcup herzlich wenig. Deshalb stelle ich solche Elemente an einem voll erholten Tag immer ganz vorne an.

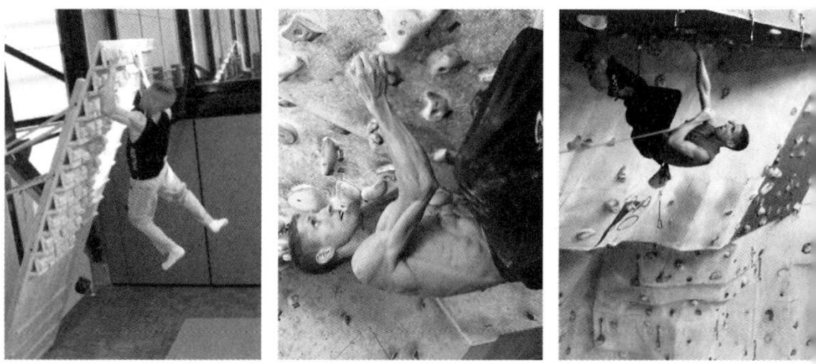

Ein typischer Aufbautag während der Weltcupsaison 07: Schnellkraft- und / oder Maximalkrafttraining (Seilfreies Bouldern in Absprunghöhe im mittleren Bild) dominieren meine Morgeneinheiten. Nachmittags folgt meine Wettkampfdisziplin – also das Klettern in Weltcuptouren in meiner Heimhalle, der *K1 Dornbirn*.

Heute Nachmittag folgt meine Wettkampfdisziplin – also das Klettern in Weltcuptouren in meiner Heimhalle, der *K1 Dornbirn*. Die Hauptgründe, weshalb ich diese beiden Einheiten auf einen *einzigen* Tag lege, statt diese an separaten Tagen zu trainieren: Vollständige Regeneration davor und somit die Vermeidung von Übertraining. Ich habe es in den vergangenen Jahren immer wieder versucht. Ohne Erfolg: Würde ich diese Einheiten an zwei aufeinanderfolgenden Tagen absolvieren: Abstriche bei der Trainingsqualität wären die Folge.

Also diese beiden entscheidenden Fähigkeiten meines Sports an allen wichtigen Trainingstagen gezielt trainieren und dafür auf einen möglichen fünften oder sogar sechsten Trainingstag in der Woche verzichten? Klar doch! Sie wissen es bereits aus meinen Grundsätzen zum Wochenplan auf Seite 168. Lieber ein Ruhetag mehr und dafür so richtig fit, wenn es zur Sache geht.

Sie sind *Power-Quest-Profi* und verdienen 100 % meines praktischen Trainings-Wissens direkt aus dem Hochleistungssport. Mein Ziel ist es, dass Sie als ambitionierter Kraftsportler, der zwei oder mehr Einheiten pro Tag absolvieren will oder kann, damit klar kommen. *Nicht kopieren*, sondern Ihr Optimum schaffen, ist die Devise. Lieber ein Ruhetag mehr und dafür so richtig fit, wenn es zur Sache geht.

Schnellkraft und Kraftausdauer am selben Tag zu trainieren, ist also eine optimale Kombination im Leistungssport?

Allerdings – und nicht nur im Klettersport! Doch ich persönlich habe sogar Folgendes festgestellt: Selbst wenn, wie heute, drei Stunden Pause zwischen der Schnellkrafteinheit am Morgen, die nur eine gute Stunde dauerte, und der mehrstündigen Kraftausdauereinheit am Nachmittag stehen: Ich bin beim anschließenden Kletterworkout nur unwesentlich schwächer. Oft spüre ich vom Morgentraining auch überhaupt keine »Nebenwirkungen«. Ganz im Gegenteil: Ich merke am Nachmittag oft, dass ich sehr schnell wieder auf »Betriebstemperatur« bin. Ich brauche kaum aufzuwärmen und bin bereits nach einer einzigen Einklettertour sofort wieder im höchsten Intensitätsbereich *belastbar*. Natürlich erfordern solche Tage eine geplante und diszipliniert umgesetzte *Pre-*, *During-* und *After-Workout-Snack-Strategie* und der nötigen aktiven und passiven Ruhe dazwischen. Mehr zu diesem essenziell wichtigen Thema, wenn auch Sie mehrere Einheiten pro Tag ohne Übertrainingsgefahr bestreiten möchten? Blättern Sie zurück auf Seite 90!

Schnellkraft und Kraftausdauer am selben Tag zu trainieren ist für mich optimal. Oft spüre ich vom Morgentraining überhaupt keine »Nebenwirkungen«. Ganz im Gegenteil: Ich merke am Nachmittag, dass ich sehr schnell wieder auf »Betriebstemperatur« bin. Kurzes Warmup und direkt danach geht's sofort wieder in höchsten Intensitätsbereichen weiter.

Das soeben Beschriebene bedeutet auch für Sie: Lesen Sie noch einmal in Ruhe auch das Kleingedruckte in allen meinen Plänen. Es lohnt sich! Erstellen Sie so *Ihr* Konzept einer qualitativen Trainingswoche mit Tagen, die Sie zwar fordern, aber nicht *über*fordern.

Für gewöhnlich sparen Vorlagen eine Menge Tipparbeit: Exklusiv für *Power-Quest-Leser* sind *alle*, in diesem Buch abgedruckten Wochen- und Tagespläne in editierbarem Word-Format jederzeit im Internet verfügbar.
Den VIP-Bereich von www.Power-Quest.cc erreichen Sie mit dem Benutzernamen **success** und dem Kennwort **mehrkraft**. Downloaden und Ihren perfekten Trainingsplan daraus zaubern!

Das Fazit? Sie wollen maximalen Erfolg in Ihrer Wettkampfsportart? Beachten Sie, wie ich, die folgenden drei Grundregeln:

1. **Voll erholte Trainingstage**: Mindestens einmal pro Wochenzyklus, soll ein persönlicher Rekord in Ihrer »A-Disziplin« zumindest *möglich* sein. Natürlich werden Sie die »Chance« nicht ständig nutzen. Gerade vor einem wichtigen Bewerb bleibt *Kontrolle* Ihr oberstes Gebot. Dennoch: Was gibt es Schöneres, als voll regeneriert mit 90 % Einsatz ein *Training zum Erfolg* zu absolvieren?
2. Trainieren Sie **qualitative, harte und fordernde Einheiten**, die in der Entwicklung Ihrer **Wettkampfdisziplin** am wichtigsten sind am frischen und energiegeladenen Beginn Ihrer Trainingstage. Verfahren Sie nach dem Prioritätsprinzip: Zuerst Ihr »Pflichtprogramm«, das Sie zum Champion in Ihrem Sport macht. Erst dann folgt die »Zugabe«!
   Ein Tipp für Wettkampf-Bodybuilder, aber auch Nichtwettkämpfer im GYM: Sie wollen zwei oder mehr Einheiten pro Tag trainieren? Schwere Grundübungen und Kraftdreikampfelemente gehören *immer* ins **erste Workout**. Abends können Sie mit Isolationsübungen noch an den Details Ihrer Form »feilen«. Die Strategien dazu kennen Sie bereits von Seite 95.
3. Was ist mit **Kardio** hinterher? Sie sehen es in meinen eigenen Tages- und Trainingsplänen in diesem Buch. Verteilen Sie sinnvolle, aber nicht müde machende Warmup- und Cooldown-Sessions rund um Ihre Workouts. Sollten Sie wirklich noch Nachholbedarf haben, bzw. in der unmittelbaren Wettkampfvorbereitung stehen: Etwas »aktive Ergometer-DVD-Regeneration« oder ein flotter Walk abends sind natürlich immer »drin«.

Noch ein kurzer Themenwechsel genehmigt? Was hat Sie bei der Entstehung von Peak Power eigentlich so von der Kämpfer-Diät überzeugt? Gab es ein Schlüsselerlebnis?

Sehr wohl! Ich war im Sommer 2005 mitten in der heißen Phase, was die Konzeption von *Peak Power* anging. Auch die *Kämpfer-Diät* gehörte natürlich dazu. Zufälle gibt's nicht und mein Weg zurück aus Südfrankreich führte mich zu meinem Mentaltrainer Fredy Anwander ins Piemont. Die Menschen leben dort quasi das gesamte Jahr hindurch so: Den Tag hindurch Obst und Gemüse und abends ein ausgiebiges, großes Essen in geradezu festlichem Ambiente. Und wen wundert's? Natürlich sehen sie durchwegs schlank, gesund und ausgeglichen aus. Den Arzt kennen auch viele Pensionisten nur vom jährlichen »Alles-OK-Check«. Als ich zudem sah, welche Arbeit die überwiegend in der Landwirtschaft tätigen Menschen dort verrichten, wurde das Bild noch klarer!

Quasi eingeborene Peakathleten – richtig?

Genau: Den ganzen Tag auf den Beinen und auch körperlich extrem gefordert. Endgültig überzeugt war ich jedoch, als ich den 70jährigen Gino kennen lernte: Er war sicherlich fitter als hier zu Lande die meisten 30jährigen! 1,70 m groß, 54 kg leicht, wohl keine 5 % Körperfettanteil und eine Top-Definition wie Bruce Lee! Ich wusste nicht mehr, ob ich fast neidisch werden, oder einfach dankbar für diese coole Lebensperspektive sein sollte ... Ich entschied mich für Letzteres und zog meine Schlüsse. Zur »Piemonter Kämpfer-Diät«: Wenn ich dort die abendlichen Hauptmahlzeiten, also die Kämpfer-Dinner, zu Gesicht bekam, fielen mir weder Reis, Nudeln oder Brot besonders auf. Es schien, als wären diese kohlenhydratreichen Lebensmittel eher die Beilage zu den reichhaltigen Gemüse- und Fleischgerichten. Natürlich und ungezwungen kohlenhydratarm eben. Klar, ganz gewiss ist diese Region auch ein echter Geheimtipp für jeden Gourmet: Denn abends sind die Mahlzeiten reich an Gemüse, Fisch, Fleisch und wundervollen Kombinationen von Kräutern, Ölen und Gewürzen, welche die Geruchsknospen freudig in der Nase tanzen lassen. Das nenne ich *Kämpfer-Diät-Deluxe*. Das ist Lifestyle vom Feinsten!

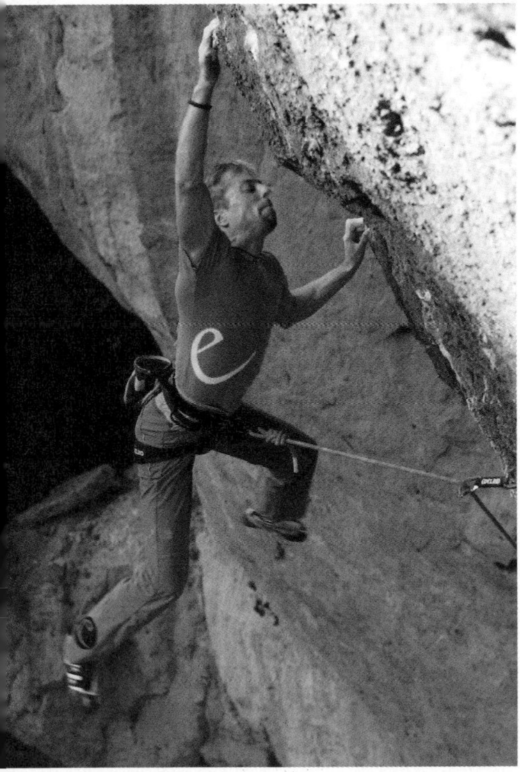

Gebündelte Energie dominiert das nächste Kapitel von *Power-Quest*! Weltcupsieger Andreas Bindhammer in Aktion: Ein *einziges* unserer leider seltenen Workouts sorgt bei mir oft für einen wochenlangen »Nachbrenneffekt«, was meine 100 %ige Passion und Trainingsmotivation angeht.

Kapitel 9

Mentale NLP-Detailfragen, Passion, Motivation und lebenslanger FLOW!

»Reis-Action hoch drei«, nannten Sie in Peak-Time eines Ihrer Motivationsgeheimnisse: Gemeinsam mit den zwei jüngeren Brüdern beim Krafttraining stärker werden – klingt toll! Steckt noch mehr hinter Ihrer Trainingspartnerstrategie?

Durchaus. Seine Top-Form zu erreichen, bedeutet auch, sich das Leben rund um das harte Training so *leicht* wie möglich zu machen. *»Es ist schwer genug, Weltmeister zu werden!«*, stammt vom ehemaligen österreichischen Rudernationaltrainer Andrzej Molischewski. Klar, auch ich bin ein Einzelkämpfer. Ich lebe nach wie vor gut und gerne alleine.

Wettkampfklettern bedeutet natürlich de facto auch, gerade in dieser Eigenschaft stark zu sein. Beim Training jedoch unbedingt das eigene Süppchen zu kochen? Der Preis ist zu hoch. Weltklasseathleten rund um den Globus und in allen Disziplinen profitieren von *gebündelter Team-Energie*! Auch für Sie gilt: Suchen Sie sich für mindestens eine, noch besser für zwei Ihrer anspruchsvollsten Trainingseinheiten einen Gleichgesinnten. Was selbst Profis oft nicht wissen: Sie brauchen nicht einmal unbedingt einen Mitkämpfer aus derselben Sportart. Wichtig ist die gemeinsame Intention – das Ziel! Sogar wenn Sie nur eine oder zwei Einheiten wöchentlich miteinander trainieren: Der qualitative Unterschied wird Sie sofort überzeugen!

> Beim Training unbedingt das eigene Süppchen zu kochen? Der Preis ist zu hoch. Weltklasseathleten rund um den Globus und in allen Disziplinen profitieren von *gebündelter Team-Energie*!

Das Tolle ist: Vom gleichen Ziel inspirierte Trainingspartner sind für mich ein absoluter Erfolgsgarant. Hier durfte ich die letzten Jahre sicherlich viel dazu lernen. Ich nehme mittlerweile oft lange Fahrten und auch zeitliche Kompromisse, was die Trainingszeit angeht, in Kauf. Mir ist ganz einfach bewusst, dass es den Aufwand und die Vororganisation wert ist. Bestes Beispiel ist der ältere der beiden in der gesamten *Peak-Trilogie* mehrfach erwähnten Bindhammer-Brüder, Andreas. Leider sind wir keine direkten Nachbarn. Doch gerade bei Andreas Bindhammer ist der Fall jedes Mal absolut klar: Ein *einziges* unserer leider seltenen Workouts sorgt bei mir oft für einen wochenlangen »Nachbrenneffekt«, was meine 100 %ige Trainingsmotivation angeht. Ich hoffe und denke, ihm geht es genau so. Natürlich trainiere ich auch oft alleine – doch wenn immer möglich baue ich, speziell in *Peak-Phasen*, auf die zusätzliche, »summierte Energie« von anderen, begeisterten Athleten beim Training. Ich bin verlässlich, pünktlich, motiviert und gebe *absoluten* Einsatz. Dasselbe verlange ich auch von allen, die mit mir trainieren.

Abwechslung darf natürlich sein. Nur zu: Auch für Ihre Workouts gilt: Ab und zu ein Partnerwechsel kann schnell für neuen Wind sorgen. Auch für Ihr Training! *Hau den Lukas?* Nein, besser nicht. Doch seinen Namen kennen Sie: aus den dort nach ihm benannten Workouts auf Seite 159. Wie sich Trainingspartner perfekt ergänzen können, zeigt auch mir dieser starke Mann bereits seit Jahren. Unsere Eisen-Workouts im Sommer 2007? Während meine jüngeren Brüder erfolgreich ihre Fußballsaison zu Ende kickten, attackierte er mit knallharter Bank-, Schrägbank- und Kurzhanteldrückarbeit aus allen Winkeln meine Schultern. Bewusst ließ er sich immer wieder Neuland für meine Gegenspielermuskulatur einfallen. Wohl mit ein Grund, dass ich seit *Peak-Prinzip-Zeiten* von Dysbalancen oder gar Verletzungen in diesen sensiblen Körperregionen verschont blieb. Mein Teil des Deals? Seine »starke Mitte«, hatte nach den anschließenden Bauchaufzug- und Hangwaagensessions oft für Tage aufgrund von »Um- und Aufbauarbeiten« Zwangspause.

Dennoch ziehen Sie klare Grenzen zwischen Kaffeeklatsch und Leistungssport, oder? Ich nehme an, soziale Aspekte sind bei Ihren Peak-Trainingspartnern von untergeordneter Bedeutung ... liege ich richtig?

Fast! Zugegeben: Auch für mich sind Trainingspartner eine starke, soziale Komponente und somit ein bombiges Argument für meinen inneren Schweinehund. Vermutlich auch bei Ihnen eines *der stärksten* überhaupt! »Ihn« zu überzeugen, dass es wohl doch keinen so guten Eindruck machen würde, jetzt vor meinen »kleinen starken Brüdern« Macky und Michi oder vor Lukas wegen fünf Minuten Verlängerung zu kapitulieren? Ein Leichtes, in einer solch motivierenden Teamsituation schließlich noch den entscheidenden Gang zuzulegen. Doch soll freilich kein Kaffeeklatsch aus Ihrem *100 %-Workout* werden! Wenn Ihr Einsatz, Ihre Disziplin und natürlich auch Ihre Leistungen sich verbessern: Gut möglich, dass sich dies auch auf Ihr soziales Umfeld auswirkt. Trainingspartner, die sich aus den Augen verlieren und dafür neue, motivierende Mitstreiter, welche die Peak-Athleten-Bühne betreten? Das gehört mit zum ganz normalen Trainingsalltag.

> Wenn Ihr Einsatz, Ihre Disziplin und natürlich auch Ihre Leistungen sich verbessern: Gut möglich, dass sich dies auch auf Ihr soziales Umfeld auswirkt. Aber verwöhnt und letztlich abhängig werden von äußeren Bedingungen? Egal in welcher Hinsicht: *Nein, danke!*

Von Anfang an war Klettersport für mich *Leistungssport*. Bereits vom ersten Klettertag an wusste ich ganz genau: *Das* ist meine Disziplin. Ich hatte auch vorher schon genügend »Hausaufgaben« absolviert: Konditionelle Aspekte wie endlose Klimmzug-Sessions, eine gut ausgebildete Körperspannung, aber auch Trainingswissen waren vorhanden. Kein Wunder, dass ich an meinen ersten Kletterpartnern binnen weniger Wochen vorbeizog. Dass diese bereits jahrelang kletterten, änderte nichts. Mein Einsatz und meine Trainingsdisziplin ließen eben meine Form explodieren. Natürlich kenne ich diese Athleten noch! Ein zufälliges Treffen ist hin und wieder ein Spaß. Ich bin ehrlich dankbar für die Einweisungen, die ersten Tipps und die gemeinsamen Ausflüge zu verschiedenen Felsen und Kletterhallen. Doch gemeinsam zu trainieren? Sie wissen, worauf ich hinaus will: Suchen Sie sich voll motivierte *Peak-Athleten* mit derselben *Intention*, wie soeben beschrieben. Ein »hungriger Youngster« kann hier in Zukunft besser zu Ihnen passen, als ein »Ex-Profi«, der bereits den »gesunden Breitensportruhestand« während des Trainings plant. Ich versichere Ihnen: Auch in den Entstehungsmonaten von *Power-Quest* verlor ich mehrere Trainingspartner. Jahrelang gemeinsam zu trainieren ist immer mehr als eine »Zweck-Beziehung« – auch für mich. Doch soziale Kompromisse haben Grenzen, wenn 100 % *Leistung* gefragt ist. Denken Sie stets daran.

Bewahren Sie sich dennoch den einsamen Wolf!
Mindestens zweimal pro Woche trainiere ich für gewöhnlich jedoch bewusst *alleine*. Ich spreche nicht von regenerativem Kardio, sondern harten HIT-Klettereinheiten. Dabei stelle ich mir einfach vor, einige ganz besondere »Trainingspartner« beobachten mich mit versteckter Kamera. Sie haben es erraten: Meine schlimmsten *Konkurrenten* im Weltcup. Ich trete speziell diese Workouts penibel genau geplant *alleine* an. Am liebsten am frühen Morgen. Meinen am Vorabend fixierten Zeitplan halte ich auf die Minute genau ein. Auch die Ziele setze ich mir hoch und ziehe so die Einheit diszipliniert und professionell durch. Warum? Verwöhnt und letztlich abhängig von äußeren Bedingungen? Nein, danke!

Also ist es auch möglich, alleine im Heimgym »groß und stark« zu werden?

»Ich lebe alleine, ich trainiere alleine und ich werde den Titel alleine gewinnen!«
— Clubber Lang, Rocky III, 1982

Klingt gefährlich? Ist es auch. Eingefleischte Rocky-Fans erkennen diese aller ersten Sätze, die der durchtrainierte »Mr. T« in Teil 3 des Boxer-Epos von sich gibt. Aus der Welt der Kinofilme in die Realität? Der »Sprung« ist an dieser Stelle in meinen Augen ausnahmsweise ... nicht vorhanden. Hat sich der in diesem Buch bereits erwähnte David Rigert abends samt Trainingspartner zur »verbotenen Zusatzeinheit« in den Kraftraum geschmuggelt? Wohl kaum. Und was ist mit Jay Cutler, Marc Girardelli, Bill Pearl, Clarence Bass, ... überzeugt? Alles absolute Weltstars, welche gerade *durch* eines zur Weltspitze gelangten: Dadurch, dass Sie lernten, Ihre eigene Verlässlichkeit, den Durchhaltewillen und somit klarerweise, die Eigenmotivation in Reinkultur, zu ihren *Stärken* werden zu lassen. Auch einige der erfolgreichsten Peak-Athleten, welche ich selbst bisher betreuen durfte, wurden *alleine* stark!

Wie Sie bereits von mir wissen: Topmotivierende Gesellschaft beim Training? Toll! Doch für jedes Workout einen Trainingspartner zu finden? Speziell unter der Woche? Schon aus organisatorischer Sicht wohl ein aussichtsloses Unterfangen. Doch auch bei mir fiel seit den allerersten ernsthaften Trainingsjahren noch *niemals auch nur eine einzige Einheit aus*. Diese wurde vielleicht aufgrund eines fehlenden Trainingspartners umgeplant. Oder wegen einer Verletzung mit einem anderen Inhalt versehen. Doch ein Training *auslassen*? Walking im Treppenhaus des Dornbirner Spitals, wenige Stunden nach meiner Blinddarmoperation? Vielleicht extrem, aber wenn es so sein soll ... Ich habe es jedenfalls dem passiven Krankenbetthüten vorgezogen und war dafür einen Monat später wieder beim Weltcup in Singapur 2002 höchst erfolgreich am Start. »Ich versäume nach wie vor *kein* Training!«, dies bestätigten mir übrigens speziell auch die topfitten Kraftsportsenioren wie Bill Pearl oder Clarence Bass immer wieder in deren Aufzeichnungen: Konstantes Dranbleiben ohne Wenn und Aber ist auch im Kraftsport eines *der* primären Erfolgsgeheimnisse.

> Seit den allerersten ernsthaften Trainingsjahren fiel bei mir noch *niemals auch nur eine einzige Einheit aus*. Dranbleiben ohne Wenn und Aber ist auch im Kraftsport eines *der* primären Erfolgsgeheimnisse.

Sie sind scheinbar ständig fit und in Topform? Kennen Sie denn niemals das Gefühl müde, krank, oder verletzungsanfällig zu sein?

Es stimmt: Auch der »immergesunde Jürgen Reis« ist, wenn auch sehr, sehr selten, manchmal krank oder sogar verletzt.

Die Wahrheit ist, dass es für Berufssportler, was die Verletzungsanfälligkeit angeht, natürlich nicht »automatisch« einfacher ist, als für Freizeitathleten. Im Gegenteil! Doch der Weltcup ist gewiss nicht der richtige Ort, um zu jammern. Konstante Top-Resultate bringen meist jene Athleten, die es trotz kleiner Verletzungen schaffen zu *trainieren* und sich entsprechend vorzubereiten. Passives Pausieren ist bei entsprechender Betreuung in meinen Augen sogar meist immer *kontraproduktiv*, was eine rasche Heilung angeht. Doch gerade, wenn wichtige Bewerbe anstehen und eine Verletzung zwickt, ist sofortiges, aber vor allem professionelles Handeln angesagt. Was wohl stimmt ist, dass je wichtiger der Sport im Leben wird, desto sensibler auch das Thema »gesund bleiben« als wirklich essenziell wahrgenommen wird. Schmerzen oder Symptome einfach mit dem Gedanken »wird schon von selbst wieder werden« abzutun, habe ich mir schon seit Jahren abgewöhnt! Zumindest eine sofortige Abklärung ist im Zweifelsfall immer fällig. Eine solide ärztliche Basis bietet mir hier seit Jahren der Dornbirner Sportarzt Dr. Spiegel. Regelmäßige Blutuntersuchungen gehören mit zum »Frühwarnsystem«. Ob Grippe oder Bänderriss: Rasche, durchdachte Entscheidungen auf der Grundlage seiner jahrzehntelangen Erfahrungen zeichnen diesen Spezialisten für mich aus.

Schmerzen oder Symptome einfach mit dem Gedanken »wird schon von selbst wieder werden« abzutun, habe ich mir schon seit Jahren *abgewöhnt*!

Aber was ist mit Ihrem Handbruch in Ihrer Vergangenheit?

»Training bei Krankheit« war ja bereits ein sehr brisantes Unterkapitel in *Peak Power*. Und bereits in meinem ersten Buch schrieb ich über die Zeit meines Handgelenkbruchs im Herbst 2003 und vor allem die »Expressheilung« danach. Die von den Chirurgen geschätzte, verletzungsbedingte *Off-Season* bis zum nächsten, ernst zu nehmenden Klettereinsatz lag damals bei über 6 Monaten. Nur 72 Stunden nach dem Erwachen aus der Narkose stand ich das erste Mal unter den Argusaugen von Physiotherapeut Hanno Halbeisen im Kraftraum des Landessportzentrums Vorarlberg. Bereits sieben Wochen später wiederholte ich in Ottobeuren eine Trainingstour mit der für Sportkletterer »magischen« Bewertung 9+ / 10– (8a). Der Trainer und Betreuer des Deutschen Nationalteams, Erwin Marz, der 2003 mein Aufbautraining überwachte, traute seinen Augen nicht! Das Ende der Geschichte? Inzwischen erinnert nur noch eine kaum sichtbare, kleine Narbe an meinem rechten Handgelenk an die für einen Kletterer sehr ernste, jedoch perfekt ausgeheilte Verletzung. Sie geben mir wohl recht: Schnell fit durch Betthüten? Selten der Weg zum Erfolg.

Wie kommt es, dass ausgerechnet die, die ihrem Körper am meisten abverlangen, also Hochleistungssportler, immer wieder so schnell auf den Beinen sind? Ist »Omas Weisheit« von sieben Tage Bettruhe nach der Grippe denn so falsch?

Kaum zu glauben: Bereits drei Wochen nach meiner schweren Grippe, die mich im Frühjahr 2007, kurz nach dem Redaktionsschluss von *Peak-Time* plagte, konnte ich in Vöcklabruck beim Österreich-Cup den zweiten Platz ergattern. Auch eine Woche später in Wien, war trotz einer Fingerzerrung am linken Ringfinger ein gutes Finalresultat »drin«.

Die Details: Zweifelsohne ist ein Leistungssportkörper zwar grundsätzlich in gewisser Weise abgehärtet. Das Immunsystem und auch der Rest des Organismus sind jedoch andererseits durch die hohen Trainingsbelastungen oft am Limit. Medikamente kommen bei mir nur in Frage, wenn sonst gar nichts mehr hilft. Durch die Dopingbestimmungen ist ein getesteter Athlet übrigens wesentlich eingeschränkter als jeder Hobbysportler! Doch gerade hier liegen die Stärken von Supplementen und alternativen Heilmitteln wie Homöopathika. Auch meine Grippe besiegte ich im Frühjahr 2007 übrigens ohne ein einziges, verschreibungspflichtiges Medikament! Ich denke, so ist neben einer ausgewogenen, gesunden Ernährung und genügend Bewegung im Alltag der entscheidende Grundstein zum »Fit werden und bleiben« gelegt. Aktive Prävention und die richtigen Supplemente in optimaler Dosierung zur rechten Zeit ist mein Tipp für alle, die eben so wie ich, auf Krankheiten, Schmerzen und Verletzungen verzichten möchten. Doch gerade in diesem Bereich gilt: Ohne eine optimale Betreuung ist dies völlig undenkbar.

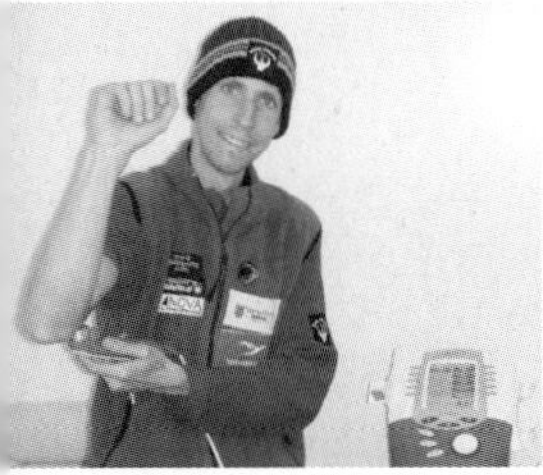

Winning Teams: Bereits seit 15 Jahren eine meiner ersten Maßnahmen bei Beschwerden: Gezielte Ultraschalltherapie bei Dipl. PT Hanno Halbeisen.

Mein Dank gilt hier primär Mag. Rudi Pfeiffer und Werner Petrasch. Rudi Pfeiffer kennen Sie bereits von Seite 60. Doch auch seine Supplemente sowie die Präparate von Werner Petrasch, welche sich ebenfalls in meiner eigenen Supplementelinie finden, sind sicherlich meine solide Basis. Weiters versorgt mich der eben erwähnte Hanno Halbeisen nicht erst dann mit prophylaktischen »D-Programm-Hausaufgaben«, wenn ich verletzt bin. So konnte diesen Winter eine aus der sehr langen Peak-Phase 2006 mitgeschleppte Fingerzerrung durch seine fast tägliche Ultraschalltherapie völlig ausheilen. In seiner topmodernen Praxis in Dornbirn zeigt er mir auch regelmäßig wichtige, neue Gegenspielerübungen für meine, im Klettern oft vernachlässigte, Rücken- und Streckmuskulatur.

Ärzte, Physiotherapie und richtige Supplemente

Einen neuen Weg wählte ich übrigens mit Erfolg auch nach meiner vorher beschriebenen Fingerverletzung nach dem dritten Ö-Cup 2007 in Vöcklabruck. Ein renommierter Heilpraktiker bot mir seine Unterstützung an. Diese nahm ich natürlich dankbar in Anspruch, zumal mir nur fünf Tage bis zum Finalbewerb in Wien blieben.

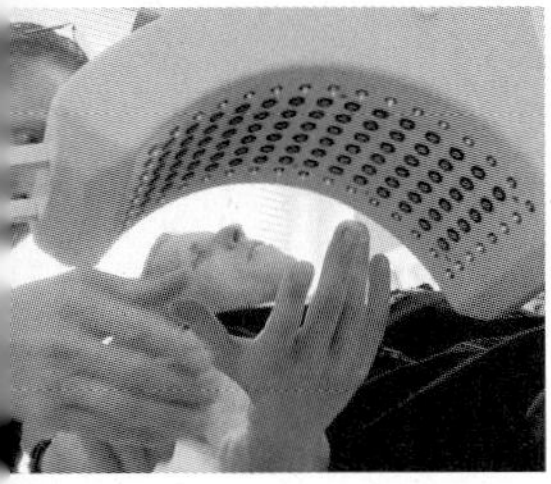

Futuristische Lasertherapie bei meinem Heilpraktiker Herbert Graf. In Kombination mit Ultraschallbehandlungen und Kinesiologie, waren 2007 mehrfache, ernste »Kletterfinger-Überlastungen«, binnen weniger Wochen »Schnee von gestern«.

Nachdem wie immer die »kinesiologische Front« mit Mag. Rudi Pfeiffer abgeklärt war, ging es »futuristisch« zur Sache: Lasertherapie war angesagt! Dreimal wurde die verletzte Region zuerst flächendeckend, dann noch einmal mit einer gezielt auf die verletzte Sehne gerichteten Laserbehandlung versorgt. Die »Querfriktion« bildete den »krönenden Abschluss« jeder Therapie. Dabei wurde eine Spezialmassage an den Muskel- Sehnenübergängen und den Sehnen-Knochenübergängen durchgeführt. Beide Methoden unterstützen hoch effektiv durch Durchblutung und eine gesteigerte Eiweißsynthese in der verletzten Region eine rasche Heilung. Kurz vor dem Wiener Bewerb war ich völlig schmerzfrei. Natürlich erfuhr das Training in dieser Woche gewisse Einschränkungen, doch auch in Wien erreichte ich einen guten 6. Platz im Finale des Ö-Cups. Für den Feinschliff solcher Maßnahmen in Hinblick auf mein Training sorgt Dr. Cand. Julius Benkö. So sind gerade im Ernstfall Anpassungen und Änderungen erforderlich. Doch wie eingangs erwähnt: Pausiert wird nur so lange dies wirklich *absolut notwendig* ist und keine Minute länger! Sie wissen es von den erfolgreichen Korrekturen meiner WM-Vorbereitung 2007. Natürlich büßte auch ich durch die Verletzung an Leistungsfähigkeit und Muskelmasse ein. Doch mein schnelles Comeback gelang. Ich verzichtete eben nur so lange und auch nur dort, wo dies in den wenigen Wochen absolut notwendig war, auf meine spezifischen 100 %-Einheiten.

> Ein schnelles Comeback nach Verletzungen gelang mir mehrfach. Der Hauptgrund: Ich verzichtete nur so lange und auch nur dort, wo dies in den wenigen Wochen *absolut notwendig* war, auf meine spezifischen 100 %-Einheiten.

Gesund bleiben ist also auch für Sie die Basis – richtig?

Genau! Mein Fazit – das auch Ihre oberste Maxime, der wichtigste aller Ihrer Glaubenssätze sein soll: *Gesund sein und dies auch bleiben*. Im Ernstfall? Klar: So schnell als möglich wieder 100 %ig fit und trainierbar werden. Dies ist primär eine Frage des *rechtzeitigen*, aber auch des beherzten, eigenverantwortlichen *Handelns*. Nur ein effektives »Frühwarnsystem« mit *präventiven Strategien* und ein entsprechendes Betreuerteam machen auch für Sie im Ernstfall »Wunderheilungen« wahr.

Auch Ihre Bücher sprechen eine klare Sprache: Kraftsport ist nicht wirklich auf Bodybuilding im Gym begrenzt. Welche Krafttrainingsarten sind für mich ideal? Ich will ein möglichst vielseitiger Athlet werden. Was meinen Sie … Sportklettern, Hanteln, Kettlebells …? Wie motiviere ich mich für »meinen« Sport? Soll ich mich am »langfristigen Funfaktor«, oder lieber am 100 %ig effektiven Trainingsplan orientieren?

Danke für diese immens wichtige Frage! Lassen Sie mich an dieser Stelle etwas ausholen: Wie Sie richtig bemerkt haben, ging es mir in der gesamten *Peak-Trilogie* vor allem um *eines*: Dass die Athleten weniger *denken* und dafür mehr und *begeisterter* trainieren und sich vor allem für ein erfolgreiches, glückliches Leben für sich und ihr Umfeld fit machen. Wie wäre es mit einem Zitat, das auch mich seit dem Sommer 2006 immer wieder aufs neue gepusht hat?

Entweder du strengst Dich an, *oder du führst ein normales Leben!*
— Autor Jan Prinzhausen bei einem Besuch in Dornbirn am 26. August 2006

Finden Sie Ihre Sportart
Manche Athleten finden stundenlanges Joggen langweilig. Ich zum Beispiel genieße meine lockeren Morgenläufe, aber Marathonambitionen? Nein, danke! Dasselbe gilt für reines »Nur-Krafttraining« im Gym. Ich habe mich nun einmal voll und ganz

mit dem »Klettervirus« vor nunmehr knapp 14 Jahren infiziert. Sportklettern ist meine große Liebe und bereitet mir nach wie vor grenzenlosen *Spaß*! Sie suchen noch? Ich glaube fest daran, dass dies keine Entschuldigung dafür ist, um sein Leben faul auf dem Sofa zu verbringen. Ich denke, Sie geben mir recht: Schließlich lesen Sie dieses Buch. Sie sind ein Peak-Athlet, kein Zuschauer – und Sie dürfen *Ihren* Sport finden.

Es wird nicht lange dauern um herauszufinden, ob Sie eventuell die Welt des Eisens mögen oder eben nicht. Clarence Bass beispielsweise wusste es sofort. Wie bei den meisten Menschen sprach sein Körper schnell auf das Krafttraining an. Am Ende seiner Highschoolzeit übertraf er bereits seine Freunde und wenig später gewann er seinen ersten nationalen Bewerb. So wusste er, dass Gewichte »sein Ding« waren.

Mir ging es ähnlich. Natürlich hatte ich auch in meiner Jugend regelmäßig trainiert. Unter anderem entdeckten mein erster Trainingspartner Robert und ich gemeinsam die Übungen mit dem eigenen Körpergewicht im Dornbirner Fitness-Parcours. Diese machten mich recht fit und stark, doch hätte mir jemand gesagt, ich würde diese eines Tages in *Peak Power* beschreiben ... Ja, ich hätte diesen »Jemand« wohl garantiert zum Traumtänzer erklärt. *Mein Sport* fehlte mir und ich wusste es. Das Klettern entfachte vom ersten Tag an ein Feuer, wie ich es mir über all die Jahre gewünscht, aber nicht gefunden hatte. Innerhalb von zwei Monaten war ich nach konsequentem Training im achten Grad unterwegs. Ein halbes Jahr später folgte der erste Landesmeistertitel.

Nun, um eine Profilaufbahn einzuschlagen, bin ich wohl doch schon etwas zu alt und gefestigt, was meine sonstigen Lebensziele angeht ...

Moment: Missverständnis! Das heißt natürlich nicht, dass Sie als Champion oder als Wettkämpfer sämtliche Bewerbe abräumen sollen. Um Spaß am Krafttraining zu haben, geben Sie sich ein wenig Zeit! Sie werden es von selbst bald wissen. Wenn das »Eisen zu heben« anfängt, sich gut anzufühlen und Sie die Veränderungen im Spiegel mögen, dann ist das GYM wahrscheinlich der richtige Ort für Sie. Wenn nicht, probieren Sie etwas anderes aus – finden Sie *Ihren* Sport.

Denken Sie immer daran, dass Ihr Körper Ihren individuellen *Lebensstil* widerspiegelt. Einen *Peak-Athleten* zeichnet primär seine *Kraft* aus. Je nachdem wo Ihre Anforderungen liegen: Ob das Hantel- oder Kettlebellworkout, der Turnsport oder das Sportklettern – Ihr Trainingsfokus ist *die* Voraussetzung für Ihre Erfolge. Deshalb trainieren Sie in meinen Plänen, wie auch ich selbst, *immer* Kraft *vor* HIIT oder Kardio. Geben Sie gerade an Ihren 100 %-Tagen in diesen Einheiten *alles*!

> Wenn das »Eisen zu heben« anfängt, sich gut anzufühlen und Sie die Veränderungen im Spiegel mögen, dann ist Krafttraining wahrscheinlich das Richtige für Sie. Wenn nicht, probieren Sie etwas anderes aus – finden Sie *Ihren* Sport.

Sie sind seit gut einem Jahrzehnt Vollprofi im Klettersport. Wann kam für Sie der geeignete Zeitpunkt für eine so weitreichende Entscheidung? David Lama, erst 17 Jahre alt ist derzeit Österreichs Nr. 1-Kletterer und zugleich mit Rang 7 der Kletterweltcupsaison 2007 in den Top 10 der Welt. Nun ist er ja erheblich früher eingestiegen: Zu früh?

Ich messe den Erfolg nicht an Siegen, sondern daran, ob ich jedes Jahr besser werde.
— Eldrick »Tiger« Woods, amerikanischer Profigolfer

Ja, David Lama ist viel jünger und ich gönne ihm den Erfolg von ganzem Herzen. Klar ist auch, dass David auf einem unglaublichen Niveau klettert. *Jeder* kann Profi werden, wenn die Passion und das Leistungsniveau, das der Athlet von sich selbst fordert, passen. Ich fühlte mich mit 23 Jahren so weit, um zu sagen: »Das alles ist es mir wert, mein ganzes Leben mit Sport und dem Drumherum zu füllen!«.
Wichtig ist, sich von jüngeren und vielleicht sogar stärkeren Athleten niemals die Eigenmotivation abgraben zu lassen. Auch für Sie gilt: Ab *sofort* das Beste für sich und die momentane Situation herauszuholen – das Alter ist nebensächlich. Die Zeit zurückdrehen zu wollen oder gar Neid gegenüber talentierteren Athleten zu entwickeln? Wohl keine wirkliche Lösung, wie Sie es bereits seit Seite 175 wissen. Die ausgezeichnete DVD *»Höllentour«*, eine Dokumentation der Tour de France überzeugt auch mit genialen Interviews. So antwortet Erik Zabel, auf eine Frage nach seinem Kollegen Jan Ullrich: *»Ich bin Vollprofi und gebe mit meinem Trainingspartner wirklich alles ... Aber wo es bei mir aufhört, fängt es bei Ulle erst an!«*. Wenn mit 15 schon die Zeichen auf *Erfolg* stehen, dann drauf und rauf! Ich würde nur sagen, dass es auch schwierig sein kann, wenn später Fragen kommen wie: »Habe ich meine Jugend mit genügend Erfahrungen gefüllt, dass mir nichts Wertvolles verloren gegangen ist? Habe ich Wichtiges versäumt?« Die Chance, dass dies der Fall ist, *ist* größer. Vielleicht auch mit ein Grund, warum ich wahrscheinlich oder hoffentlich nie ausgebrannt sein werde. Ich habe mir diesen Weg selbst geschaffen, und mir wurde nicht von einem »Tennis-Papa« oder einem Trainer vorgegeben, wie ich mein Leben zu gestalten hatte. Gerechterweise darf ich aber sagen, dass zahlreiche Ex-Profi-Tennisdamen mit ihrem glücklichen Familienleben auch nicht so wirken, als hätten sie durch den frühen Erfolg ihr Leben ruiniert! Hängt wohl auch immer davon ab, was der Athlet oder eben die Athletin *selbst* daraus macht.

Doch wie motiviere ich mich wirklich dauerhaft? Was ist auch als »Nicht-Wettkämpfer« der Weg zum lebenslangen »Motivationsglück« im Sport?

Der Mensch ist dazu geboren Großes zu leisten, wenn er versteht, sich selbst *zu besiegen.*
— Bruce Lee, chinesischer Kampfsportler und Philosoph

Nun, die Antwort ist einfach, aber klar: *Konkurrieren Sie mit sich selbst*. Über *eines* waren sich Philosophen jedes Zeitalters einig. Die Grundregel für ein glückliches Leben lautet: Entwickeln Sie sich selbst. Anders gesagt: Um glücklich zu sein, wachsen Sie. Wir alle haben eine Rolle zu spielen – unsere eigene. Unsere Zufriedenheit und letztendlich unser Erfolg hängt vom Ausmaß bzw. unserer Passion ab, mit der wir diese Rolle mit unseren besten Fähigkeiten spielen. Dies gilt, in meinen Augen, wenn diese Athleten *wirklich unabhängige Passion* für ihren Sport wollen, sogar ebenso für Wettkämpfer. Außerdem: Wenige haben die auf Seite 86 erwähnten »X-Gene« eines Mr. Olympia, bzw. die optimale Veranlagung zum x-fachen Weltcup-Champion in ihrer Disziplin. Dennoch können wir alle Fortschritte machen. Tatsächlich können sich viele Anfänger geradezu dramatisch entwickeln – aber nicht über Nacht. Es braucht *Zeit*. Machen Sie langsame, stetige Fortschritte zu Ihrem Trainingsziel. Vergleichen Sie sich nicht mit anderen. Beurteilen Sie Ihre Entwicklung auf der Basis Ihrer früheren Kondition. Machen Sie möglichst jedes Training zu einer positiven Erfahrung und langfristiger Erfolg ist Ihnen sicher. Das Fazit: Ihr wichtigster Wettbewerber, der einzige der wirklich zählt, sind *Sie*.

Die Grundregel für ein glückliches Leben lautet: Entwickeln Sie sich selbst und konkurrieren Sie mit sich selbst. Machen Sie langsame, stetige Fortschritte zu Ihrem Trainingsziel. Um glücklich zu sein, *wachsen Sie*!

Eine Frage zum Spitzensportmythos FLOW ... Ist das nun ein »Mentalguru-Märchen« oder doch mehr? Was ist nun wirklich dran an diesem »übersinnlichen Zustand«?

Sehr viel sogar: **FLOW** existiert und bedeutet für mich **nicht zu denken.**

Gerade meine Einheiten am Hangel- oder Campusboard sind, sowohl was die Kraft-, als auch die Koordinationsleistungen angehen, sehr anspruchsvoll und knallhart. *Ein falscher Gedanke trägt hier bereits von vorn herein die Saat des Versagens in sich.* Ich wähle gerade in solchen Situationen meine stärksten Glaubenssätze im positiven Selbstdialog, dazu gleich mehr auf Seite 204, und visualisiere mit allen Sinnen *aktiv* mit der Vorstellung eines Kämpfers: *»Du weißt, wie es geht, nachdenken hilft jetzt nicht, Angst sowieso nicht – 100 %! Ich will alles, also schaffe ich es auch. «*

Ein »Mr. forever young & topfit« der bei Drucklegung glatte 70 Jahre alt ist, brachte mich hier im Januar 2007 in Albuquerque sogar noch eine Stufe weiter:
»FLOW alleine genügt nicht! Im Gegenteil – dieser ist nur die ›Zugabe‹! So stellt sich die Frage nach dem ›was-wenn-ich-das-Ziel-erreicht-habe‹-Tal hinterher fürs Erste gar nicht und die volle Energie ist auf die Zielerreichung fokussiert. Schritt für Schritt den Fortschritt dokumentieren und sich daran freuen. Regelmäßiger Flow *bringt natürlich noch ab und zu einen ›Extraschritt‹! So motiviere ich mich seit Jahrzehnten – und werde immer noch besser!«*
— Clarence Bass, 69 Jahre, Mr. Past 40 USA – WWW.CBASS.COM

Die Sinnhaftigkeit meines Erfolgsjournals und auch meines Zielbriefing-Formulars sind mir klar. Doch wozu gleich eine Wand oder einen Schrank damit tapezieren? Ist das nicht eine übertriebene »Mentalklamotte«?

Ganz im Gegenteil! Ich garantiere: Die Mentalwand bringt auch Sie zum nächsten mentalen Level. Sie werden staunen ... ich selbst rüstete hier inzwischen nicht ab, sondern *auf*! So »eröffnete« ich 2006, während der Entstehung von *Peak-Time*, sogar eine zweite Mentalwand. Sie liegt direkt im Blickfeld meines privaten Kardioparcours. Dort habe ich neben Bildern auch Medaillen von erfolgreichen Bewerben und einige Gegenstände mit hohem Stellenwert angebracht. So zum Beispiel Athletenausweise von Weltcups oder das Maskottchen eines Sponsors. Was glauben Sie passiert, wenn während einer harten Intervall-Ausdauereinheit mein Blick »rein zufällig« dort hängen bleibt?

> Ich garantiere: Die Mentalwand bringt auch Sie zum nächsten mentalen Level!
> Sie werden staunen: Ich selbst rüstete hier inzwischen nicht ab, sondern *auf*!

Dass auch die Peak-Ernährung und die *Kämpfer-Diät* letztlich langfristig vom Willen und der mentalen Stärke abhängen? Klar doch. Zahlreiche Coachies und der anschließende Fall zeigten mir hier eindeutig: Ist erst einmal der »Knoten im Kopf« gelöst, geht's ab in die nächste Dimension!

Bringt es für mein Abnehmziel etwas, täglich dasselbe zu essen? Zahlreiche Kraftsportprofis, darunter auch Clarence Bass, Bill Pearl und Lee Priest handeln so.

Gratulation, Sie haben die Hausaufgaben in der Kraftsportlektüre gründlich gemacht. Ja, es stimmt! Viele Profis sind, vor allem vor Wettkämpfen, absolut »langweilige Esser«. In einem Interview für einen POWER-QUEST.CC-Podcast, bestätigte auch Clarence Bass: Diese Technik war und ist sicher eines *der* Geheimnisse seiner bereits mehrere Jahrzehnte konstant andauernden Low-Body-Fat-Karriere.
Hier ist ein wissenschaftlicher Fakt zum Nie-Mehr-Vergessen: »Es ist weniger wahrscheinlich, dass Sie zu viel essen – und wahrscheinlicher, dass Sie an Körperfett verlieren, wenn Sie dieselbe Sache essen, zu mindestens bei *einer* Ihrer Mahlzeiten oder Snacks. Tag aus, Tag ein. Dies ist auch bei mir, speziell in Wettkampf- und *Peak-Phasen* gang und gäbe.

Doch egal ob *Peak*- oder Aufbauperioden. Warum kompliziert, wenn es sich auch *einfach* in der Athleten-Küche glücklich leben läßt? Meine *Nichtkoch-Rezepte* kennen Sie bereits. Sogar in meinen *Off-Seasons*, esse ich persönlich meist dieselben Kämpfer-Snacks jeden Tag und etwa drei bis vier Tage die Woche zudem ein identisches Kämpfer-Dinner. Schon das Einkaufen und das »Organisatorische« ist so noch angenehmer.

In Ihrer Frage erwähnten Sie soeben Lee Priest. Auch bei diesem Kraftsportstar haben Sie recht. Wenn es darum geht, sich mit Essen zu betrügen, lässt Lee die Finger davon, bis der Wettbewerb vorbei ist: »Ich liebe es, zu essen. Deshalb erlaube ich mir in der *Off-Season* sehr viel mehr Freiheiten bei der Ernährung. Aber sobald ich den persönlichen ›Vor-Wettbewerbs-Schalter‹ in mir umlege, ändert sich das radikal. Tatsächlich erlaube ich mir nur ganz selten eine Ausnahme sobald die Diät erst einmal begonnen hat. Ich will mich nicht daran erinnern, wie gut das ›Genuss-Essen‹ im Vergleich zur ›Einheitskost‹ in den entscheidenden letzten Wochen vor dem Bewerb schmeckt. Ich finde es leichter, einfach jeden Tag dasselbe zu essen und nicht wirklich darüber nachdenken zu müssen.«

In einem brandaktuellen Interview meinte er weiters, im Gegensatz zu anderen Bodybuildingprofis sein Gewicht über das Jahr konstant zu halten, sei inzwischen auch sein Weg geworden. Ich vermute schwer, dass ihm hierbei die »Clarence Bass Strategie« somit auch während der *Off-Season* eine große Hilfe ist.

Ich frage mich oft, ob ich die Kämpfer-Diät und den ganzen sportlichen Lifestyle dahinter überhaupt durchhalten kann und will.

Sie haben Angst, dass dieser Angriff auf Ihre alten Erzfeinde (Kilo und Gramm) schon nach der nächsten Weihnachts- oder Urlaubszeit von Neuem beginnen wird, nur weil Sie nicht stark genug waren, der »Zimtsternoffensive« oder der »Eiskugelschlacht« willensstark zu trotzen. Dieses Mal wollen Sie etwas ändern, das Ihnen den *endgültigen Sieg* bringt. Glauben Sie mir: Sie haben mit *Power-Quest* eben genau dieses *Etwas* gefunden, wenn Sie Ihrem neuen Weg *langfristig* – sprich so lange, wie Sie fit und schlank sein wollen – folgen. *Ja*! Sie und ich, wir werden nun ein kleines Wunder bewirken.

Nicht nur die *Kämpfer-Diät*, sondern vor allem Ihr Trainingsplan wird Sie, wie mich selbst seit Jahren, in Kürze mit der Sicherheit einer Kompassnadel durch ein erfolgreiches Leben führen. Training *wird* zum Fixpunkt in Ihrem Tagesplan. Ein einfacher mentaler Praxistipp: Stellen Sie sich bei den absolut verbindlichen Terminen mit sich selbst, egal ob nun ein Workout, ein regenerativer Walk oder das Kämpfer-Dinner ansteht, jedes Mal vor, Sie hätten ein Ticket. Und zwar für einen Flug nach New York, in die Karibik oder an eine Traumdestination Ihrer Wahl. Würden Sie zu spät kommen oder gar »passen«? Denken Sie in Ruhe darüber nach!

Jedes einzelne Kämpfer-Dinner, bei dem Sie künftig Junkfood gegen natürliche, gesunde Energiequellen tauschen, bringt Sie Ihrem Ziel Schritt für Schritt näher. Die längere Verdauungszeit, die versetzte Energiefreigabe und die geringere Insulinrelevanz werden auch Ihnen im Wohlbefinden zur Seite stehen.

Wollen Sie die Wahrheit darüber erfahren, wie es gelingt, trotz bester Bemühungen, eisenhartem Training und der ausgewogensten Ernährung die gesteckten Ziele nicht zu erreichen? Seien Sie unehrlich zu sich selbst. Denn nur wo gelogen und betrogen wird, dass sich die Balken biegen, ist es möglich, die eigenen Fehler wie Tugenden aussehen zu lassen! Ob es nun das *unbedingt notwendige* Geschäftsessen im Nobelrestaurant ist, bei dem ja nichts anderes bestellt werden kann als die fetteste Schlachtplatte. Oder den Kollegen, denen man das Stück Kuchen einfach nicht ausschlagen kann, weil man ihre armen, zuckersüchtigen Seelen ja nicht alleine lassen darf. Der versäumte Morgenlauf, samt anschließendem HIT – dank einer »hochwertigen« Morgenfernsehkost? Wenn andere es noch schlechter machen als Sie selbst, ist das für viele schon Grund genug, ein bisschen versagen zu dürfen. So machen es Kinder, wenn sie sagen: »Er hat aber angefangen« und so machen es »Ewige Verlierer«. Sie sind aber nicht die anderen. Ersparen Sie also mir und vor allem sich selbst die *Ausreden*.

Sie haben mit *Power-Quest* eben genau dieses *Etwas* gefunden, wenn Sie Ihrem neuen Weg *langfristig* – sprich so lange, wie Sie fit und schlank sein wollen – folgen. Sie sind nicht die anderen! Stellen Sie sich bei den Terminen mit sich selbst, egal ob nun ein Workout, ein regenerativer Walk oder das Kämpfer-Dinner ansteht, jedes Mal vor, Sie hätten ein Ticket ... *für einen Flug nach New York*!

Ich will mein Leben ja immer wieder zum Positiven ändern. Meine alten Gewohnheiten, sollen einem aktiveren und glücklicheren Lifestyle weichen. Pläne und Vorsätze hatte ich bereits mehrfach. Ihre »72 Stunden Regel« besagt, dass der erste Schritt in dieser Zeit die halbe Miete ist. Aber das funktioniert bei mir nicht. Wie gebe ich mir selbst den entscheidenden Tritt in den Allerwertesten!

Natürlich, die »72 Stunden Regel« ... kennen Sie schon: Aus *Peak Power*, wissen Sie alles schon! Doch haben Sie auch entsprechend *gehandelt*? Also: *Power-Quest-Action* ist angesagt. Ja! Schon ist wieder kurz *Schluss* mit dem gemütlichen »Heute-gelesen-und-morgen-vergessen«. Holen Sie bitte *sofort* Ihren Terminkalender. Machen Sie mit sich einen verbindlichen Termin für Ihr erstes *Peak-Training*.

Ihr erster Einsatztermin innerhalb von 72 Stunden

Ein Tipp: Es geht um *Kraft*. Ob ein GYM, Ihr Heimstudio oder Kettlebells und Klimmzugstange als Infrastruktur dienen, ist Nebensache. Doch sorgen Sie entsprechend vor. In Ihrem Fall bedeutet dies: Ihr erstes Training *wird* sogar in den kommenden *24 Stunden* stattfinden. Auf jeden Fall aber innerhalb der kommenden 72 Stunden, nachdem Sie die Entscheidung gefällt haben, Ihre ganz persönliche Top-Form endlich zu erreichen. Zur Erinnerung: Das war genau der Zeitpunkt, bei dem Sie Ihre

Unterschrift aufs *Zielbriefing-Formular* setzten. Zu beachten: Der Termin ist, auch wenn Sie ohne Trainingspartner starten, *absolut verbindlich*. Was sich jetzt liest wie eine Gehirnwäsche für unselbstständige Neujahrssportler ist nicht so banal, wie es klingen mag. Motivationsforscher meinen, dass Ideen, bei denen Sie nicht innerhalb von 72 Stunden ins *Handeln* gekommen sind, nur noch eine Realisierungschance von 1 zu 99 besitzen. Was heißt das nun aber für uns Positivdenker? Ganz einfach: Machen Sie den ersten Schritt in den ersten drei Tagen und Sie haben zu fast 100 % gewonnen!

In Peak-Time ging es auch um NLP – sogar bereits auf dem Cover. Im Buch selbst wird die Wirkungsweise Ihrer positiven Kommunikation in den Grundzügen klar. Doch können Sie bitte anhand konkreter Beispiele etwas mehr in die Tiefe dieser hochinteressanten Wissenschaft gehen? Die Glaubenssätze, welche Sie bereits im Peak-Prinzip dokumentierten und hinter Ihrem Tun stehen, scheinen in Ihrem Fall tatsächlich auch langfristig felsenfest zu halten. Anders kann ich mir die teilweise wirklich knallharten Tagebucheinträge und Wochenpläne, speziell in Peak-Time, nicht erklären. Ich habe da so meine Probleme an gewissen Tagen ... Haben Sie einen Tipp für mich parat?

Das Schaffen von positiven Glaubenssätzen ist sicher eine *der* mentalen Geheimwaffen, mit denen auch ich oft *alles* erreiche. Das nun dokumentierte Gespräch, bzw. das Protokoll, welches sich genau mit diesem Ziel ergab, zählt mit Sicherheit zu den wichtigsten mentalen Ankern meiner gesamten Laufbahn. Es entstand während meiner erfolgreichsten, aber auch turbulentesten Saison: Kurz nach der schweren Hand-Verletzung im Herbst 2003 startete ich ein fulminantes Comeback. Lassen Sie mich Ihnen Schritt für Schritt zeigen, wie ich meine »inneren mentalen Stolpersteine«, gemeinsam mit meinem NLP-Coach Fredy Anwander entschärfte. So gelang es mir 100 % meines Potenzials freizulegen. Dies ebnete auch den Weg für den »*Peak-Prinzip* Herbst 2004« und alles, was folgte! Noch heute ist dieses Protokoll regelmäßig im Fixprogramm meiner Mentalwand vertreten.

Die kursiv gesetzten Abschnitte stammen dabei von Fredy. Er brachte mich durch geschickte »NLP-Fragestellungen« auf Lösungsmöglichkeiten und letztlich auf die *von mir formulierten*, entscheidenden, verstärkenden Glaubenssätze.

Wer sagt mir, dass ich noch so lange klettere, wie es für die Erreichung meiner Ziele notwendig ist? Ich bin schon fast 28! (Anm: Nicht vergessen – dieses Protokoll entstand im Frühjahr 2004!)!

Ganz alleine du, und das, weil du es willst. Wer über einen solchen Körper wie du verfügt und ihn so gut kennt, ist in der Lage mit 50 Jahren in noch besserer Form zu sein, als beispielsweise mit 30!

Es stimmt: Ich bin und *bleibe* ein Leben lang fit und gesund. Als logischer Schluß meines wohl durchdachten, professionellen und disziplinierten Trainings, des gesunden Lifestyles und meiner Liebe zu *allem*, was ich mache! *100 % Konzentration* auf die großen, Internationalen Masters der nächsten Jahre.

... Als logische Folge deines, sich immer weiter aufbauenden Weges ...

Ich will und werde stark und stärker. Jede Saison ein Quäntchen weiter nach vorn!

Trainiere ich wirklich optimal? Investiere ich zu viel / zu wenig Zeit?

Mir stellt sich die Frage, ob es nicht auf einer Ebene eine Art Rechtfertigung für das sein könnte, was du tust ...?

Die Zeit, die ich in mein Training investiere, bereitet mir jede Menge Freude und gibt mir zudem Sicherheit. Ich stehe im Einklang: Körper – Zeit – Training!

Ist mein Umfeld wirklich so perfekt, oder rede ich mir manches einfach nur ein?

Gerade dein Team kritisch zu betrachten, sehe ich als wirklich gute Möglichkeit, Sicherheit in Bezug auf dein Umfeld zu erlangen. Ich denke, dass du in einigen Belangen ein vorsichtiger Mensch bist – und dafür gute Gründe hast – es ist Teil deines Überlebenskonzepts.

Singapur und meine Leistungen in den Weltcups der letzten zwei Jahre haben es immer wieder gezeigt: »Ich hab's drauf!«

Was sagt dir das ...?

Genau diese Erfahrungen dienen mir als *das* Sprungbrett in die nächst höhere Elite!

Ich bin besser denn je und steigere mich durch meine Athletik im Herbst und im Winter wieder um ein entscheidendes Quäntchen.

Es ist ein schönes Gefühl dem Ziel konstant entgegen zu wachsen.

Doch was, wenn das Körpergewicht sich doch nicht sooo toll auf deine Wettkampfleistungen auswirkt? Heißes Experiment, nicht?

Nichts kann mehr stärken, als Muskeln am rechten Fleck: Ausdauer, Sicherheit, Kraftreserven und deine professionelle Planung und Vorsicht sorgen für das Quäntchen Überlegenheit, das auch in kniffligen Situationen dazu verhilft, herausragend zu sein.

... und mein Körper fühlt sich echt toll an! Athletisch, fit und *stark*. Ich *liebe* dieses Gefühl!

Die Verletzung und der Weg zurück war eine harte Probe und ich habe sie souverän bestanden. Jetzt heißt es dranbleiben! Der Sport ist mein Leben! Dieses »Feeling« ist mit nichts vergleichbar!

Versuche dieses »Feeling« zu verstärken, wie z. B.: Top-Feeling ... – Es soll so sein, dass es dir wirklich einen absoluten Schub geben kann!

Ich liebe meine Berufung als Profikletterer. Top-Leistung, Top-Feeling – Traumleben!

Aber ...

Was gibt mir außer dem Sport noch *dieses* Gefühl? Momentan wohl wirklich nichts! Was, wenn ich keinen Sport mehr mache? War das alles? Wirklich viel Geld hat's bisher auch nicht gebracht ... »Mr. Sportsbusiness« steht in den Sternen!

Wenn du dich vielleicht daran erinnerst, haben die ersten Astronauten, die auf dem Mond gelandet sind, plötzlich tiefe und ernsthafte Depressionen erlitten. Ihr Problem war, dass sie dachten, sie hätten den absoluten Lebens-Zenit überschritten, denn was konnte, in Anbetracht ihres Alters, noch Höheres, Größeres auf sie warten, als zu den ersten Menschen zu zählen, die den Mond betreten haben. – Sie hatten noch nicht in Betracht gezogen, ihre Erfahrungen auf ihr Leben und auf ihr Umfeld anzuwenden. Außerdem kann ich mir gut vorstellen, dass, wenn der Pott noch nicht ausgereizt ist, eben noch genügend Potenzial angezapft werden kann – besser noch: In Schwebe ist. Was immer wieder aufs Neue zieht, sind doch Nischenmärkte. Ob Geld als Primärgewinn für dich herausschauen soll ...? Und das Gefühl, das dir dein Sport gibt, das nenne ich den Augenblick auskosten und ihn zur Gänze genießen. Du verdienst den Erfolg! – Verschreibe dich auch deinem Ziel mit all deinen Zellen und Fasern, so dass du spürst, dass eine irre superstarke Passion und Leidenschaft in dir entsteht, die dich deinem Erfolg geradezu entgegenkatapultiert.

Stimmt Fredy: Das einzige, was wirklich für mich zählt: Mein gesamtes Umfeld soll stolz auf mich sein. Viele geben sich Mühe, investieren Zeit und Arbeit. Auch trainiere *ich* härter und lebe fokussierter als jeder andere Kletterer. Ich verdiene den Erfolg!

»Hier klettert die Top 10 aus Singapur«

Ich bin mit den Top 10 aus Singapur im Wettkampf!

»Ich bin Elitekletterer und jetzt fighte ich, bis mir übel wird! Ich *will* nach oben!«

»übel wird«, gefällt mir nicht so gut – vielleicht: Ich will und kann alles für meinen verdienten Erfolg geben ...
Ich glaube es war Ringelnatz:
›Ich will, das Wort ist mächtig
sprichts einer ernst und still
die Sterne reißts vom Himmel
das eine Wort, ich will.‹

»Mein Vater und meine Betreuer stehen da unten. Ich habe eine Erwartung zu erfüllen.
Jetzt heißt's *Action*!!!«
Ich gehe *meinen* Weg.

Hast du ein Symbol dazu, das dir deinen Weg sofort signalisiert und verstärkt?

Klar doch: *Wettkampfbekleidung* beim Training, also Nationalteamshirt und -Weste und Weltcup-Hose mit Sponsorenlogos. Auch Logos von Förderern, welche mich unterstützen. Das pusht mich noch mehr – bei jedem Training – ich weiß es!

Anm.: Kurze Zeit nach dieser Erkenntnis handelte ich auch materialtechnisch. Ich bin wohl der einzige Kletterer im österreichischen Nationalteam, der stolzer Besitzer von zwei offiziellen Weltcupwesten und -Shirts ist. Wozu wissen Sie jetzt!

Fredy Anwander ist Int. anerkannter nlp-Lehrtrainer (nach DVNLP) und Mentalcoach. Er präsentiert unter FREDYANWANDER.WORDPRESS.COM seine wohl einmaligen Seminare und Workshops im Piemont, sowie seine individuellen Beratungsdienstleistungen.

Machen Sie es genau so: Sie brauchen nicht unbedingt einen NLP-Profi an Ihrer Seite. Machen Sie einen Menschen, dem Sie voll vertrauen und der Ihr Bestes will zum »positiven Magneten«. Finden und verstärken Sie so Ihre *wahren Überzeugungen*. Nur zu! Wichtig: Immer positiv hinterfragen. Denken Sie an *Peak-Time*: Wo ist der Pluspunkt, *der* Lichtfleck Ihres inneren Kritikers? Sie werden sehen. Ihre kleinen, letztlich selbst gezüchteten »Bremser« sind schnell und endgültig aus Ihrer Peak-Athletenwelt verschwunden. Wichtig dabei: *Sie* finden und formulieren Ihre Lösungen. Ihr Coach »darf« nur fragen und Vorschläge liefern.

Finden und verstärken Sie Ihre *wahren Überzeugungen*. Nur zu! Wichtig: Immer positiv hinterfragen. Wo ist der Pluspunkt, *der* Lichtfleck des inneren Kritikers?

Klingt toll. Doch lässt sich diese Technik auch alleine durchführen?

Wie ich in *Peak-Time* beschrieben habe: Zielführende, positive Verhandlungen mit sich selbst sind immer das Ziel. Klar: Unter Anleitung eines Spezialisten gelingt dies für gewöhnlich am besten. Doch natürlich kann und will auch ich selbst nicht bei jedem kleinen Zweifel in mir Fredy Anwanders Hilfe beanspruchen. Die Lösung: *Meta-Position* lautet das NLP-Zauberwort. Dies bedeutet nichts anderes, als dass Sie sich selbst *von außen* betrachten. Sie sind Ihr Mentalcoach. Aber nicht vergessen: Immer positiv neutral, ziel- bzw. lösungsorientiert und objektiv bleiben. So gelangen Sie auch ohne Hilfe zu Glaubenssätzen, die Sie sogar durch die anspruchsvollsten Power-Quest-Hells-Weeks bringen!

Eine mentale Sache ist bei mir auch das Thema Aktiverholung ... Ja, Bewegung ist wichtig ... ich weiß. Doch der Innere Schweinehund ... Ist es die Zeit wirklich wert? Quasi nach dem Motto »Mit drei Bewegungseinheiten zum Erfolg«?

Absolut! »Ruhetag bedeutet zwei Stunden Training!« – Andrzej Molischewski von Seite 191 kennen Sie noch? Ja, diese Aussage stammt ebenfalls von diesem Erfolgstrainer. Auch Clarence Bass bestätigte mir bei einem Interview, das ich in der Endphase dieses Buches an seinem 70ten Geburtstag für www.POWER-QUEST.CC führen durfte: »Ich mache nach wie vor jeden Tag etwas.«

> Für mich stellen lockere Bewegungseinheiten längst *den* idealen Jungbrunnen zum Krafttanken dar. Akkus aktiv auffüllen und neue Motivation tanken – so einfach kann das Leben sein.

Die Aussagen meiner »Gurus« brachten mich auch hier früh in meiner Karriere auf den richtigen Weg. Meist absolviere ich an Ruhetagen drei Bewegungseinheiten zwischen 20 und 45 Minuten. Morgens, mittags und abends. Entweder Walks, eine entspannte Radtour oder im Sommer lockeres Schwimmen im Freibad als tolle Alternative. Einmal pro Woche genoss ich im Winter 2006 / 07 außerdem mit Rainer, einem Peak-Athleten, bei einer gemeinsamen »Coachingwanderung« die Vorarlberger Bergwelt. Regenwetter? Dann kommt natürlich der »Kardioparcours« samt DVD-Player in meinem Zimmer nach wie vor zum Einsatz. Für mich stellen lockere Bewegungseinheiten längst eine Art Jungbrunnen zum Krafttanken dar. Aktiv die Seele baumeln lassen, Akkus auffüllen und neue Motivation tanken – so einfach kann das Leben sein. Dieses erholsame »Easy going« beeinflusst meine Psyche und meinen Körper absolut positiv. Unabhängig davon, ob ich mich gerade in einer *Off-Season* oder der unmittelbaren Weltcupvorbereitung befinde. Meine aktiven Bewegungspausen bleiben fixer Bestandteil des Alltags.
Natürlich verbinde ich meine Bewegungseinheiten am liebsten mit Erledigungen und Nützlichem. Es gibt wohl nichts Langweiligeres, als am Hometrainer die Sekun-

den zu zählen! Meine körperlich gemütlichen, aber mental gerade dadurch umso fokussierteren Coachingwalks gehören bei mir inzwischen längst zum »Standard-Repertoire«. Ob direkt, oder per Handy und Bluetooth-Headset. Im Gegensatz zu Büro oder Besprechungsraum ist mein Geist freier, kreativer und vor allem voll auf das Wesentliche konzentriert. Doch auch die »Morgenrunde« am Ruhetag führt mich oft samt Rucksack auf dem Bike in 15 Minuten zu einem Großmarkt, der sehr früh öffnet. Natürlich menschenleer und wie geschaffen für einen flotten »Einkaufswalk«. Oft unter 10 Minuten sind so alle Besorgungen für zwei Tage erledigt!

Weiters habe ich seit Kurzem eine perfekte Möglichkeit des »Learning by walking« entdeckt: Bei meinen Spaziergängen kann ich nicht nur per Handy coachen. Auf meinem MP3-Player speichere ich außerdem die Aufzeichnungen und kann mir so hinterher die Inhalte und Aufgabenstellungen noch einmal in aller Ruhe verinnerlichen. Auch Mitschnitte meiner eigenen »Lerneinheiten«, z. B. Telefoncoachings mit Ori Hofmekler habe ich immer »an Bord«. Für mich derzeit der Gipfel der sinnvollen und aktiven Erholung. Völlig frei von Nebenwirkungen auf mein Krafttraining. Jay Cutler ist übrigens stolzer Hundebesitzer ...

Vielleicht finden auch Sie neben Musik Gefallen an Hörbüchern? Mitschnitte von Besprechungen oder wichtigen Telefonaten können ebenfalls zu sehr wertvollen »Regenerationswalks« genutzt werden. Dem Ideenreichtum sind letztendlich keine Grenzen gesetzt. Alles ist erlaubt und dient der Abwechslung. Und immer daran denken: Mit jedem Schritt fördern Sie Ihre Regeneration. Zusätzlich werden Kalorien und Körperfett mobilisiert. Worauf warten Sie noch? Schnüren Sie Ihre bequemen Schuhe und los geht's.

Perfektes Anti-Aging – Eine fast makabere US-Studie zum Schluss
Sie lesen immer noch, statt eine aktive Walkingpause einzulegen? Ich war wohl dieses Mal nicht überzeugend genug ... doch Achtung – jetzt kommt mein Trumpf! Scherz beiseite, es geht um Leben und Tod.

Ihnen Angst zu machen, gehört nach wie vor *nicht* zu meinem »NLP Repertoire«. Ich bleibe »positiv manipulativ« keine Sorge! Doch die klaren Fakten, die das US National Institute on Aging kürzlich veröffentlichte, will ich Ihnen gerne mitteilen: Entscheiden Sie selbst, ob eine »Winston Churchill«-Mentalität Sie länger leben lässt. Das »körperschonende«, passive »No sports!« liegt in meinen Augen fernab der Realität:

So bewies eine Langzeitstudie mit wohlgemerkt teilweise tödlichem Ausgang Folgendes: Senioren mit einem aktiven Lifestyle und dem damit verbundenen deutlich erhöhten Kalorienumsatz von 2.600 Kalorien hatten eine 70 % höhere Wahrscheinlichkeit am Ende der Beobachtungen noch am Leben zu sein, als die Passivsten mit 1.766 Kalorien! Genau genommen: *30 % länger leben* pro 287 Kalorien, die da mehr verbrannt wurden, so das Fazit! Ja – eine vielleicht etwas makabere Studie, ich weiß. Die »rüstigsten Rentner« befanden oder besser gesagt *befinden* sich wohl somit zum großen Teil immer noch auf dem Aktivitätsniveau eines Clarence Bass. Was genau diese trainierten oder wie sie sich anderweitig bewegten, interessierte die Wissenschaftler übrigens nicht. Nur das Körpergewicht sollte konstant gehalten werden.

Ich kann auch in meiner Familie und meiner Nachbarschaft absolut nur immer wieder dasselbe feststellen: Die »Omis und Opis in Action« sind nicht nur glücklicher und wirken jünger, sie leben auch definitiv länger. Für mich steht nicht nur seit meinem USA-Besuch im Januar 2007 fest, dass ich die vielen Jahrzehnte, die noch vor mir liegen, in vollen Zügen *genießen* werde: Und zwar aktiv! Schon gut, lesen Sie in Ruhe zuerst dieses Buch. Doch denken Sie bei der nächsten Gelegenheit daran: Lassen Sie das Auto stehen – je mehr Bewegung, desto besser für Sie!

> Anti Aging durch Bewegung: *30 % länger leben* pro 287 Kalorien, die pro Tag mehr verbrannt werden! Lassen Sie das Auto stehen – je mehr Bewegung, desto besser für Sie.

Als Bodybuilder habe ich oft nach Wettkämpfen mit tiefen Tälern zu kämpfen. Sie schrieben in Peak-Time darüber, Krisen immer als Chance zu sehen. Doch von echten Tiefs, außer der Handverletzung im Jahre 2003 berichteten Sie wenig. Sie scheinen gegen diese »Peak-Athleten-Formschwankungen« anscheinend immun zu sein. Existieren Burnouts denn nicht auch im Kraftsport? Ich scheine nämlich meine Begeisterung tatsächlich zu verlieren. Für einige Jahre habe ich sehr intensiv trainiert und als Wettkämpfer auch mehrere regionale Junioren-Titel gewonnen, aber jetzt fällt es mir sehr schwer, mich an die Ernährung und das Training zu halten. Ich bin doch gerade erst 23 Jahre alt geworden! Somit hätte ich gerade in meinem Sport schließlich noch die Chance, als Profi ganz groß raus zu kommen! Haben Sie ein konkretes Beispiel einer Ihrer Krisen in jüngerer Vergangenheit und natürlich auch die Lösungsansätze? Was kann ich tun, um wieder voll durchzustarten?

Auf den letzten Seiten von *Power-Quest* werde ich für Sie abschließend noch ein ernstes Thema behandeln. Gerade, wenn Sie Ihre Topform erreicht haben und sich fürs Erste wieder auf das »Fit bleiben« konzentrieren, ist die Gefahr am größten. Es klingt nach einem Widerspruch – doch meine eigenen Erfahrungen decken sich hier absolut mit denen zahlreicher Profis aus meinem »Peak-Athleten-Bekanntenkreis«. Es scheint, als nutze der Geist die Chance, nicht mehr ständig auf 100 % zu laufen, gleich ordentlich aus!

Ihr konkreter Fall hört sich für mich nach einem zumindest vorübergehenden Burnout an. Nichts Außergewöhnliches. Das Wichtigste ist jedoch, den *Hintergrund* zu erkennen. Dann können Sie das Problem an der Wurzel attackieren. Lassen Sie es mich *sportspezifisch* beschreiben: Zwei meiner bisherigen Kletterpartner gingen mit knapp 20 in »Kraftsport-Rente«. *»Du wirst sehen Jürgen: eines Tages wird auch dir das ganze Training einfach nur noch zum Hals heraus hängen!«* meinte einer der beiden beim »Abschlussgespräch«. Sie waren genau dieselben großen Talente wie jene Wettkampfkletterer, die ich auch jetzt noch nach wie vor jährlich bedeutende Jugendbewerbe gewinnen sehe. »Warte, bis die erst älter sind!«, hörte ich in den letzten Jahren fast so häufig wie das »Sitz ruhig«-Mantra in meiner Kindheit.

Sie haben es erraten: Die Sportkletterwelt ist nach wie vor *nicht* voll von David Lamas. Die eben beschriebenen, meist vor X-Genen nur so strotzenden Youngsters, haben häufig keine hohe »Lebenserwartung« – zumindest nicht im Klettersport! Doch auch die dunkle Trainings-Prophezeihung von soeben wird wohl in diesem, *meinem* Leben, nicht mehr eintreffen: »I still have a lot of fun!« So beantwortete kürzlich ein großer Star meines Sports die Hauptmotivation für sein Tun. Und zwar kein Geringerer als *Yuji Hirayama*. Dem schließe ich mich an. Mit 38 ist er nach wie vor im Weltcup *aktiv*! Nein – nicht als Veteran in einer Altherrenklasse. Das gibt's in meinem Sport Gott sei Dank nicht. Dieser Topathlet schrammte 2006 in Marbella und auch beim ersten Weltcup 2007 im Imst nur haarscharf am Finaleinzug vorbei! Das aktuelle Foto zeigt den japanischen Kämpfer beim österreichischen Bewerb. Das Bild ziert übrigens seit kurzem auch als absoluter »Motivationsmagnet« meine Mentalwand. Wie stolz ich war, beim Internationalen Masters in Serre Chevalier in diesem Sommer mit ihm ex aequo unter den Top 10 zu landen? Dreimal dürfen Sie raten! Und nun kommt's: Was denken Sie, *wann* Yuji seinen ersten internationalen Kletterwettkampf bestritt? Vor 20 Jahren – 1987! Ein Ende seiner Karriere ist – zumindest aus körperlicher Sicht – nicht abzusehen. Er gehört nach wie vor zu den stärksten und motiviertesten Stars im Klettersport. Auch, was Charakter und Lebensführung angeht: Yuji bleibt in meinen Augen ganz einfach ein Fixstern an meinem »Vorbilderhimmel«!

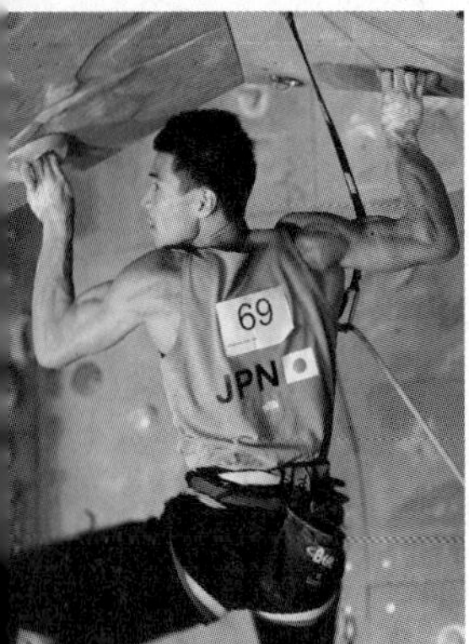

Yuji Hirayama bestritt seinen ersten internationalen Kletterwettkampf vor 20 Jahren und ist mit 38 nach wie vor ein Weltcup-Finalkandidat.

Stimmt! Manche Athleten scheinen tatsächlich mit 30 Jahren bereits zu alt, andere jedoch sogar mit 70 noch jung und 100 % motiviert und aktiv zu sein. Woran liegt das nur?

Auch Mike Mentzer kündigte 1980 mit knapp 30 Jahren an, dass er kein Interesse mehr an Wettkämpfen habe. Dies, obwohl er in Topform war und nach wie vor besser wurde. Ich kenne die detaillierten Beweggründe dieser Entscheidungen nicht. Aber es ist interessant, dass Clarence Bass mit demselben Sport, welcher auch

Ihre »große Liebe« darstellt, dem Bodybuilding, 70 begeisterte und nach wie vor hoch aktive Lebensjahre alt geworden ist! Wettkämpfe bestritt er bis ins hohe Alter und was das Besondere ist: Auch nach seiner Bühnenkarriere blieb er 100 %ig dabei. Derzeit trainiert oder walkt er täglich absolut begeistert und lebt ein glückliches und erfülltes Leben. Gerade heute erreichte mich eine E-Mail aus New Mexico! *»Hey Jürgen, mein neues Buch ist super am Weg und nächste Woche plane ich den Fototermin!«*. Was dies bedeutet? Klarer Fall: *Peak-Phase* – 100 % Clarence – anders macht er bestimmt keine Shootings!

Doch auch ein anderes, hoch aktuelles »Phänomen« sorgte 2007 für Schlagzeilen in der Kraftsportpresse: Vince Taylor könnte wohl der Vater vieler Profibodybuilder im Spitzenfeld der internationalen Topszene sein. Er platzierte sich nun mit seinen 51 Jahren (in Worten einundfünfzig) sowohl bei der Mr. Olympia 2006, als auch bei der Arnold Classic 2007 im Spitzenfeld. »Er ist besser denn je!«, war kürzlich der Kommentar eines Szeneexperten. Sie sehen: Sogar echter Hochleistungssport bei Profiwettkämpfen bis ins hohe Alter: *Alles* geht!

Doch zurück zum Thema Burnout: Die Ursachen dafür sind nicht vollständig geklärt. Psychologen und Sportärzte stimmen überein, dass der Hauptgrund oft unerbittlicher *Druck* ist. Negativer, belastender Distress über einen langen Zeitraum. Das erklärt, wieso junge Schwimmer, die von Kindesbeinen an täglich zweimal trainieren, die Nase voll haben aus ihrem Sport und schon als Teenager letztlich »aussteigen«. Sie durften zu wenig lockere Stunden und Tage genießen, um all die Dinge zu tun, die eben *auch* Spaß machen. Einer der Gründe, warum auch Kraftsportlegende Bill Pearl so lange zu den Top-Wettkampf-Bodybuildern gehörte, war, dass er darauf bedacht war, nicht zu häufig Wettbewerbe zu bestreiten. Von 1952 bis zu seinem Sieg als Mr. Universe 1971 nahm er insgesamt nur an elf Bewerben teil. In der Zeit, die zwischen seinen Wettbewerbs-Beutezügen verging, widmete sich Pearl alten Autos und war für die Mitglieder seines Fitnessstudios da. Eine ähnliche Strategie machte übrigens auch Dorian Yates zum Superstar. Erkennen Sie Zusammenhänge und Parallelen? Für mich ist der Fall klar. Auch zahlreiche Wissenschaftler sind der Meinung, dass viele Burnouts hätten vermieden werden können – wenn die Betroffenen Fähigkeiten zum *Stressmanagement* entwickelt hätten. Also gelernt hätten, ein wenig aus dem »Job« herauszukommen.

Hmmm, das Beste ist also, einfach auszuruhen und zu entspannen? Aber wie lange …?

Fürs Erste ist der Ansatz richtig. Sie brauchen tatsächlich Ruhe, Entspannung und auch etwas Abstand vom GYM. Vergessen Sie strenge Ernährung und Training für eine Weile und haben Sie Spaß! Ich wette, es wird nicht lange dauern, bis der »Trainingshunger« zurückkehrt und Sie den nächsten Wettkampf anvisieren. Wie lange konkret? Nun, da ist jeder Athlet individuell verschieden. Ich persönlich bin, wie

Sie schon in Ihrer ersten Frage erwähnt haben, meist wirklich, sogar nach harten Wettkampfzeiten oft sogar innerhalb weniger Tage »Sonne und Tapetenwechsel« wieder bis über beide Ohren motiviert ☺ – also nur Mut! Was *ich* kann, kriegen Sie mit Ihrem »Youngster-Bonus« ebenfalls hin.

> Wenn sich Stillstand und ein »Hamsterradgefühl« melden, ist es Zeit, es einmal eine Spur gemütlicher angehen zu lassen und auch fürs Erste etwas »Sicherheitsabstand« zum GYM einzuhalten. Vergessen Sie strenge Ernährung und Training für eine Weile und haben Sie Spaß. Ich wette, es wird nicht lange dauern, bis der »Trainingshunger« zurückkehrt und Sie den nächsten Wettkampf anvisieren!

Um ein Burnout in Zukunft zu verhindern, integrieren Sie ab jetzt bewusst Ruhe und Abwechslung in Ihr Programm. Bei hartem Training sind regelmäßige, ausgedehnte Pausen sehr wichtig. Schließlich sollen Sie ihr Training in erster Linie genießen. Wenn sich Stillstand und ein »Hamsterradgefühl« melden, ist es tatsächlich an der Zeit, es einmal eine Spur gemütlicher angehen zu lassen. Ideal sind aus meiner Erfahrung meist »prophylaktische« – also im *Voraus* geplante ein- bis zwei lockere Wochen.

Wie starte ich nun aber erfolgreich mein »aktiv und positiv kontrolliertes Comeback« nach einem solchen Burnout? Konkrete Tipps?

1. **Woche 1:** Nutzen Sie die Zeit, die Sie sonst im Workout verbracht haben für ausgedehnte Spaziergänge. Und zwar *absolut stressfrei*! Lieblingsmusik in den Player – tief durchatmen und *genießen*! Das Wichtigste in der **zweiten Woche**: Reservieren Sie die Zeitspanne eines A-Tag-Trainings für die Erstellung eines neuen *Zielbriefing-Formulars*. Klar: Einen grundüberholten Vertrag mit sich selbst! Das ist die eben erwähnte *Wurzel*: Die *Sinnfrage*! Dazu gleich mehr.
2. Sie beherrschen eine Entspannungstechnik oder sogar das Autogene Training? Bestens: Bringen Sie Ihre **mentalen Fähigkeiten** doch wieder einmal auf einen neuen Level! Wann? Ganz einfach: Sie walken ohnehin weiter während der sonst für das Training veranschlagten Zeit. Natürlich brauchen Sie somit keine zusätzlichen Warmup- oder Cooldown-Spaziergänge. Profitieren Sie also genau von dieser, so eingesparten halben Stunde, in Form von tiefen »Entspannungsreisen« und aufbauenden Visionen.
3. Eustress **– Spaß und Abwechslung!** Es muss nicht gleich der tägliche Bungee-Jump oder der Tauchkurs auf den Malediven sein. Doch wenn Ihr Urlaubskonto gerade gut gedeckt ist: Ab ans Meer! Klimawechsel – Abenteuer – Action! Ich mache dies fast jeden Spätherbst nach dem Saisonende. Zuhause reicht es oft schon, ein vernachlässigtes Hobby neu zu entdecken. Denken Sie nach: Was hat Ihnen, neben dem Sport, noch vor wenigen Jahren einfach unheimlichen Spaß

gemacht? Lesen Sie, wie ich, Bücher, die Sie anspornen oder tapezieren zur Abwechslung wieder einmal Ihre Mentalwand neu!

4. **Kein Training fällt aus!** Beachten Sie die Punkte 1 und 2 und halten Sie Ihre *fixen Tagesabläufe* ein. Ja, weiterhin so genau und diszipliniert, wie es Ihnen eben auch bisher gut tat. Völlig auszurasten? Der schnellste Weg aus dem Burnout ist sinnvoll geplante und gezielte wertvolle *Erholung* – nicht zusätzlicher Stress durch eine »völlig neue (Chaos-)Welt«!
5. **Trainings(wieder)einstieg auf die sanfte Art? Nein!** Sie kennen es aus diesem Buch und der gesamten *Peak-Trilogie*: Langwierige »auf-Touren-komm-Phasen« integriere ich weder in meine eigenen, noch in Ihre Trainingspläne. Ich glaube fest daran, Sie werden den magischen Tag in jeder einzelnen Ihrer Körperzellen *spüren*. Vermutlich werden Sie schon vor dem ersten Workout eine fast schlaflose Nacht vor Vorfreude verbringen. Das kleine Kind, das den Geburtstag nicht mehr erwarten kann. Jetzt mit gezogener Handbremse starten? Wozu? Aufbau via HIT oder *Power-Quest-Hells-Weeks* ist gefragt! Je schneller Sie wieder motiviert knallhart trainieren, desto rascher steht der nächste Level vor der Tür!

Mit effektiven Schritten zum Erfolg: Zuerst *Abstand* via »Walkingtimes«, dann mit dem *Zielbriefing-Formular* das Feuer der Begeisterung neu entfachen! Passion & Aktion: Klar visualisierte Peak-Athleten- und Lebensträume und schließlich *der* entscheidende erste Sprung nach *vorn*!

Hatten Sie nun aber selbst konkrete Erfahrungen mit Burnouts im Kraftsport?

Ich selbst blieb zum Glück verschont. Von einem Burnout waren jedoch drei meiner Coachies während der Entstehung dieses Buches ernsthaft betroffen. Der Grund war in meinen Augen jedes Mal: Zu viel *Gesamtstress*. Meine eben beschriebenen Lösungsansätze waren in allen drei Fällen *der* Schlüssel zum Erfolg. Ohne Ärzte, Medikamente oder Psychologen. *»Meinen Hausarzt benutzte ich quasi nur als ›Überwachungsstation‹. Er gratulierte mir monatlich zu den zusehends besser werdenden Blut- und Allgemeinwerten!«* meinte einer der Comeback-Athleten nach wenigen Wochen.

Doch eine echte Krise beim »immer-100 %-positiv-motivierten« Peak-Athleten Jürgen Reis? Ja, die gab es: Der erste Asien-Bewerb in China im Sommer 2006 verlief alles andere als geplant. Genau wie beim Weltcup in Dresden, der im Frühjahr den Auftakt zur *Peak-Time*-Strategie darstellte, war ich gescheitert. Dieses Mal nicht mehr an meiner fehlenden Maximalkraft. Ein schwerer, technischer Fehler führte zum frühen *Out*. Der erste Lösungsansatz lautete, wie in allen soeben erwähnten Fällen: Zuerst »Walkingtime«, dann das *Zielbriefing-Formular*. Wie Sie gleich sehen: Es muss nicht immer *mein* Formular-Vordruck von Seite 222 sein. Es geht darum, die Mentalwand neu zu beleben. Neue Passion – neue Visionen und Träume und schließlich der entscheidende erste Schritt nach *vorn*!

Der neu aufgesetzte Profivertrag mit mir selbst

Gerade, wenn *nicht* alles in Butter ist: Es gibt immer wieder neue Möglichkeiten, die Sinnfrage aufs Neue klar und deutlich zu beantworten. Neue Trainings- und Ernährungsfeinschliffe gehören natürlich mit zum Weg. Auch bei mir – sonst gäbe es die gesamte *Peak-Trilogie* und vor allem dieses Buch nicht! Doch was ganz oben ansteht, speziell wenn Sie bereits auf eine langjährige Peak-Athleten-Karriere zurückblicken, ist das *Innere Feuer*. Gerade, wenn Sie auf einem Plateau festsitzen oder nicht alles, wie geplant, läuft. Nur Ihre, immer wieder *taufrische Begeisterung* bringt Sie auch dazu, Ihr Training, Ihre Ernährung und Ihre mentale Stärke weiter zu optimieren. Wie soeben erwähnt: Auch ich wurde sogar während meiner bisher erfolgreichsten *Peak-Phase* immer wieder von »schwarzen Tagen« wachgerüttelt. Im Chinesischen steht das Wort Krise gleichzeitig für Gefahr und *Chance*. Ihr Weg zu neuen Erfolgen und Begeisterung? Nutzen Sie die *Chance* der Krise! Wo ich meinen *neuen Profivertrag mit mir selbst* während meiner *Peak-Phase* 2006 neu belebte? In einem chinesischen Internetcafé in Xining!

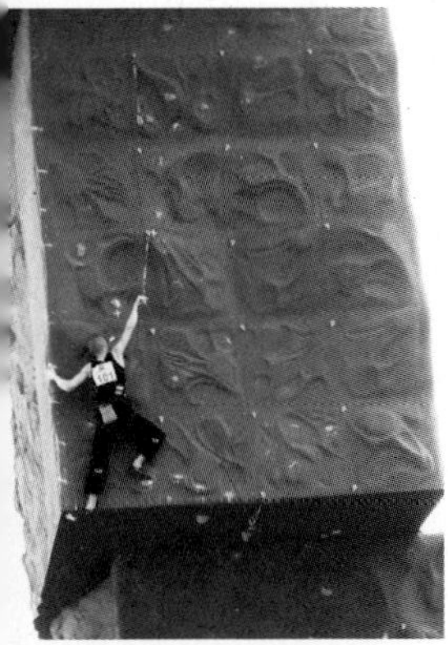

Sekunden vor dem technischen K.O. in der Halbfinaltour beim Weltcup in China 2006

Samstag, 29. Juli 2006
Halbfinaltag
Feeling 1a! Leicht, definiert, fit! Alle Muskeln fühlen sich geschmeidig und stark an!
Supplemente und Morgenwalk mit Gymnastik statt Morgenlauf – die 2.300 Meter, auf denen Xining liegt, sind doch spürbar.
Nach dem Kämpfer-Frühstück Anfahrt zur Wettkampfarena – 100 % Fokus
Mist ... Halbfinale verbockt ... technischer Fehler und leider nur Platz 19 – da wäre mehr drin gewesen.
Autogramme und Interview ... Wettkampfklettern in China ist dennoch ein Traum ☺
Kleines »Frustworkout« im Stadion (1armige Klimmzüge, Hangwaagen, Bauchaufzüge) – *After-Workout-Snack*, Walk- und Nachdenkstunde
Low Carb 1.800 kcal ... *Kämpfer-Diät*-Kommentare am Buffet über Spiegeleier & fettes Gemüse ☺
Mail Ralf Becker – ich aktualisiere *sofort* meinen Profivertrag – neue Wege
Andere Wettkampf-CD kommt auch gleich in den Rucksack
Abends Weltcupparty ohne Grund zum Feiern ... Erfolgsvision souveränes Halbfinale mit *schnapp* über die Dachkante – *Finale* ... es wäre möglich gewesen – ich weiß es!
Weniger Schlaf reicht aus – unbequemes Bett ... 8 Stunden, davor Fernsehen mit Papa: 20 Mio. Zuschauer bei einem Kletterweltcupbewerb – verrücktes China! ... Schlaf der Gerechten. Ich werde stärker sein. Wenn nicht nächste Woche in Singapur, dann im Saisonsfinale

DIGITALROCK.DE ist eine Internet basierende Datenbank, welche das Internationale Wettkampfklettergeschehen begleitet. Neben Ergebnissen und Ausschreibungen finden sich dort auch »Steckbriefe« der Athleten. Mein eigener enthielt unter anderem noch die Angabe, dass ich kein Kletter-Profi, sondern im IT-Bereich tätig bin. Ich hatte diese Angaben bei meinem ersten Weltcup vor gut 10 Jahren in Imst gemacht. Damals stimmte dies. Doch bewusst wurde es mir in China: Nach dem der

Sprecher es auf Englisch im Wettkampfstadion verkündet hatte. Es störte mich nicht beim Halbfinale. Aber *danach* ... und zwar *gewaltig*! Ich weiß nicht, wie viele Zugriffe mein Steckbrief auf diesem Internetportal hat. Auch wenn es 99 % der »anderen« Wettkampfkletterer egal ist, ob die Informationen up-to-date sind ... darum ging es mir an diesem Tag nicht. Es ging einzig und allein um *mich*. Diese eine E-Mail an digitalrock-Geschäftsführer Ralf Becker war eine der Wichtigsten, die ich von Asien aus senden durfte. Sein Dankeschön und die Bestätigung für die Aktualisierung war eine der ersten, frohen Botschaften, die mein PC mir zu Hause präsentierte. Was mit der ausgedruckten Seite geschah, haben Sie soeben gelesen: Endstation Mentalwand. Eine aktuelle Version davon folgt seither übrigens nach *jedem* erfolgreichen Bewerb. Das magische Wort *»yes«*, welches Sie auf der Abbildung meiner Steckbrief-Internetseite nebenan sehen, springt mir immer noch wie ein glühend heißer Funke direkt in mein inneres Feuer! Ich hatte weder das Training geändert, noch die Sportart gewechselt. Wozu auch? Manchmal reicht schon das *Verstärken* bestehender, positiver Faktoren aus – auch für Sie. Nur Mut!

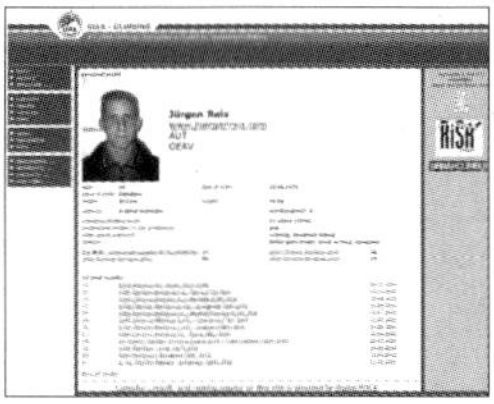

Das magische Wort *»yes«*, welches mich auf meiner offiziellen Steckbrief-Internetseite bei DIGITALROCK.DE als Profikletterer ausweist, springt mir immer noch wie ein glühend heißer Funke direkt in mein inneres Feuer!

Bedeutende Leistungen werden nur von bedeutenden Menschen erzielt; und bedeutend ist jemand nur dann, wenn er fest entschlossen ist, es zu sein.
— Charles de Gaulle, französischer General und Politiker

Die Vision zum Erfolg sorgt für ein solides, mentales Fundament!
Letztlich schließt sich hier der Kreis von *Power-Quest*. Die *Sinnfrage* erneut beantworten *oder* verstärken ist immer wieder *der* entscheidende Schritt zu neuen Leistungsdimensionen. Aus Krisen können sehr schnell Burnouts entstehen. *Vorbeugen* lautet mein Schlüssel zum Erfolg. Ein letztes mal: Das Problem an der *Wurzel* anpacken! Trainings- und Ernährungspläne optimieren, schön und gut. Doch beantworten Sie *zuerst* aufs Neue die *Sinnfrage*, dann werden auch notwendige Tages-, Wochen- und Trainingsplan-Detailkorrekturen entschlossen und vor allem *langfristig* zielführend folgen! So wie ich es in China machte. Dies ist der Grund, wieso ich das *Zielbriefing-Formular* als einzige Seite, sowohl in *Peak-Time*, als auch in dieses Buch integriert habe. Teilweise schüttelte sogar mein Redaktionsteam zweifelnd den Kopf, doch ich blieb stur: Saugen Sie 100 % Ihrer Energie aus diesen, Ihren eigenen Worten – Ihrer schriftlich fixierten *Passion*!

Die *Sinnfrage* erneut beantworten *oder* verstärken ist immer wieder *der* entscheidende Schritt zu neuen Leistungsdimensionen. Das *Zielbriefing-Formular* ist Ihr mentales Fundament: Saugen Sie 100 % Ihrer Energie aus diesen Ihren eigenen Worten – Ihrer schriftlich fixierten *Passion*!

Also unter neuem Vertrag in den nächsten Level und in die große Zeit in meinem Sport als echter Peak-Athlet?

Moment ... Könnte dies nun das Ende von *Power-Quest* sein? Vermutlich – aber nicht bei mir! Sie kennen mich nur zu gut. Würde ich Sie nach der Geschichte von soeben ein eigenes *Zielbriefing-Formular* ausfüllen lassen und das war's dann? Als positivsüchtiger NLP-Autor? Sie haben Recht: *Power-Quest-Finale-Grande* ist angesagt. So dürfen Sie natürlich noch einmal auf starke *Fakten* bauen, dass dieses »magische Formular« Ihre wertvolle Schreibzeit auch 100 %ig wert ist. Richtig: Auch ich selbst trete in *Power-Quest* mit einem kräftigen »Happy End« ab. Doch zuerst noch einmal zu *Ihnen*!

Nun, ich denke, Sie kennen meine Antwort bereits ganz genau. Sie wissen, mein entscheidender Schritt zum neuen Profivertrag in China war ein einziges E-Mail und ein Ausdruck zu Hause. Was diese wichtige Handlung bewirkte? Werfen Sie einen Blick auf die Rückseite von *Power-Quest* und somit auf die Erfolge, welche dem Asien-Bewerb folgten. Sie kennen nun die Grundlagen meiner Strategien. Erraten: Genau diese bildeten auch die erfolgreich praxiserprobte Basis *Ihrer* Trainingskapitel in diesem Buch. Sogar unzensurierte Trainings- und Ernährungspläne aus den entscheidenden Wochen vor meinen Weltcups in Marbella & Co., den Tagen vor der, eine Woche später folgenden, österreichischen Meisterschaft und dem Weltcupfinale in Slowenien finden Sie noch im Anhang von *Power-Quest*. Fehlte was? Roger! Sie haben sich eine saftige Zugabe verdient!

Hier das Tagesprotokoll eines absolut entscheidenden Tages ... der Tag vor dem großen Internationalen Masters in Ottobeuren. Einer der größten Erfolge meiner Laufbahn. Warum der Tag davor? Ich garantiere: Nehmen auch Sie Ihr Ziel vorweg – dann ist Ihnen der Erfolg sicher. Dies ist die letzte entscheidende Antwort, die ich Ihnen in diesem Buch mit auf den Weg gebe. Der Weg zum höchsten Ziel – zu all Ihren Träumen beginnt auch für Sie ... genau *jetzt!*

Freitag, 24. November 2006, 1 Tag vor Ottobeuren
7.00 Kaffee koffeinfrei mit Milch & Honig
Letzte Tage Salz & No-Salt-Strategie (So. bis Mi. Abend salzbetont) – seit gestern kein Salz mehr – perfekt von 53,5 auf 52,9 kg in 24 Stunden ☺. Brennesseltee und viel trinken – no problem... Feeling perfekt!
Gestern kcal eher knapp (1.900 kcal) bei genug aktiver Bewegung (Walks)
Heute morgen Jogging Landessportzentrum Vorarlberg und Stretching intensiv mit ProVib – Rest des Tages easy going – Massage bei Christina ... easy! Wieder Brennesseltee bis in den späten Nachmittag hinein (ca. 3 l).
Lockeres Arbeiten und etwas mentaler Abstand – ideal!
9.30 Frühstück (Quark, Obst, Eiweiß-Pulver)
13.00 Salat mit Sojawürfel und Quark (kein Salz!)
abends walk – kein Salz mehr – 2.000 kcal – Low Fat
SMS-Talk mit Fredy: »Hab grad *Lazy Way* fertig gelesen ...« – »Meditiere!« *»Meditieren und erst einmal 10 Stunden schlafen ... ist wirklich toll – da hat er recht der Fredy – Autogenes Training und Babyschlaf ... alles geht ... morgen bin ich 100 %ig fit!«*

Das Resultat dieses entscheidenden »Tages davor«? Ein zweiter Platz beim Internationalen edelrid-Masters Ottobeuren im November 2006!

Erst zweimal in meiner bisherigen Laufbahn konnte ich ein Internationales Masters mit einem zweiten Platz abschließen. Zudem noch meinem Trainingsgefährten, und dem auch menschlich großen Sportler, Andreas Bindhammer am Ende zum verdienten Sieg gratulieren zu dürfen? Welch eine tolle Bestätigung auch für mich und meinen Weg! Sport ist wunderschön!

Machen Sie es genau so. Sie haben das Wissen. Denken Sie nach, planen Sie klug und *sswim ... Power-Quest-Action*!

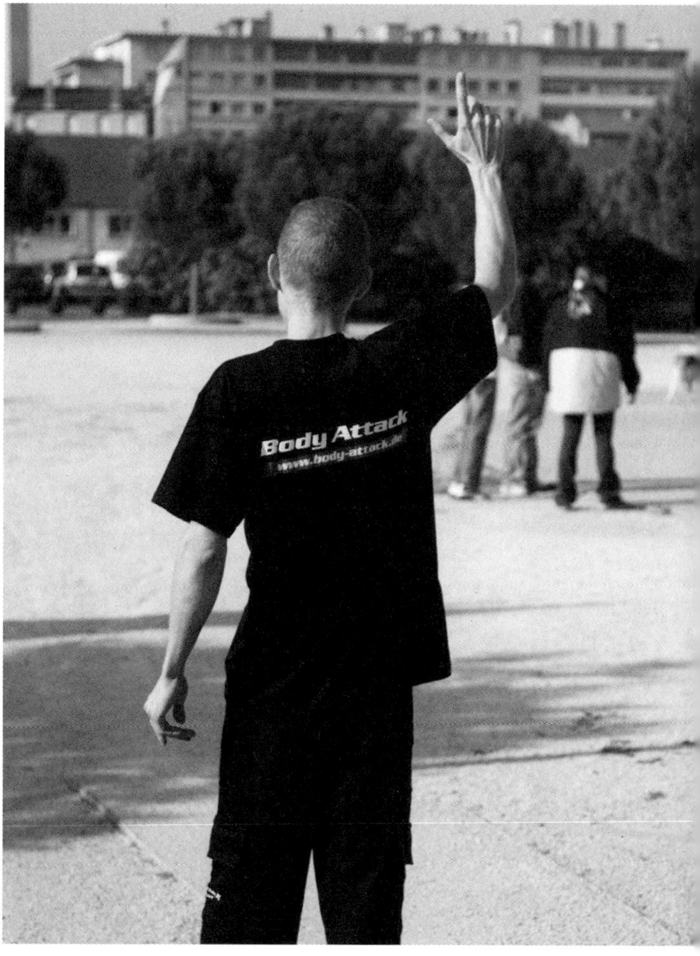

Voller Kraft und Zuversicht am Ende einer tollen Saison. Ein Blick ins Licht und immer weiter geht der Weg. Auch für Sie! Das Leben ist es wert, 100 %ig gelebt zu werden – auf allen Ebenen.

ANHANG

Originale Trainingspläne Jürgen Reis
Die nun folgenden Pläne stammen direkt aus der Entstehung meiner in *Power-Quest* und auch in meinem letzten Buch *Peak-Time* dokumentierten Peak-Phasen. Zum einfacheren Verständnis: Die detaillierten Tagespläne, aus denen sich diese zusammensetzen, finden Sie ab Seite 182.
Weitere Original-Wochenpläne sind außerdem auf Seite 103, 150, 158, 159 und 171 zu finden.

Eine wichtige Erklärung vorab: der *) Ich habe an verschiedenen Stellen Ernährungsdefinitionen so gekennzeichnet. Sie sehen somit in meinen Plänen: Auch ich experimentierte selbst in meiner Peak-Phase im Sommer 2006 teilweise noch mit überkalorischen High Carb-Tagen. Grund war, dass ich zwischen den Bewerben immer wieder »aufzupacken« hatte. Doch erst, als ich diese Strategie im Herbst, wie in Peak-Time und auch in diesem Buch beschrieben, korrigierte, erreichte ich meine optimale Körperzusammensetzung. Also nicht kopieren, sondern gleich besser machen! Wichtig vor allem für Optimierer und Abspecker: Low Carb Tage *hochkalorisch*, High Carb Tage moderat oder *unterkalorisch* gestalten.

Trainingsplan ab 31. August 2006 – gerade Kalenderwochen

Saisonfinalplan nach den Asien-Weltcups im Sommer 2006

Tag	Tages-Schema	Inten-sität	Soll-Zustand	Training	Ernährung
1	GLA spezifisch	20 %	müde	· **Concept II Ergometer** · ca. 20 Min. »Warmup-einheit« für Mittwoch, Intensität minimal · evtl. mit Morgenlauf zum Landessportzentrum Vorarlberg und retour	· Low Carb · kcal-Defizit je nach Gefühl und Ladeüberschuss vom Vortag
2	Spazier-gang	0 %	erholt	· **Ruhetag** · Spaziergang	· Low Carb-Tag mit leichtem kcal-Defizit oder komplexe Kohlenhydrate (Low Fat) · kcal auf Halteniveau im Wechsel mit Tag 6 (entweder / oder)
3	A-B Kombitag	100 %	voll erholt	· **Hangeln & Wettkampf-training,** zwei Einheiten: eine Einheit Maximal-Schnellkraft, zweite Einheit qualitatives Routentraining in Weltcuptouren	· schnelle Kohlenhydrate um das Training – Kämpfer-Dinner Low Carb · kcal auf Halteniveau
4	C Tag	70 %	müde	· **Aufbauhangeln/ statische Übungen am Board & Boulderintervalltraining** · abends Krafttraining Schwächenmuskulatur	· Ladetag I (Low Fat) · kcal-Überschuss *
5	GLA spezifisch	20 %	müde	· **Concept II Ergometer** ca. 20 Min. »Warmup-einheit« für Sonntag, Intensität minimal · evtl. mit Morgenlauf zum Landessportzentrum Vorarlberg und retour	· Kohlenhydrate um das Training – Kämpfer-Dinner Low Carb · kcal-Defizit je nach Gefühl und Ladeüberschuss vom Vortag
6	Spazier-gang	0 %	erholt	· **Ruhetag** · Spaziergang	· Low Carb-Tag mit leichtem kcal-Defizit · oder komplexe Kohlenhydrate (Low Fat) mit kcal auf Halteniveau · im Wechsel mit Tag 2 (entweder / oder)
7	A-B Kombitag mit D-Programm	100 %	voll erholt	· **Kletter- und Krafttraining Fokus Maximalkraft-ausdauer** · im Anschluss D-Programm (Krafttraining mit Gegenspielerübungen)	· Ladetag II (Low Fat) · kcal-Überschuss *

A-Tag = Weltcuptraining
B-Tag = Maximalkraft
C-Tag = Kraftausdauer

* Beachten Sie dazu die Erklärung auf Seite 218

Trainingsplan ab 31. August 2006 – ungerade Kalenderwochen

Saisonfinalplan nach den Asien-Weltcups im Sommer 2006

Tag	Tages-Schema	Inten-sität	Soll-Zustand	Training	Ernährung
1	GLA spezifisch	20 %	müde	· **Concept II Ergometer** ca. 20 Min. »Warmupeinheit« für Mittwoch, Intensität minimal · evtl. mit Morgenlauf zum Landessportzentrum Vorarlberg und retour	· Low Carb · kcal-Defizit je nach Gefühl und Ladeüberschuss vom Vortag
2	Spazier-gang	0 %	erholt	· **Ruhetag** · Spaziergang	· Low Carb-Tag mit leichtem kcal-Defizit · oder komplexe Kohlenhydrate (Low Fat) mit kcal auf Halteniveau · im Wechsel mit Tag 6 (entweder / oder)
3	B-Tag	100 %	voll erholt	· **Hangeltraining** · eine Kletter-Boulder-Einheit Maximal- Schnellkraft und Ausklettern	· schnelle Kohlenhydrate um das Training – Kämpfer-Dinner Low Carb · kcal auf Halteniveau
4	A-Tag	100 %	voll erholt	· **Qualitatives Wettkampf-training in Weltcuptouren** · abends Krafttraining Schwächenmuskulatur	· Ladetag I (Low Fat) · kcal-Überschuss *
5	GLA spezifisch	20 %	müde	· **Concept II Ergometer** ca. 20 Min. »Warmupeinheit« für Sonntag! Intensität minimal · evtl. mit Morgenlauf zum Landessportzentrum Vorarlberg und retour	· Kohlenhydrate um das Training – Kämpfer-Dinner Low Carb · kcal-Defizit je nach Gefühl und Ladeüberschuss vom Vortag
6	Spazier-gang	0 %	erholt	· **Ruhetag** · Spaziergang	· Low Carb-Tag mit leichtem kcal-Defizit · oder komplexe Kohlenhydrate (Low Fat) mit kcal auf Halteniveau · im Wechsel mit Tag 2 (entweder / oder)
7	A-B Kombitag mit D-Programm	100 %	voll erholt	· **Kletter- und Krafttraining Fokus Maximalkraftausdauer** · im Anschluss D-Programm (Krafttraining mit Gegen-spielerübungen)	· Ladetag II (Low Fat) · kcal-Überschuss *

A-Tag = Weltcuptraining
B-Tag = Maximalkraft

* Beachten Sie dazu die Erklärung auf Seite 218

Trainingsplan ab 12. Mai 2007 – 8 Wochen mit tw. »Breaks« bei Weltcups

Weltcupaufbau – get the final (Killer-)edge ☺

Tag	Tages-Schema	Inten-sität	Soll-Zustand	Training	Ernährung
1	A-Tag	100 %	OK	· **Hangeln** und **qualitatives Wettkampftraining in Weltcupfinaltouren** im letzten Teil evtl. 1–2 Touren mit Gewichtsweste; jedoch nicht unter 7b-Niveau. · *oder nach Hangeln* **qualitative Bouldereinheit mit längeren Bouldern, bzw. erhöhtem Umfang,** vollständige Pausen	· Low Carb-Tag · leichter kcal-Überschuss
2	C-Tag +D	90 %	OK	· **Aufbauhangeln** und **Systembouldereinheit Hypertrophie** · *oder nach Hangeln* **submaximales Routentraining,** d. h. Qualifikationsniveau und kürzere Pausen · abends kurzes Gegenspielerkrafttraining · wenn müde: ausrudern / Stepper 20–30 Min. · sonst evtl. kombiniert mit Intervalltraining Concept II (4–5 Intervalle à 90 Sek.)	· schnelle Kohlenhydrate um das Training · abends Ladetag (Low Carb oder Low Fat mit Obst, Protein – im Wechsel mit Tag 5 * · kcal-Überschuss **
3	Spaziergang	0 %	müde	· **Ruhetag** · Spaziergang	· Low Carb-Tag oder Low Fat · kcal nach Gefühl – meist leichtes kcal-Defizit ideal
4	A-Tag	100 %	voll erholt	· **Hangeln und Bouldertraining (Boulderraum oder sehr schweres Projektklettern)** Maximal- Schnellkraft und ausklettern, frisch beendet – kein »Antesten« was »geht« · HIT und ausklettern · evtl. Spaziergang	· Komplexe Kohlenhydrate · kcal auf Halteniveau (Körpergefühl!) · *kein Obst*
5	A / B Kombitag +D	90 %	voll erholt	· **Aufbauhangeln** und **qualitatives Wettkampftraining in Weltcupqualitouren** (evtl. mit Gewichtsweste) längere Routen als an Tag 4 aber Quality! · *oder nach Hangeln* **Systembouldereinheit Hypertrophie** · abends Krafttraining schwächenspezifisch · wenn müde: ausrudern / Stepper 20–30 Min · sonst evtl. kombiniert mit Intervalltraining Concept II (4–5 Intervalle à 90 Sek.)	· schnelle Kohlenhydrate um das Training · abends Ladetag (Low Carb oder Low Fat mit Obst, Protein / im Wechsel mit Tag 2 * · kcal-Überschuss **
6	GLA spezifisch	20 %	müde	· **Concept II Ergometer** oder Cross-Stepper ca. 20 Min. »Warmup«, Intensität minimal · evtl. mit Morgenlauf zum Landessportzentrum Vorarlberg und retour · bei opt. Regeneration statt dessen 30 Min. GLA spezifisch und 30 Min. locker am Ruder- oder Radergometer	· Low Carb-Tag · kcal nach Gefühl (abhängig von Überschuss am Ladetag)
7	Spaziergang	0 %	erholt	· **Ruhetag** · Spaziergang	· Komplexe Kohlenhydrate · kcal auf Halteniveau (Körpergefühl!) · *kein Obst*

Je nach Erholungsgrad können zwischen die Tage 1+2 oder 4+5 flexibel aktive Ruhetage eingeschoben werden. Bei Topregeneration ist eine Zykluswiederholung nach Tag 6 ebenfalls möglich. Dann jedoch Tag 6 als Ruhetag wie Tag 3 und 7! Das Umgekehrte trifft bei Übertraining zu: In solchen Wochen ist ein zusätzlicher »Tag 6« nach Tag 2 möglich.

* Beachten Sie dazu die Erklärung auf Seite 218

** *Ein typischer »Aufpackplan« nach den ersten Weltcups. Ich hatte etwas Muskelmasse »gut zu machen«.*

Mein persönliches Zielbriefing-Formular

Übergeordnetes Primärziel

____

____

Leistungsziel(e) (Persönliche Rekorde, Training, Wettkampf, ...)

Disziplin / Übung	Derzeitige Leistung	Ziel	bis wann erreicht?

Körperzusammensetzung

Ist-Stand		Ziel		bis wann erreicht?
kg Magermasse	% oder kg Körperfett	kg Magermasse	% oder kg Körperfett	

Alliierte (wer kann helfen? Trainingspartner, etc.)

____

Fähigkeiten und Bedingungen, die ich optimiere oder schaffe

Action-Plan (was sind meine ersten Schritte, was folgt, was ist zu beachten?)

Passion (*Warum* und *wie sehr* will ich die Ziele wirklich erreichen?)

Lifestyle-Check (Was ändere ich dafür? Welchen Preis bin ich unter Umständen sogar bereit zu »bezahlen«? Was ist darüber hinaus zu beachten? Achtung, das Leben ist *immer* ein großes Ganzes!)

Datum, Unterschrift

Quellen

Jürgen Reis
DAS PEAK-PRINZIP, 5. Auflage, 2007
PEAK POWER, 2. Auflage, 2006
PEAK-TIME, 2. Auflage, 2007
consolution.at publishing
sowie die in diesen ersten beiden Büchern der Peak-Trilogie verwendeten Quellen

Chris Aceto
UNDERSTANDING BODYBUILDING, NUTRITION & ...
Nutramedia Inc., 1998

EVERYTHING YOU NEED TO KNOW ABOUT FAT LOSS...
Club Creavalle Inc., 1997

Berend Breitenstein
BESTFORM IN VIER WOCHEN
Novagenics, Arnsberg, 2006

Marion Schneider
EIN JAHR IM KUNGFU-KLOSTER SHAOLIN
Herder, Freiburg im Breisgau, 1997

Napoleon Hill
ERFOLG DURCH POSITIVES DENKEN, 1968 / 1998
DER NAPOLEON HILL JAHRESPLAN, 1996
Ariston Verlag, Kreuzlingen

FLEX Autorenteam
HUGE
Weider Publications, Woodland Hills, 2003

Klaus Arndt
HANDBUCH NAHRUNGSERGÄNZUNGEN, 1999
HANDBUCH PROTEIN UND AMINOSÄUREN, 2001
OPTIMALE FETTVERBRENNUNG, 1998
REZEPTE FÜR DIE ANABOLE DIÄT, 2003
SYNERGISTISCHES MUSKELTRAINING, 2000
Verlag Novagenics, Arnsberg

Klaus Arndt, Stephan Korte
DIE ANABOLE DIÄT
Novagenics, Arnsberg, 2002

Prof. Dr. Jürgen Zulley
MEIN BUCH VOM GUTEN SCHLAF
Verlag Zabert Sandmann, München, 2005

Clarence Bass
ULTRA SCHLANK
Novagenics, Arnsberg, 1999

RIPPED 1, 2 UND 3, 1980, 1982, 1999
THE LEAN ADVANTAGE 1, 2 UND 3, 1984, 1989, 1994
CHALLENGE YOURSELF, 1999
GREAT EXPECTATIONS, 2007
Ripped Enterprises, Albuquerque

Larry Pepe
THE PRE CONTEST BIBLE
Iron Man Magazine, USA, 2004

Sri Chinmoy
SPORT & MEDITATION
SCMT, Zürich, 2003

Fred Gratzon
THE LAZY WAY TO SUCCESS
Soma Press, Fairfield, 2003

Paulo Coelho
HANDBUCH DES KRIEGERS DES LICHTS, 2001
SEI WIE EIN FLUSS, DER STILL DIE NACHT ..., 2006
Diogenes Verlag, Zürich

Stephen R. Covey, A. R. Merrill, Rebecca R. Merrill
DER WEG ZUM WESENTLICHEN, , 2003
SO LEBEN SIE »DIE SIEBEN WEGE ZUR ...«, 2000
Campus Verlag, Frankfurt (Main)

Jay Cutler
CEO MUSCLE
KMC Enterprises, 2004

Paramahansa Yogananda
ERFOLG IM LEBEN
SRF, Los Angeles (CA), 2002

WISSENSCHAFTLICHE HEILMEDITATIONEN
SRF, Los Angeles (CA), 2000

William C. Dement, M.D., Ph.D. and C. Vaughan
THE PROMISE OF SLEEP
Dell Publishing, New York, 1999

Arnold Schwarzenegger with Douglas Kent Hall
ARNOLD: THE EDUCATION OF A BODYBUILDER
Time Warner paperbacks, London UK, 2004

Dr. Kurt A. Moosburger
DAS ÜBERTRAININGSSYNDROM, 2007
WWW.DR-MOOSBURGER.AT/PUB/PUB013.PDF

DAS ÜBERTRAININGSSYNDROM – STATE OF THE ART, 2007
WWW.DR-MOOSBURGER.AT/PUB/PUB005.PDF

Lance Armstrong mit Selly Jenkins
Tour des Lebens
Verlagsgruppe Lübbe, Bergisch Gladbach, 2000

Chris Carmichael mit Peter Joffre Nye
Das Lance Armstrong Trainingsprogramm
Verlagsgruppe Lübbe, Bergisch Gladbach, 2001

Lance Armstrong mit Selly Jenkins
Jede Sekunde zählt
Goldmann Verlag, München, 2004

Ibrahim Elmadfa, Waltraute Aign, Doris Fritzsche
Nährwerte
Gräfe & Unzer, München, 2002

Dr. Dr. Jürgen Gießing
1-Satz-Training, 2004
HIT – Hochintensitätstraining, 2006
Novagenics, Arnsberg

Jay Mikes
Basketball FundaMENTALS
Leisure Press, Illinois, 1987

Ori Hofmekler
The Warrior Diet
North Atlantic Books, Berkeley (CA), 2007

The Warrior Diet Fat Loss Program, 2004
CFT – Controlled Fatigue Training, 2007
Warrior Diet LLC, Woodland Hills

Maximum Muscle Minimum Fat
Dragon Door Publications, St. Paul, 2003

The Anti-Estrogenic Diet
Defense Nutrition Publications, Woodland Hills, 2006

Carl Miller
Olympic Lifting Training Manual
nicht publiziert, Santa Fe

The Miller Fitness Plan
Sunstone Press, Santa Fe, 2005

Sang H. Kim
Ultimate Flexibility
Turtle Press, Wethersfield, 2004

Ulrich Klever
Klevers Kompass Kalorien & Fette
Gräfe & Unzer, München, 2002

Bruce Lee, John Little
Expressing the human body
Tuttle Publishing, Boston MA, 1998

Lyle McDonald
Ultimate Diet 2
Lyle McDonald, Austin, 2003

Mike Mentzer
Heavy Duty, 1995
Heavy Duty Journal, 1995
Sport Verlag Ingenohl, Heilbronn

Andreas Scholz, Prof. Dr. Michael Hamm
Body Food
Knaur Ratgeber Verlage, München, 2005

Mauro Di Pasquale Dr. M.D.
The Anabolic Solution for Bodybuilders, 2002
The Anabolic Solution for Powerlifters, 2002
The Metabolic Diet, 2000
AllProTraining.com books, Austin TX

Jan Prinzhausen
Strategien der Leistungsernährung für Sportler
Akademos, Hamburg, 2003

LOGI und Low Carb in der Sporternährung
systemed, Lünen, 2005

D. Sinner
Der Steroidersatz 2006
BMS, Gronau, 2006

Die Modified Fat-Fast Diät
MATRIXX GmbH, Seekirchen 2005

Claudia Wernig und Stephan Korte
Die Metabole Diät
MATRIXX GmbH, Seekirchen 2007

Pavel Tsatouline
Beyond Bodybuilding, 2005
The Russian Kettlebell Challenge, 2001
The naked warrior: Master the secrets of ..., 2006
Super Joints, 2001
Bullet-Proof abs: 2nd Ed. Beyond Crunches, 2002
Dragon Door Publications Inc., St. Paul

Power to the people, 1994
Relax into Stretch, 2001
Advanced Fitness Solutions

Dorian Yates, Bob Wolff
Bloods and Guts
Sport Verlag Ingenohl, Heilbronn 1995

BÜCHER UND SOFTWARE VON JÜRGEN REIS

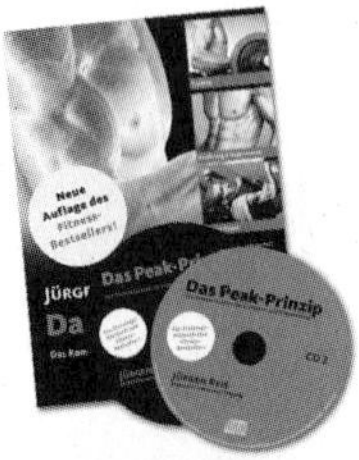

Das Peak-Prinzip – 6. Auflage, 210 Seiten **€ 23,90**
Das Peak-Prinzip Hörbuchversion – auf 2 CDs **€ 23,90**
Peak-Prinzip-Kombi – Buch + Hörbuch **€ 39,90**
Der Fitness-Bestseller bietet das perfekt abgestimmte System aus Training, Ernährung und Supplementen, mit dem es Jürgen Reis gelang, sein Körperfett auf 4,4% zu reduzieren und gleichzeitig Muskelmasse aufzubauen.

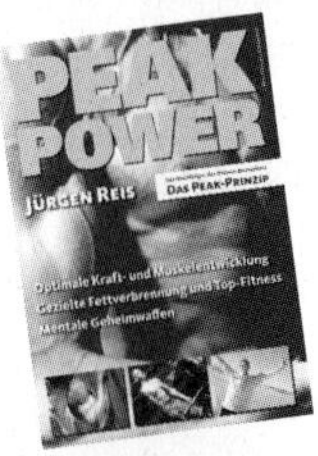

Peak Power – 2. Auflage, 220 Seiten **€ 24,90**
Es folgten zwei Jahre an intensiven Coachings mit Sportlern verschiedenster Disziplinen und natürlich eigenen Erfahrungen und Fortschritten an der Front des Hochleistungssports – von top-definierten Bauchmuskeln über die perfekte Fettverbrennung bis hin zu dauerhaftem Enthusiasmus …

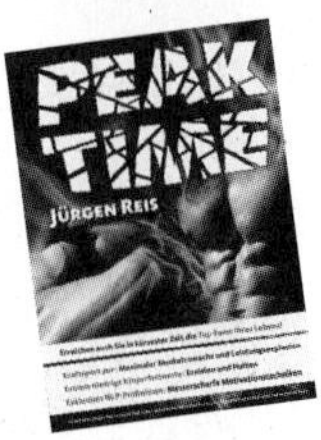

Peak-Time – 2. Auflage, 210 Seiten **€ 23,90**
Die Krönung der Peak-Trilogie mit bislang unveröffentlichten High-End-Strategien aus dem Hochleistungssport. Alle Details der aufwändigsten, längsten und auch erfolgreichsten Peak-Phase von Jürgen Reis in *einem* Buch. Der Highway zur bisherigen Form Ihres Lebens liegt vor Ihnen!

Alle Bücher der Peak-Trilogie sind auch als E-Book erschienen und zu Sonderpreisen exklusiv auf WWW.PEAK-PRINZIP.COM erhältlich.

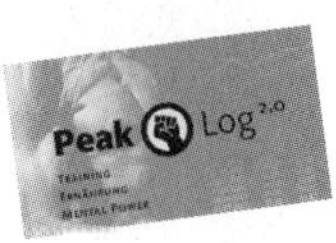

Peak-Log – PC-Software für Windows – Neue Version 2.0! **€ 39,90**
Planen, erreichen und dokumentieren Sie Ihre sportlichen Fortschritte einfach und bequem. Intuitive Benutzerführung und zahlreiche vordefinierte Vorlagezyklen machen auch komplexe Trainingsplanungen zum Kinderspiel!

Jetzt kostenlos testen!
Überzeugen Sie sich selbst! Auszüge aus allen Kapiteln unserer Bücher und dem *Peak-Prinzip*-Hörbuch finden Sie direkt auf der Homepage von Jürgen Reis unter WWW.JUERGENREIS.COM/TESTIT. Auch eine Demoversion von *Peak-Log* 2 steht zum Download für Sie bereit!

EU-Überweisung und -Versand

PayPal®

Online auf WWW.PEAK-PRINZIP.COM bestellen!
Einfach, direkt und versandkostenfrei
Bis auf weiteres wird Jürgen Reis persönlich sämtliche Bücher, welche direkt bei uns bestellt werden, handsignieren!

POWER-QUEST.CC – DER KRAFTSPORT-MP3-PODCAST

Die heißesten Kraftsport-Podcasts ab sofort im Internet! Jürgen Reis gibt gemeinsam mit Kraftsportprofi und Strongman-Trainingsexperte Dominik Feischl exklusives Wissen weiter. Ob am iPod, direkt am PC oder am MP3-Handy: »live on tape – kostenlos – 100 % HARDCORE« so das Motto.

PEAK-PRINZIP.COM & JUERGENREIS.COM

- Sämtliche Bücher, Hörbücher, Kombiprodukte, Software und Supplemente der JR-Produktlinie direkt und komfortabel im Internet bestellen.
- NEU! Kettlebells, Gewichtswesten, Trainingsausrüstung und DVDS!
- Kostenloser Kraftsport- und Fitness Newsletter mit Erfahrungsberichten von Peak-Athleten
- Aktuelle Buch- und Internet-Tipps
- Exklusive **Download-Bereiche** für Peak-Leser! Mit Trainingsplänen, Vorlagedateien zur Trainings- und Ernährungsdokumentation, Peak-Ernährungsplan-Rechner, u.v.m.
  Die Zugangsdaten für beide VIP-Bereiche finden Sie auf Seite 188.

PROFESSIONAL COACHING & CONSULTING

Individuelles High-End Wissen aus erster Hand!

- Professionelles Personal Coaching direkt mit Jürgen Reis
- *Peak-Prinzip* Seminare und Motivationsworkshops
- Firmeninterne Incentives, Trainings und Seminare

Personal Coachings mit Jürgen Reis

Der *Peak-Prinzip*-Autor bietet seine 15jährige Erfahrung aus dem Hochleistungssport seit längerem auch in persönlicher Betreuung in Form von Einzelcoachings an! So lässt sich das *Peak-Prinzip-Wissen* optimal auf die eigenen Voraussetzungen und Ziele anpassen und erfolgreich nutzen! Im Spitzensport ist persönliche, individuelle Einzelbetreuung des Athleten die entscheidende Grundlage für Höchstleistungen und Rekorde. Denn nur perfekte Abstimmung der Methoden auf die Ziele des Einzelnen lassen optimale Fortschritte zu.

Alle Details sowie Referenzen zu dieser exklusiven Dienstleistung finden Sie direkt unter WWW.JUERGENREIS.COM/COACHING und WWW.JUERGENREIS.COM/SUCCESS

Jürgen Reis
Steggasse 2, A-6850 Dornbirn, Österreich
Tel +43 5572 20 38 29 oder +43 664 16 57 96 2, Fax +43 664 16 75 34 5
info@juergenreis.com, www.juergenreis.com

Körperzusammensetzung von Jürgen Reis: von Peak-Prinzip über Peak Power und Peak-Time bis hin zu Power-Quest

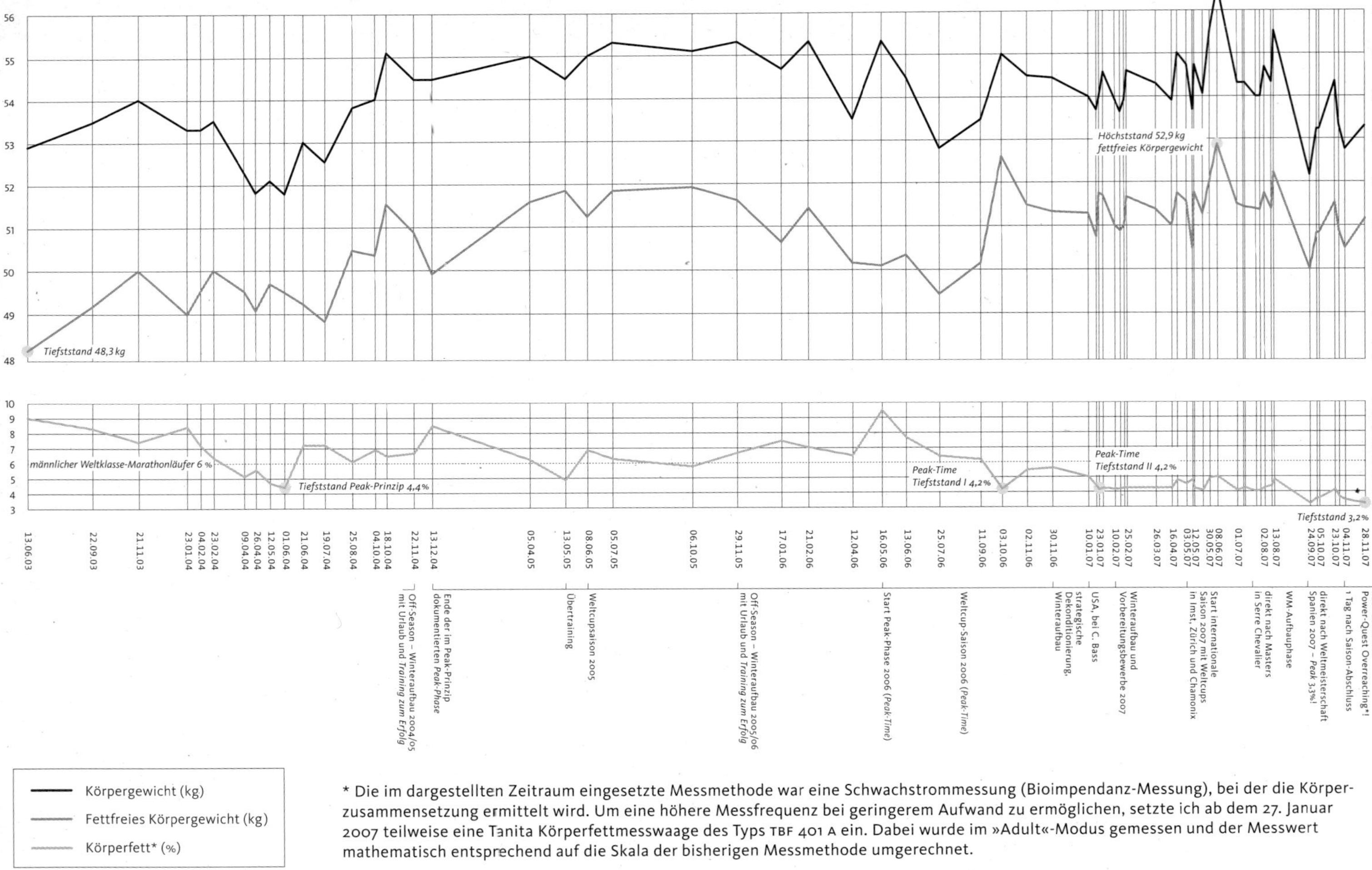

* Die im dargestellten Zeitraum eingesetzte Messmethode war eine Schwachstrommessung (Bioimpendanz-Messung), bei der die Körperzusammensetzung ermittelt wird. Um eine höhere Messfrequenz bei geringerem Aufwand zu ermöglichen, setzte ich ab dem 27. Januar 2007 teilweise eine Tanita Körperfettmesswaage des Typs TBF 401 A ein. Dabei wurde im »Adult«-Modus gemessen und der Messwert mathematisch entsprechend auf die Skala der bisherigen Messmethode umgerechnet.